Metaphern
und Übungen
für die ACT-Arbeit

Eine ausführliche Präsentation sämtlicher lieferbaren und geplanten Titel unseres Verlages finden Sie im Internet unter *www.gp-probst.de*

TITELÜBERSICHT

Band 1 — van Vreeswijk, Broersen & Schurink: *Achtsamkeit und Schematherapie*
Band 2 — Emerson & Hopper: *Trauma-Yoga*
Band 3 — Williams & Poijula: *Das PTBS-Arbeitsbuch*
Band 4 — Rosengren: *Arbeitsbuch Motivierende Gesprächsführung*
Band 5 — Skeen: *Lebensfallen in der Partnerschaft*
Band 6 — Davies: *Triggerpunkt-Massage der Schultern*
Band 7 — Rollnick, Miller & Butler: *Motivierende Gesprächsführung in den Heilberufen*
Band 8 — Wilber: *Das Atman-Projekt – Streben der Seele nach Einheit*
Band 9 — Finando: *Triggerpunkt-Therapie bei Myofaszialschmerzen*
Band 10 — Hyman & Pedrick: *Arbeitsbuch Zwangsstörungen*
Band 11 — McKay, Lev & Skeen: *ACT und Schematherapie*
Band 12 — Putnam: *Handbuch Dissoziative Identitätsstörung*
Band 13 — Scaer: *Das Trauma-Spektrum*
Band 14 — Kluft: *Pacing in der Traumatherapie*
Band 15 — van Vreeswijk & Broersen: *Schemafokussierte Kurzzeittherapie in Gruppen – Anleitung für Therapeuten*
Band 16 — Broersen & van Vreeswijk: *Schemafokussierte Kurzzeittherapie in Gruppen – Arbeitsbuch für Patienten*
Band 17 — Paulsen: *Trauma und Dissoziation mit neuen Augen sehen*
Band 18 — NurrieStearns: *Trauma-Heilung durch Yoga und Meditation*
Band 19 — Foa, Hembree & Rothbaum: *Handbuch der Prolongierten Exposition*
Band 20 — Rothbaum, Foa & Hembree: *Arbeitsbuch Prolongierte Exposition*
Band 21 — Powell, Cooper, Hoffman & Marvin: *Der Kreis der Sicherheit*
Band 22 — Wallin: *Bindung und Veränderung*
Band 23 — van der Kolk: *Verkörperter Schrecken*
Band 24 — Emerson: *Trauma-Yoga in der Therapie*
Band 25 — Stoddard & Afari: *Metaphern und Übungen für die ACT-Arbeit*

Jill A. Stoddard
Niloofar Afari

Metaphern und Übungen für die ACT-Arbeit

Materialien für Therapeuten

Mit einem Vorwort von Steven C. Hayes

Aus dem amerikanischen Englisch von
Theo Kierdorf & Hildegard Höhr

G. P. PROBST VERLAG
Lichtenau/Westfalen

Für die Inhalte der im Buch angegebenen externen Webseiten übernehmen wir trotz sorgfältiger inhaltlicher Prüfung keinerlei Haftung. Für die Inhalte dieser Seiten sind ausschließlich deren Betreiber verantwortlich.

Weder der Verlag noch der Autor dieses Buches beabsichtigt, die Leser fachlich zu beraten. Die Ideen, Verfahrensweisen und Empfehlungen, die darin beschrieben werden, ersparen keine Beratung durch einen kompetenten Facharzt. Alle die Gesundheit betreffenden Fragen sollten grundsätzlich mit einem Arzt besprochen werden. Autor und Verlag übernehmen keine Verantwortung für Verluste oder Schädigungen, die angeblich durch Informationen oder Empfehlungen aus diesem Buch entstanden sind.

Translated from the English: THE BIG BOOK OF ACT METAPHORS: *A Practitioner's Guide to Experiential Exercises and Metaphors in Acceptance and Commitment Therapy*
First published in the United States by New Harbinger Publications, Inc.
Titel der amerikanischen Originalausgabe: THE BIG BOOK OF ACT METAPHORS: *A Practitioner's Guide to Experiential Exercises and Metaphors in Acceptance and Commitment Therapy*
Zuerst erschienen in den USA bei: New Harbinger Publications, Inc., Oakland/USA

Übersetzung aus dem amerikanischen Englisch: Theo Kierdorf & Hildegard Höhr, Köln
Umschlaggestaltung: Mareile Gropengießer (Paderborn)
Coverfoto: © Olesia Bilkei – Fotolia.com
Satz: SpaceType, Köln
Druck & Bindung: MediaPrint, Paderborn
Printed in Germany

ISBN 978-3-944476-15-5

Bibliographische Information der Deutschen Nationalbibliothek
Die Deutsche Nationalbibliothek verzeichnet diese Publikation in der Deutschen Nationalbibliografie; detaillierte bibliografische Daten sind im Internet über *http://dnb.d-nb.de* abrufbar.

Inhalt

Für Billy, Scarlett und Chips:
Alle meine schönsten Erlebnisse beginnen
und enden mit euch.

— JS

Für meine liebende Familie:
Seth, Matine und Kian, ihr inspiriert mich
zu einem von Akzeptieren und Engagement
geprägten Leben.

— NA

Wir müssen das Leben so akzeptieren, wie es tatsächlich ist – eine Herausforderung, der wir uns stellen müssen, wenn wir jemals wissen wollen, woraus wir gemacht sind, oder wenn wir uns zu voller Größe entwickeln wollen.

— Ida Wylie

Vorwort

Metaphern und die Befreiung des Menschen

Die menschliche Sprache besteht größtenteils aus Metaphern. Sie ist nicht entstanden, um uns zu ermöglichen, unsere Psyche zu erforschen oder unsere tiefsten Gefühle zu verstehen. Es gab sogar einmal eine Zeit, in der es schwierig oder sogar unmöglich war, von einer Psyche zu sprechen oder sie zu verstehen – oder Gefühle zu verstehen.

Das Wort »Psyche« ist eine vor langer Zeit erstarrte Metapher. Es leitet sich von einem Wort für »Atmen« her – als Psyche wurde ursprünglich bezeichnet, was dem Atem Energie zuführt. »Atemenergie« war einst die bestmögliche Annäherung an das, was wir heute Psyche nennen.

Das englische Wort für »Verstehen«, *understanding*, leitete sich vom »darunter stehen« *(standing under)* eines Boten her, der unterhalb des Königsthrons stand und dem hoch oben sitzenden König seine Botschaft »darlegte« (sie vor ihm niederlegte).

In einer früheren Zeit gab es nicht einmal ein Wort für etwas so Grundlegendes wie »Gefühl« – eine metaphorische »Verlängerung« des Wortes für »Hand«. Wollte man zu jener Zeit über ein eigenes Gefühl sprechen, mußte man etwas sagen wie: »Weißt du, was die Hand tut«.

Die Sprache diente ursprünglich der Kommunikation über reale Dinge, nicht über abstrakte Konzepte. Die einfachen wechselseitigen Beziehungen zwischen Objekten und ihren Namen ermöglichen eine Erweiterung der Rollen des Sprechers und des Zuhörers, was der Kooperation sehr zugute kam. Als die in Horden lebenden Menschen lernten, Symbole zu benutzen, wirkte sich das sehr positiv auf ihre Fähigkeit zu denken, Probleme zu lösen und sich Dinge vorzustellen, aus. Sie konnten plötzlich neue kognitive Beziehungen herstellen.

Beschleunigt wurde der Prozeß der Sprachentwicklung durch die Metapher. Mit ihrer Hilfe konnte ein bereits existierender Wissensfundus benutzt werden, um einen neuen Bereich, das Ziel, zu erschließen. Beinhaltete das Vehikel – die Metapher – Beziehungen und Funktionen, die dem Ziel fehlten, und war die Verbindung zwischen beiden adäquat, konnten ganze Wissensnetzwerke in neue Bereiche übertragen werden, und man benötigte dazu nicht mehr Zeit, als man braucht, um eine Geschichte zu erzählen oder einen Vergleich anzustellen.

Mit diesem Verfahren verfügten wir Menschen über das kognitive Werkzeug zur Transformation unseres Lebens. Mit seiner Hilfe konnten wir subtile Unterschiede beschreiben oder einander ähnliche Formen erweitern.

Wie wichtig die Nutzung von Metaphern für Wissen und Entwicklung des Menschen ist, enthüllt die Allgegenwart erstarrter Metaphern wie der weiter oben beschriebenen. Es zeigt sich aber auch in der häufigen Nutzung von Geschichten und Metaphern im pädagogischen und psychotherapeutischen Bereich.

Gute Psychotherapeuten sind gute Geschichtenerzähler. Sie können Klienten durch die Nutzung bekannten Wissens für völlig neue Aspekte gewinnen. Sie können informierende und heilende Erlebnisse kreieren.

Das Buch in Ihren Händen enthält die Arbeit von Hunderten von Klinikern, die genau das tun. Auch wenn sie hier nicht alle namentlich erwähnt werden, ist der Inhalt des Buches doch das Resultat der Arbeit aller. ACT-Therapeuten beschäftigen sich täglich mit subtilen, wichtigen psychischen Haltungen an der Schnittstelle zwischen direktem Erleben und der menschlichen Sprache.

ACT versucht, die Beziehung zwischen Menschen und ihren psychischen Inhalten zu verändern. Dies erfordert die Eindämmung der Exzesse sprachlicher Prozesse wir derjenigen des Urteilens, des Voraussagens, des Problemlösens, des Vergleichens, der Selbstbeurteilung und der Planung. Wenn Menschen sich in ihren verbalen Prozessen verlieren, können sie den Kontext, in dem sie leben, oder das, was sie selbst erleben, nicht sehen oder nicht darauf reagieren.

In der geistigen Verfassung, durch die eine unzuträgliche Beziehung entstanden ist, kann diese Beziehung nicht verändert werden. Niemand kann die Neigung zum Urteilen durch seine Beurteilung eindämmen. Und ebensowenig kann man das Problem übertriebenen Problembewußtseins durch noch mehr geistige Analyse und noch mehr verbale Bemühungen um die Lösung des Problems lösen.

Metaphern und Übungen sind sprachliche Phänomene, aber sie setzen nicht auf der Ebene des unmittelbaren Wortsinns an und sind weder wertend noch analytisch. Ihre Botschaft ist von Natur aus sanfter, subtiler und individueller als logische Schlußfolgerungen oder Verhaltensregeln. Metaphern und Übungen sind Geschichten und Erlebnisse, die all das, was wir bereits wissen, mit Bereichen verknüpfen, in denen wir nicht von vornherein sicher sind, was wir tun sollen.

Dieses bemerkenswerte Buch beschreibt eine vielfältige Mischung von Metaphern und Übungen, die in der ACT und verwandten Therapieansätzen neue Arten erschließen sollen, über wichtige klinische Themen zu sprechen und sie zu erforschen. Die Geschichten und Übungen werden Ihnen – ebenso wie Ihren Klienten – in Erinnerung bleiben. Wenn Sie nicht wissen, welchen Weg Sie bei der Arbeit mit einem bestimmten Klienten einschlagen sollen, weisen Ihnen diese einfachen und klaren Prozesse den Weg und führen Sie in neue Gebiete, die es zu erforschen gilt.

Dies leisten Metaphern seit Tausenden von Jahren. Metaphern und Übungen in der klinischen Arbeit zu verwenden bedeutet, die bemerkenswerte menschliche Fähigkeit, Metaphern zu entwickeln, für die höchsten Zielsetzungen zu nutzen. Dies sind Metaphern der Befreiung des Menschen.

— Steven C. Hayes

Foundation Professor und Leiter der klinischen Ausbildung an der University of Nevada, Reno im September 2013

Danksagung

Zu allererst möchten wir an dieser Stelle allen ACT-Praktikern danken, die unser Projekt mit ihrer Begeisterung begleitet haben, und insbesondere denjenigen, die selbst Metaphern und Übungen dazu beigesteuert haben. Das Beste in der Entstehungszeit des Buches waren die zahlreichen eMails von ACT-Kollegen aus der ganzen Welt, die uns großzügig ihre einzigartigen kreativen Ideen zur Verfügung stellten. ACT-Praktiker bilden eine ganz besondere Gruppe, insofern sie mit jedem Klienten, den sie behandeln, mit jedem Ausbildungskandidaten, den sie betreuen, und mit jeder Teilnahme an einem ACT-Forschungsprojekt die Welt zu einem besseren Ort machen.

Wir danken auch unseren Mentoren und Freunden, darunter Steven Hayes, Robyn Walser, Kelly Wilson, Jacque Pistorello, Nancy Taylor, Sue Orsillo, Liz Roemer sowie die Mitarbeiter des *Center for Anxiety and Related Disorders* an der Boston University. Sie zählen zu den talentiertesten und inspirierendsten Menschen, die wir kennen, und wir werden ihnen für ihren Einfluß auf uns und die ganze ACT-Gemeinde immer dankbar sein.

Matthieu Villatte, Jennifer Villatte und Jean-Louis Monestès verdienen für ihren Beitrag zu diesem Buch, Kapitel 2, besonderen Dank. Auch unsere Studenten und Kollegen waren für uns eine Quelle immer neuer Ideen und beständiger zuverlässiger Unterstützung; einige von ihnen haben uns Material zur Verfügung gestellt und werden jeweils als Mitverfasser bestimmter Kapitel aufgeführt.

Besonderen Dank schulden wir John Helmer, Mark Stern und Christina Zeitountsyan. Ohne ihre unermüdliche Arbeit wäre dieses Buch niemals fertig geworden. Für die vielen Stunden ebenso mühsamer wie notwendiger Unterstützung und für ihren Enthusiasmus sind wir ihnen für alle Zeiten zu Dank verpflichtet.

Und schließlich danken wir unseren Familien für ihre unendliche Geduld und ihr Verständnis während der Zeit, in der wir uns dem Schreiben widmen mußten, für ihre Unterstützung, als wir dem Abgabetermin entgegenfieberten, und für ihr Vertrauen zu uns, wenn wir daran zweifelten, daß wir dieses Projekt wirklich zu einem guten Abschluß würden bringen können. Ihre Liebe und Unterstützung hat uns sehr inspiriert. Für all dies danken wir euch.

Einleitung

Mensch zu sein bedeutet, Gefühle jeder Art zu haben. Einige von diesen mögen wir, andere nicht. Schmerz, ob körperlicher oder emotionaler Art, ist allgegenwärtig. Doch so unangenehm Schmerz sein mag, der eigentliche Grund für Leiden ist oft das Bemühen, dem Schmerz zu entfliehen oder ihn zu vermeiden. Diese Auffassung ist eine der zentralen Prämissen der Acceptance-and-Commitment-Therapie (Hayes, Strosahl & Wilson 1999/2004).

Was ist Acceptance-and-Commitment-Therapie?

Acceptance-and-Commitment-Therapie oder ACT ist eine behaviorale Therapie, in deren Mittelpunkt das Engagement des Patienten im Sinne seiner Werte steht. Mit Hilfe der sechs zentralen ACT-Prozesse – Akzeptieren und Bereitschaft, kognitive Defusion, Gewahrsein des gegenwärtigen Augenblicks, Selbst als Kontext, Werteklärung und engagiertes Handeln – werden die Klienten dazu angeleitet, sich zu öffnen und sich auf alle diese Arten des Erlebens einzulassen – auf Gedanken und Gefühle aller Art, helle wie dunkle. ACT arbeitet nicht auf die Erschließung innerer Erlebnisse hin, weil es in irgendeiner Hinsicht verdienstvoll wäre, Schmerz um seiner selbst willen zu empfinden, sondern weil alle Bemühungen, schmerzhafte Gefühle zu vermeiden – beispielsweise indem wir Alkohol trinken, uns in Beziehungen passiv verhalten oder nicht in der Öffentlichkeit sprechen – Leiden verursachen, da diese Bemühungen uns von Dingen wegführen, die uns wichtig sind und die unserem Leben Energie und einen Sinn geben. Die ACT ist bemüht, die Gedanken und Gefühle zu identifizieren, die uns ein Leben im Sinne unserer persönlichen Werte unmöglich machen, und sie versucht, unsere Beziehung zu diesen inneren Erlebnissen, nicht die Erlebnisse selbst, zu verändern.

Warum also sollte man den ACT-Ansatz benutzen? Weil er seine Funktion erfüllt und den Klienten gefällt. Aus Untersuchungen geht hervor, daß die ACT bei vielen Arten von Problemen wirksam ist, u. a. bei Eßstörungen (Baer, Fischer & Huss 2005; Juarascio, Forman & Herbert 2010), Angststörungen (Brown et al. 2011; Vøllestad, Nielsen & Nielsen 2011; Roemer, Orsillo & Salters-Pedneault 2008), Psychosen (Bach & Hayes 2002), chronischen Schmerzen (Vowles & McCracken 2008; Wetherell et al. 2011a), Tinnitus (Westin et al. 2011), Diabetes-Management (Gregg,

Callaghan, Hayes & Glenn-Lawson 2007), Dermatillomanie (Twohig, Hayes & Masuda 2006), Substanzmißbrauch (Hayes et al. 2004; Smout et al. 2010) und Depression (Zettle & Rains 1989; Bohlmeijer, Fledderus, Rokx & Pieterse 2011). Klienten haben sich über ACT-Behandlungen sehr zufrieden geäußert (Wetherell et al. 2011a), und wahrscheinlich brechen sie Therapien dieser Art seltener ab als andere (Wetherell et al. 2011b). Außerdem bietet die ACT einen transdiagnostischen Behandlungsansatz, was es ermöglicht, auf die Bedürfnisse von Klienten mit vielen verschiedenen Symptomen, Problemen oder Komorbiditäten einzugehen, und die Vermittlung dieses Ansatzes in Fortbildungs- und Ausbildungskursen erleichtert.

Metaphern und Übungen in der ACT

Dem ACT-Ansatz gemäß bildet psychische Inflexibilität den Kern menschlichen Leidens, und sie resultiert aus der Verstrickung in sprachliche Regeln und Fallen. Mit Hilfe der sechs zentralen therapeutischen Prozesse der ACT lernen die Klienten, die Wirkung der literalen Sprache zu mildern (die Botschaften des Geistes für »bare Münze« nimmt und eine Fusion mit deren Inhalt zuläßt). Dadurch entsteht der Spielraum, den Menschen brauchen, um im Einklang mit ihren persönlichen Werten zu handeln, statt sich von inneren privaten Ereignissen treiben zu lassen.

Doch wenn die Sprache der Ursprung allen menschlichen Leidens ist, wie können wir dann mit Hilfe der Psychotherapie Leiden lindern, da der sprachliche Dialog doch auch die Grundlage therapeutischer Arbeit ist? Natürlich können wir nicht völlig ohne sprachliche Kommunikation auskommen. Doch versucht die ACT, einige der mit der literalen Sprache unausweichlich verbundenen Probleme zu umgehen, indem sie sich von der traditionellen Didaktik und von traditionellen Formen des Dialogs entfernt und sich auf eine erlebensbasierte Begegnung hin orientiert. Mit Hilfe von Achtsamkeitsübungen werden die Klienten dazu angehalten, ihre Gedanken und Emotionen so zu beobachten, wie sie sind, und dementsprechend zu ihnen in Kontakt zu treten, innerhalb wie außerhalb der Therapiesitzungen. Im übrigen ist die Nutzung zahlreicher Metaphern und erlebensbasierter Übungen sehr wichtig, wenn wir Klienten helfen wollen, den ACT-Ansatz auch empirisch, statt rein intellektuell, zu verstehen.

Wie dieses Buch entstanden ist

An diesem Punkt kommt das vorliegende Buch ins Spiel. Wir praktizieren, erforschen, lehren und supervidieren die ACT seit vielen Jahren und waren in dieser ganzen Zeit ständig auf der Suche nach Metaphern und Übungen für die Arbeit mit unseren Klienten und Ausbildungskandidaten. Dabei zogen wir die verschiedensten Quellen aus unseren Bücherregalen zu Rate, und immer wieder kam uns der Gedanke: *Wäre es nicht wunderbar, ein Buch mit Skripts für alle zentralen ACT-Prozesse zu haben?* Insbesondere sehnten wir uns nach solch einer Ressource, um den Teilnehmern unserer Ausbildungen helfen zu können, nicht nur die allseits bekannten, sozusagen klassischen ACT-Metaphern und -Übungen zu benutzen, sondern auch eigene Skripte zu entwickeln und sie an die Bedürfnisse bestimmter Klienten anzupassen. Vor einigen Jahren beschlossen wir schließlich, selbst ein solches Buch zusammenzustellen.

Obwohl wir auf dem Titelblatt dieses Buches als dessen Autoren genannt werden, ist in Wahrheit die Gemeinschaft der ACT-Praktiker sein Urheber. Wir wußten, daß, wie man sagt, »ein Dorf erforderlich sein würde«, um die Anzahl neuer Übungen und Metaphern zusammenzutragen, die wir für unser Buchprojekt zu benötigen glaubten. Bei der Gemeinschaft der ACT-Praktiker handelt es sich um eine Gruppe sehr intelligenter und enthusiastischer Menschen, die in erstaunlichem Maße zur Zusammenarbeit und zum Austausch neuer Ideen bereit ist, wie man auf der Website der *Association for Contextual Behavioral Science* (ACBS – https://contextualscience.org) feststellen kann und wie es weiterhin auch die vielen im Verlag New Harbinger publizierten ACT-Bücher zeigen, die zum Gratis-Download von Begleitmaterialien berechtigen, und wie die Websites verschiedener ACT-Praktiker es dokumentieren. Wir nahmen also per eMail Kontakt zu unseren Kollegen auf und baten die Mitglieder des ACBS-Forums, ihre Lieblingsmetaphern und -übungen zu diesem Buch beizusteuern. Das Echo war überwältigend! Wir erhielten Beiträge aus der ganzen Welt sowie eine erstaunliche Zahl positiver und begeisterter Kommentare zu unserem Vorhaben. Allen, die einen Beitrag zu diesem Projekt geleistet haben, sind wir überaus dankbar; dieses Buch würde ohne sie alle nicht existieren. Und wir möchten auch all jenen danken, die uns gestattet haben, ihre Beiträge – manchmal stark – zu bearbeiten, um sie in einheitlicherer und konsistenterer Form vorstellen zu können.

Für wen dieses Buch gedacht ist

Metaphern und Übungen für die ACT-Arbeit ist für all jene gedacht, die ACT praktizieren, erforschen, lehren und supervidieren. Ganz gleich, ob Ihnen ACT bisher völlig unbekannt war oder ob Sie ein in der Anwendung dieses Ansatzes erfahrener Kliniker sind, das Buch bietet Ihnen eine große Zahl neuer Übungen und Metaphern, enthält aber auch einige klassische. In den Anhängen finden Sie Arbeitsblätter zu einigen der Übungen, die Sie von der Verlagswebsite *www.gp-probst.de* ausdrucken und Ihren Klienten zur Verfügung stellen können.

Was Sie von diesem Buch erwarten können

Das Buch ist als Ergänzung zu bereits existierenden (und zukünftigen) ACT-Protokollen gedacht. Es kann Klinikern, Forschern und Ausbildungsteilnehmern als Ressource für die Auswahl geeigneter Metaphern und Übungen zu allen sechs zentralen Konzepten der ACT-Arbeit dienen und ihnen helfen, diese selbst zu entwickeln.

Kapitel 1 gibt einen Überblick über ACT, erklärt kurz die Bezugsrahmentheorie *(relational frame theory* – RFT) sowie die ACT und ihre sechs zentralen therapeutischen Prozesse. Kapitel 2, *Umgehen sprachlicher Fallen durch erlebensbasierte Arbeit*, nutzt die in der RFT formulierten Prinzipien, um eine detaillierte Auseinandersetzung mit der Nutzung von Metaphern und Übungen für erlebensbasiertes Lernen und zur Verbesserung der psychischen Flexibilität zu ermöglichen. Außerdem erklärt es, wie man neuartige, auf die Bedürfnisse bestimmter Klienten abgestimmte ACT-konsistente Metaphern entwickeln kann.

Die Kapitel 3 bis 8 behandeln je eines der sechs zentralen ACT-Konzepte: Akzeptieren und Bereitschaft, kognitive Defusion, Gewahrsein des gegenwärtigen Augenblicks, Selbst als Kontext, Werte und engagiertes Handeln. Jedes Kapitel beginnt mit einer kurzen Beschreibung des behandelten Konzepts, gefolgt von einer Anzahl von Übungen und Metaphern, die das Konzept veranschaulichen, in der Regel in Verbindung mit Skripts für die Nutzung der betreffenden Übung oder Metapher in einer Therapie. Einige Übungen sind besonders gut für eine bestimmte Art von Klienten geeignet (z. B. für Gruppen, Traumatisierte oder Sportler), und viele kann man so verändern, daß sie den Bedürfnissen eines bestimmten Klienten besser entsprechen. Einigen der Übungen und Metaphern, die bereits in anderen Publikationen veröffentlicht wurden, sind die Seitenzahlen der Quelle (sofern vorhanden in deutscher Übersetzung) beigefügt. Die meisten der beschriebenen Übungen und Metaphern stammen jedoch von ACT-Praktikern, deren Namen wir der Überschrift des Absatzes ebenso wie das Jahr der Entstehung oder unserer Kenntnis beigefügt haben.

In Kapitel 9 werden alle zuvor beschriebenen Verfahrensweisen zusammengefaßt, und die Rolle von Metaphern und erlebensbasierten Übungen in der ACT wird noch einmal erläutert. Außerdem enthält das Kapitel allgemeine Ratschläge für die Nutzung von Metaphern und Übungen im Laufe einer Therapie, sowie eine Liste von Fehlern, vor denen man sich hüten sollte. Weiterhin führen wir darin jeweils ein Beispiel für eine Metapher an, die sich auf mehrere der sechs zentralen Prozesse bezieht.

In den Anhängen schließlich finden Sie Arbeitsblätter und eine Auswahlliste von ACT-Literatur. Weil unser Buch in erster Linie als Kompendium von Metaphern und Übungen gedacht ist, also nicht als detailliertes ACT-Protokoll, empfehlen wir Ihnen, es als Ergänzung zu anderen, umfassenderen ACT-Ressourcen zu nutzen.

Wir hoffen, daß Sie an unserem Buch ebensoviel Freude haben, wie wir sie beim Zusammenstellen des Materials hatten. Ein besonderer Pluspunkt der ACT ist ihre Flexibilität und daß sie der Kreativität soviel Raum gibt. Wir hoffen, daß unser Buch Sie inspiriert, kreativ zu arbeiten.

1 Ein Überblick über ACT

ACT basiert theoretisch auf der experimentellen *Relational Frame Theory* (RFT – Bezugsrahmentheorie), die besagt, daß ein Großteil menschlichen Leidens der bidirektionalen Natur und der generell evaluativen Eigenart der menschlichen Sprache zuzuschreiben ist (Hayes, Barnes-Holmes & Roche 2001). Wir wollen an einem kleinen Beispiel zeigen, wie die Sprache unser Erleben der Welt verändert: Tiere und kleine Kinder können eine Zehn-Cent- von einer Fünf-Cent-Münze aufgrund der Größe unterscheiden; wenn wir jedoch über komplexere sprachliche und kognitive Fertigkeiten verfügen, können diese Relationen aufgrund eines physischen Vergleichs transformiert werden, und dadurch kann sich auch unsere Art, zum Erleben der genannten Objekte in Beziehung zu treten, verändern. Beispielsweise wird es uns erst durch den Erwerb sprachlicher Fähigkeiten und durch die Entwicklung eines Verständnisses sozial konstruierter Definitionen möglich, eine Fünf-Cent- mit einer Zehn-Cent-Münze im Kontext ihres jeweiligen monetären Wertes zu vergleichen und zu dem Schluß zu gelangen, daß die Zehn-Cent-Münze »größer« ist als die Fünf-Cent-Münze (Hayes et al. 2001). Soweit wir wissen, sind Menschen die einzige Spezies, die zwei Reize nicht nur aufgrund ihrer physischen Eigenschaften zueinander in Beziehung setzt, sondern auch, und zwar größtenteils, aufgrund sozialer Zusammenhänge und Konventionen, die erst durch den Gebrauch der Sprache erschlossen werden können (Hayes et al. 2001).

Sprache und Leiden

Die RFT vertritt auch die Auffassung, daß die einzigartig menschliche Fähigkeit, auf abgeleitete Relationen zu reagieren (wodurch sich unsere Spezies an die Spitze der Nahrungskette gesetzt hat), auch genau das ist, was uns in emotionalem Leiden gefangen hält. Insbesondere unsere Fähigkeiten, zu planen, vorauszusagen, zu beurteilen, verbal zu kommunizieren und Ereignisse und Reize zueinander in Beziehung zu setzen, helfen und schaden uns gleichermaßen (Hayes et al. 1999/2004). Zweifellos ermöglichen unsere höheren kognitiven Fähigkeiten uns,

Probleme zu lösen. Wenn Sie beispielsweise mit Ihrem Haarschnitt völlig unzufrieden sind, können Sie zu Ihrem Friseur gehen (oder auch gleich einen anderen Friseur aufsuchen) und den Haarschnitt ändern lassen. Gefällt Ihnen die Farbe der Wände in Ihrer Wohnung nicht, obwohl Sie diese gerade erst angestrichen haben, können Sie sie in einer anderen Farbe neu anstreichen. Allerdings wenden wir diese Fertigkeiten leider oft auch auf unser inneres Erleben an. Wir glauben, daß wir unsere Art zu denken und zu fühlen ebenso beeinflussen können müßten, wie wir über das Aussehen unserer Haare oder der Wände in unserer Wohnung entscheiden können. Es gibt jedoch eine immer größer werdende Zahl wissenschaftlicher Untersuchungen, aus denen hervorgeht, daß unsere Gedanken und Gefühle sich um so nachdrücklicher zu Wort melden, je stärker wir sie zu unterdrücken versuchen (Abramowitz, Tolin & Street 2001; Campbell-Sills, Barlow, Brown & Hofmann 2006). Hinzu kommt, daß unsere Versuche, innere Erlebnisse zu vermeiden, kurzfristig ihren Zweck zu erfüllen scheinen, aber langfristig unsere Existenz dauerhaft einschränken. Versucht beispielsweise jemand, der in jeder sozialen Situation Angst empfindet, diese Angst zu verringern, indem er interpersonale Begegnungen generell meidet, schränkt er dadurch seine Möglichkeiten, sich im Leben frei zu entfalten, stark ein, und seine Angst vor sozialen Interaktionen verfestigt sich. Die verbalen Regeln, mit deren Hilfe wir viele Probleme in der äußeren Welt lösen können, rufen meist Leiden hervor, wenn wir sie zur »Lösung« schmerzhafter Gedanken und Gefühle zu benutzen versuchen.

Nach Auffassung der ACT führt eine übermäßig starke Identifikation mit der literalen Sprache zu psychischer Inflexibilität, aus der alles menschliche Leiden resultiert. Diese Wechselbeziehung läßt sich in sechs zentrale pathologische Prozesse untergliedern, die in Abbildung 1.1 veranschaulicht werden: Erlebensvermeidung, kognitive Fusion, Dominanz der vorgestellten Vergangenheit und Zukunft, Festhalten am Selbst als Konzept, mangelnde Klarheit hinsichtlich der eigenen Werte und Mangel an auf die Umsetzung der eigenen Werte gerichteten Handlungen. Um den ACT-Pfad zum emotionalen Wohlbefinden zu beschreiten, müssen wir uns mittels der sechs dialektischen therapeutischen Prozesse in Richtung psychischer Flexibilität bewegen.

Die sechs zentralen therapeutischen Prozesse

Nach der Theorie der ACT ist psychische Flexibilität für die gesunde emotionale Funktionsfähigkeit unverzichtbar. Mit Hilfe von sechs zentralen therapeutischen Prozessen – Akzeptieren und Bereitschaft, kognitive Defusion, Gewahrsein des gegenwärtigen Augenblicks, Selbst als Kontext, Definieren eigener Werte und en-

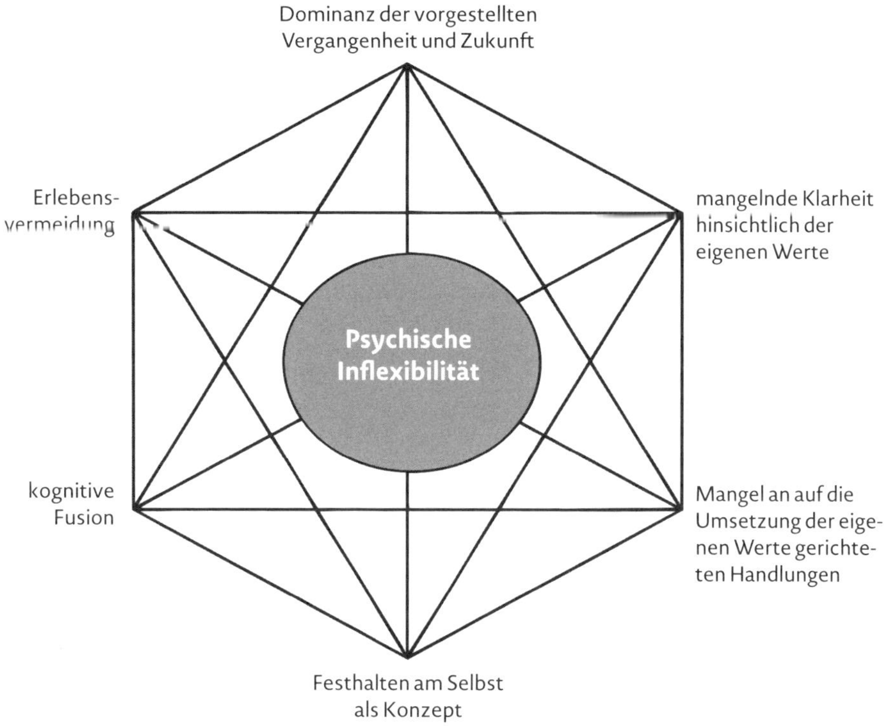

Abbildung 1.1 Hexagon psychischer Inflexibilität

gagiertes Handeln – werden die Klienten dazu angeleitet, sich dem tatsächlichen Erleben zu öffnen und darauf einzugehen, statt sich nur auf das zu beziehen, was ihr Geist oder ihr Körper fordert.

Akzeptieren

Akzeptieren (in Verbindung mit dem verwandten Konzept der Bereitschaft) erfordert, zu inneren Erlebnissen vollständig in Kontakt zu treten, ohne daß man versucht, diesen Ereignissen zu entfliehen, sie zu verändern oder sie irgendeiner Art von Kontrolle zu unterwerfen. Zu akzeptieren bedeutet nicht, daß man etwas mögen oder wollen muß, und es hat auch nichts mit Aufgeben, Nachgeben oder Resignation zu tun. Vereinfacht ausgedrückt beinhaltet Akzeptieren, alles, was auftaucht, im Gewahrsein zu halten. Anfangs scheuen Klienten vor dieser scheinbar kontraintuitiven Idee oft zurück, weil sie sich fragen, warum sie sich dafür entscheiden sollten, emotionalen oder physischen Schmerz zu akzeptieren. Die ACT nennt dafür zwei Gründe: weil es ineffektiv ist, Schmerz um jeden Preis vermeiden zu wollen und weil Leiden dadurch oft noch verstärkt wird; und weil das Akzeptieren es häufig erleichtert, im Dienste eines Lebens im Einklang mit den persönlichen Werten aktiv zu werden.

Schauen wir uns die Situation eines Klienten an, der unerwünschte Emotionen mit Hilfe von Alkohol zu betäuben versucht. Das mag zwar kurzfristig entlastend wirken, aber Alkohol intensiviert längerfristig negative emotionale Erlebnisse. Außerdem hindert der Alkoholkonsum den Klienten wahrscheinlich daran, der Mensch zu sein, der er wirklich sein möchte, beispielsweise ein guter Freund, ein liebevoller Vater, ein engagierter Mitarbeiter oder ein verantwortungsbewußter Bürger. Unerwünschte Emotionen zu akzeptieren hingegen ermöglicht dem Klienten, sein emotionales Erleben, so unangenehm es auch sein mag, zu beobachten und anzunehmen, um auf dieser Grundlage des Akzeptierens Entscheidungen im Einklang mit den eigenen Werten treffen zu können, indem er sich beispielsweise ein Fußballspiel anschaut, bei dem sein Sohn mitspielt, statt sich in die nächste Bar zu verziehen.

Kognitive Defusion

Die ACT versteht unter kognitiver Defusion, von den eigenen Gedanken Abstand zu nehmen und ihre Präsenz zu beobachten. Nach ACT-Auffassung sind Gedanken nicht an und für sich problematisch, sofern wir nicht in eine Fusion mit ihrem Inhalt und ihrer Bedeutung geraten (d. h., solange wir nicht für bare Münze nehmen, was unser Geist uns weismachen will) und daraufhin oft impulsiv reagieren. Durch die Defusion lösen wir uns aus unserem inneren Selbstgespräch und beobachten die auftauchenden Gedanken nur als von uns getrennte Wesenheiten, als simple Worte. Durch den Prozeß der kognitiven Defusion können wir unsere Beziehung zum Inhalt unserer Gedanken verändern.

Vielleicht können Sie sich vorstellen, einen Gedanken wie »*Ich werde nie ein besonders guter Therapeut sein*« zu haben. Nun versuchen Sie sich einmal auszumalen, wie es sich auf Ihr Verhalten auswirken könnte, wenn Sie diesen Gedanken für wahr hielten. Vielleicht würden Sie aufhören, sich bei Ihrer Arbeit die größte Mühe zu geben, oder Sie würden Weiterbildungsmöglichkeiten grundsätzlich nicht mehr nutzen. Vielleicht würden Sie sogar Ihren Beruf an den Nagel hängen oder sich fortan gar nicht mehr mit Psychologie und Psychotherapie beschäftigen. Die Fusion mit einem solchen Gedanken kann Sie sehr teuer zu stehen kommen! Nun stellen Sie sich vor, Sie würden sich nicht für die soeben beschriebenen Verhaltensmöglichkeiten entscheiden, sondern einfach bezeugen, was Ihr Geist Ihnen gesagt hat, ähnlich wie Sie ein am Himmel kreisendes Flugzeug beobachten würden, das ein Banner hinter sich her zieht. Versuchen Sie, sich vorzustellen, wie sich Ihr Verhalten ändern könnte (oder sich eben gerade *nicht* ändern würde), wenn Sie sich dafür entschieden, einfach nur Ihren Geist beim Produzieren von Gedanken zu beobachten. Damit kommen wir zum ultimativen Sinn und Zweck der Defusion: Wie das Akzeptieren schafft auch die Defusion Spielraum, der es uns ermöglicht, Entscheidungen im Einklang mit Werten, die uns wichtig sind, zu treffen. Mit anderen Worten: Während der unkritische Glauben an das Zutreffen des Satzes »*Ich werde nie ein besonders guter Therapeut sein*« Sie schlimmstenfalls dazu bringen kann, sich einen anderen Beruf zu suchen, verschafft das bloße Beobachten dieses Gedankens Ihnen den Raum, den Sie benötigen, um eine andere Entscheidung zu treffen. Der Gedanke verschwindet dadurch zwar nicht, aber Sie werden nicht mehr von seinem Inhalt getrieben. Sie gewinnen die Freiheit, sich weiter in eine Richtung zu bewegen, die Ihnen wichtig ist, indem Sie sich beispielsweise bemühen, als Therapeut Ihr Bestes zu geben.

Gewahrsein des gegenwärtigen Augenblicks

Gewahrsein des gegenwärtigen Augenblicks wird als ein Aspekt von Achtsamkeit bezeichnet, und in diesem Rahmen üben sich Menschen seit Tausenden von Jahren darin, dieses Gewahrsein zu entwickeln. Man kann es als einen Prozeß nicht-urteilender, gegenwartsfokussierter Bewußtheit beschreiben, die für das Akzeptieren, die Defusion und das Selbst als Kontext unmittelbar relevant ist. Der menschliche Geist verwendet viel Zeit darauf, sich um die Zukunft zu sorgen und über die Vergangenheit zu grübeln. Auch wenn dies in gewisser Hinsicht adaptiv sein mag (beispielsweise kann die Erinnerung an einen früheren Fehler verhindern, daß man diesen in Zukunft wieder macht), kann es für uns sehr kostspielig werden, wenn wir uns von Gedanken an Vergangenheit und Zukunft beherrschen lassen. So kann das Fokussieren auf ein früheres Erlebnis uns daran hindern, uns in der Gegenwart in eine Richtung zu bewegen, die unseren persönlichen Werten entspricht.

Stellen wir uns einmal vor, daß eine Frau, die großen Wert auf ihre berufliche Karriere legt, den enttäuschenden Verlauf eines Vorstellungsgesprächs erlebt. Fokussiert sie immer wieder auf dieses in der Vergangenheit liegende Ereignis, kann sie dadurch davon abgehalten werden, ihre beruflichen Ziele weiter zu verfolgen. Fokussiert sie statt dessen auf das mitfühlende Beobachten innerer und äußerer Reize, die im gegenwärtigen Augenblick auftauchen, so wird sie dadurch in die Lage versetzt, ihren inneren Autopiloten auszuschalten und flexibler sowie im Einklang mit ihren persönlichen Werten zu reagieren.

Das Selbst als Kontext

Mit dem Selbst als Kontext ist ein Selbstempfinden gemeint, das in der Lage ist, sich vom Inhalt der eigenen Erlebnisse zu lösen. Es gibt also in Ihnen eine Instanz, die Ihre innere und äußere Welt beobachtet und erlebt und die sich von Ihren Gedanken, Gefühlen, Körperempfindungen und Rollen unterscheidet. Aus dieser Perspektive betrachtet sind wir nicht unsere Gedanken und Gefühle, sondern der Kontext oder die Arena, in dem oder der sich diese entfalten. Sind wir hingegen auf die Inhalte unseres Erlebens fixiert, lassen wir uns leicht von den Skripts antreiben, die wir über uns selbst, unser Leben und unsere Lebensgeschichte entwikkelt haben. Beispielsweise könnte die Geschichte eines Klienten über sich selbst wie folgt lauten: »Ich bin der Sohn eines Feuerwehrmannes. Ich bin der Enkel eines Feuerwehrmannes. Gute Feuerwehrleute sind tapfer. Gute Feuerwehrleute zeigen ihre Gefühle nicht. Ich muß ein guter Feuerwehrmann werden.« Leitet ein Klient seine Identität aus dem Inhalt seiner Geschichte ab, bestimmt diese Geschichte sein Handeln – selbst wenn seine Handlungen dann nicht mit seinen persönlichen Werten im Einklang stehen. Das Selbst als Kontext geleitet den Klienten aus seiner gewohnten Perspektive in die eines Menschen, der sein Leben beobachtet und erlebt, während es sich entfaltet. Statt im Sinne der Geschichten, die er über sich selbst und seine Rollen entwickelt hat, handelt er im Einklang mit seinen Werten.

Werte

Für die ACT sind Werte die Pfade oder Orientierungen, die ein Mensch als für ihn wichtig und bedeutsam ansieht. Werte entscheiden darüber, wer wir wirklich sein und wofür wir einstehen wollen. Wenn Menschen sich in eine Richtung bewegen, die ihnen als der Mühe wert erscheint, wird ihr Leben dadurch reich und erfüllt. Der ACT geht es nicht um die Veränderung innerer privater Ereignisse, sondern um die Veränderung äußeren Verhaltens. Die persönlichen Werte eines Menschen bilden die Grundlage für die Umsetzung dieser Veränderungen. Beinhaltet beispielsweise einer Ihrer Werte, enge und vertrauensvolle Beziehungen zu unterhalten, könnten Sie im Einklang damit beispielsweise Ihren Partner anrufen, um ihm »Ich liebe dich« zu sagen, oder Sie können sich die Zeit nehmen, um mit einer Freundin darüber zu sprechen, wie es ihr am betreffenden Tag ergangen ist. Charakteristisch für Werte ist, daß man nicht ständig im Einklang mit ihnen leben kann. Ein anderes Charakteristikum ist, daß Werte immer personbezogen sind: Was für den einen Menschen wichtig ist, ist es für einen anderen nicht unbedingt auch, und was die Eltern eines bestimmten Menschen oder seine Kultur als wertvoll ansehen, muß für den Betreffenden selbst nicht unbedingt auch wichtig sein. Um sich diese Unterscheidung zu erleichtern, können Sie sich fragen: »Wenn niemand wüßte, daß ich dies tue, wäre es dann für mich immer noch wichtig?« Die ACT-Prozesse Akzeptieren, Defusion, Gewahrsein des gegenwärtigen Augenblicks und Selbst als Kontext dienen der Förderung von Flexibilität mit dem Ziel, Menschen ein Leben im Einklang mit ihren persönlichen Werten zu ermöglichen.

Engagiertes Handeln

Engagiertes Handeln schließlich beinhaltet nichts anderes, als zu tun, was zu tun ist. Die persönlichen Werte weisen den Weg, und engagiertes Handeln *ist* die eigentliche Verhaltensänderung. Sie können Klienten helfen, entsprechende Handlungen zu entdecken, indem Sie mit ihnen über Ziele im Sinne ihrer persönlichen Werte sprechen. Es ist wichtig, sich über den Unterschied zwischen Werten und Zielen sehr genau klar zu sein. Einen Wert könnte man als Orientierung oder als Beschreiten eines nie endenden Pfades, dessen Ziel nie erreicht wird, bezeichnen, wohingegen ein Ziel eher einem Punkt auf einer *To-do*-Liste ähnelt, den man »abhaken« kann, nachdem man ihn »erledigt« hat. Beispielsweise könnten Ihre Werte Lernen, Erziehung (Ausbildung) und Nächstenhilfe sein, und Sie können sich dementsprechend das Ziel setzen, eine höhere berufliche Position in der Gesundheitspflege zu erreichen. Lernen und Helfen sind Aktivitäten, denen man permanent nachgehen kann, wohingegen das Absolvieren einer Abschlußprüfung und die damit verbundene Verleihung eines Diploms ein Endpunkt ist. Beim realen Üben engagierten Handelns zeigt die ACT eine gewisse Ähnlichkeit mit der traditionellen Verhaltenstherapie. ACT-Therapeuten können Problemlösungsstrategien, Expositionstechniken, affirmative Kommunikationstechniken und dergleichen benutzen, um Klienten zu veranlassen, sich in eine Richtung zu bewegen, die sie selbst als wertvoll ansehen. Natürlich tauchen während dieser Bemühungen innere Hindernisse wie Gedanken und Gefühle auf und behindern das Handeln im Einklang mit den persönlichen Werten. Deshalb wird zur Überwindung dieser Hindernisse an Akzeptieren, Defusion, Gewahrsein des gegenwärtigen Augenblicks und Selbst als Kontext gearbeitet.

Psychische Flexibilität

Das ultimative Ziel der ACT ist psychische Flexibilität (veranschaulicht in Abbildung 1.2), womit die Fähigkeit gemeint ist, völlig präsent und offen für das, was wir erleben, zu sein, um im Einklang mit unseren eigenen Werten aktiv werden zu können. Vereinfacht gesagt ist psychische Flexibilität die Fähigkeit, präsent zu sein, sich zu öffnen und das jeweils Erforderliche zu tun (Harris 2009/2011). Letztlich führen Präsenz, Sich-öffnen und zu tun, was wichtig ist, zu einem facettenreichen, bedeutsamen und wirklich vitalen Leben.

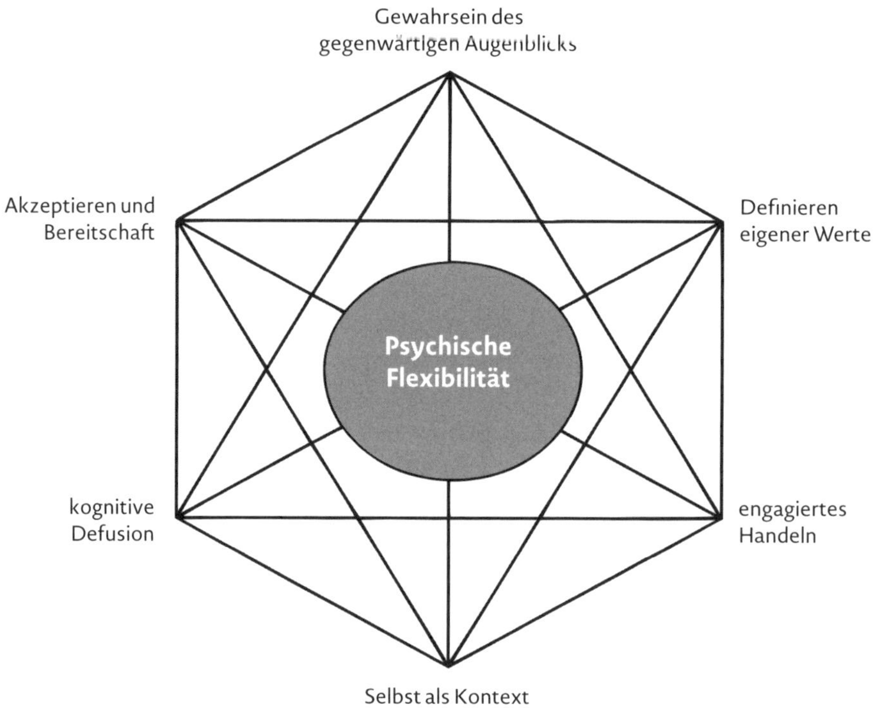

Abbildung 1.2 Hexagon psychischer Flexibilität

2 Das Umgehen sprachlicher Fallen durch erlebensbasierte Arbeit

Matthieu Villatte, Jennifer L. Villatte und Jean-Louis Monestès

Mit den Streichen konfrontiert, welche die Sprache unter psychischen Problemen leidenden Menschen (aber auch allen anderen Menschen, uns selbst eingeschlossen) spielt, müssen wir unsere Klienten wieder mit nützlichen Elementen dessen, was sie erleben, in Verbindung bringen. In der Psychotherapie ist das nicht ohne die Sprache möglich, weil fast das gesamte Geschehen in einer Therapiesitzung aus symbolischen Interaktionen besteht. (Sogar ein Augenblick der Stille hat oft eine Bedeutung!) Deshalb müssen Therapeuten die Sprache experientiell nutzen, und das genau tun ACT und andere Psychotherapien der sogenannten Dritten Welle wie die Achtsamkeitsbasierte kognitive Therapie (Segal, Williams & Teasdale 2002), die Dialektisch-behaviorale Therapie (Linehan 1993a) und die Funktional-Analytische Therapie (Kohlenberg & Tsai 1991).

Im Sinne der RFT ist das Ziel unserer Arbeit als Therapeuten, die willkürliche Anwendung der Sprache zu unterbinden, wenn sie ineffektive Verhaltensweisen fördert, und die Sprache zur Stärkung des Kontakts zu nicht willkürlichen, direkten Merkmalen der Umgebung zu nutzen. Dieser Prozeß wird mit dem Beginn der Therapie während eines funktionalen Assessments der problematischen Verhaltensweisen des Klienten initiiert. Beispielsweise könnten Sie Fragen wie die folgenden stellen:

- Wenn Sie warten, bis Sie sich weniger depressiv fühlen, bevor Sie wieder zur Arbeit gehen, was passiert dann?
- Wie sind Sie mit Ihrer Strategie im Umgang mit Ihren depressiven Gefühlen bis jetzt zufrieden?
- Wenn Sie nicht zugeben, daß Sie im Unrecht sind, fühlen Sie sich dann von der Person, mit der Sie eine Auseinandersetzung haben, mehr oder weniger gemocht?

Zwar wird die Sprache hier benutzt, um Fragen zu stellen, aber diese Fragen zielen darauf, die Aufmerksamkeit des Klienten auf sein konkretes Erleben zu lenken. Dies ist etwas völlig anderes, als wenn man eine Frage wie die folgende stellen würde: »Hielten Sie es für ein Zeichen von Schwäche zuzugeben, daß Sie im Unrecht sind?« Solche Fragen veranlassen die Klienten dazu, die Glaubwürdigkeit der eigenen Äußerung zu beurteilen, ohne daß das Erlebnis selbst sonderlich Beachtung findet. Sie glauben dann höchstwahrscheinlich, ihre Äußerung sei wahr, völlig unabhängig davon, was in ihrem Leben geschieht.

Verschiedene Arten erlebensbasierter Übungen

Im Laufe einer ACT-Behandlung können viele verschiedene erlebensbasierte Techniken genutzt werden. Achtsamkeit ist eine der mittlerweile bekanntesten, empirisch gut gestützten in Therapien genutzten Übungsarten, die dem unmittelbaren Erleben Vorrang gegenüber den sich ständig verändernden Gedanken geben (Hayes, Villatte, Levin & Hildebrandt 2011). Typische achtsamkeitsbasierte Techniken sind die vielfältigen Meditationsübungen, mit deren Hilfe die Klienten lernen, jedes wahrnehmbare Ereignis zu beobachten; dies gilt sowohl für äußere Ereignisse, etwa Geräusche und Gerüche, als auch für innere Ereignisse wie Gedanken und Empfindungen. Aus der Perspektive der RFT geschieht dies mit dem Ziel, die Aufmerksamkeit stärker auf nicht willkürliche Aspekte der Umgebung, auch der mentalen Umgebung, zu lenken. Metaphorisch könnten wir sagen, dieser Prozeß vergrößere die Löcher des Filters, den die Sprache kreiert, so daß direktes Erleben ihn besser durchdringen kann. Wenn Klienten beispielsweise ihre körperlichen Empfindungen über längere Zeit beobachten, wie es bei der Bodyscan-Übung (Kabat-Zinn 1991/1991) geschieht, werden sie dazu angehalten, einerseits auf das gesamte Spektrum intrinsischer Merkmale dieser Empfindungen zu achten und sie zuzulassen und sich andererseits von allen durch die Sprache produzierten Urteilen und Bewertungen zu lösen. Konkret bedeutet dies, daß ein Klient, der Schmerzen in einem Arm spürt, aufgefordert wird, die vielen Facetten dieser Empfindung zu beobachten (z. B.: Brennt der Schmerz? Pocht er? Ist er akut oder diffus?), und gleichzeitig Reaktionen oder Urteile (z. B. »Es ist unerträglich« oder »Ich hasse diese Empfindung!«) durch Instruktionen wie »Lassen Sie das los« zu schwächen.

Interessanterweise können selbst verbale Formen von Kontrolle dazu beitragen, bestimmte Ursachen verbaler Kontrolle abzuschwächen, beispielsweise die Anweisung »Lösen Sie sich von Ihren Urteilen«. Aus Sicht der RFT ist dies nicht paradox, weil sie verbale Kontrolle ohnehin nur dann als problematisch ansieht, wenn die mangelnde Sensibilität, die sie erzeugt, ineffizientes Verhalten zur Folge hat. Werden Klienten dazu angeregt, den Verlauf ihrer Gedanken zu beobachten, ohne auf diese zu reagieren, wird ihr Verhalten tatsächlich durch eine Regel gesteuert, die allerdings die Wahrscheinlichkeit vergrößert, daß sie sich neue, besser an ihre Umgebung angepaßte Verhaltensweisen zu eigen machen.

Achtsamkeit wird im ACT-Kontext als eine Kombination der Prozesse des Akzeptierens, der Defusion, des Kontakts zum gegenwärtigen Augenblick und des Selbst als Kontext verstanden (Wilson & DuFrene 2009). An jedem dieser Prozesse kann mit spezifischen Techniken gearbeitet werden, es kommt aber auch häufig zu Interaktionen zwischen ihnen (Hayes, Strosahl & Wilson 2011/2014). Beispielsweise könnte man einen Klienten ermutigen, »Raum für eine schmerzhafte Emotion zu schaffen«, nachdem er eine für ihn problematische Erinnerung reaktiviert hat. Im Sinne der RFT schafft der Therapeut dann einen verbalen Kontext, der ein schmerzhaftes psychisches Ereignis auslöst, und ermutigt den Klienten, zu den Konsequenzen Kontakt herzustellen, die er erlebt, wenn er vor diesem Schmerz nicht zu fliehen versucht. Auch wenn der Klient ursprünglich gedacht haben mag, man solle schmerzhafte Emotionen vermeiden, kann durch das direkte Erleben des Akzeptierens das Spektrum seiner Reaktionen auf schmerzhafte Emotionen erweitert und er in die Lage versetzt werden, bestimmte ihm vorher nicht mögliche Handlungen auszuführen (z. B. das Gefühl der Angst zu akzeptieren, das ihn bisher daran gehindert hatte, in der Öffentlichkeit zu sprechen, oder ein depressives Gefühl zu akzeptieren und aufgrund dessen wieder zu sinnvollen Aktivitäten in der Lage zu sein).

Defusionsübungen bestehen oft darin, zu den nicht-willkürlichen Charakteristika verbaler Reize mehrfach in Kontakt zu treten. Wiederholt man beispielsweise ein Wort sehr schnell dreißig bis vierzig Sekunden lang, so wird dadurch die einer ursprünglich nicht willkürlichen Folge von Geräuschen zugeschriebene Bedeutung verringert. Der Klient wird also dazu angeleitet wahrzunehmen, daß ein Wort nur ein Wort ist und nicht das reale Ereignis, auf das es sich bezieht. Dies kann die Reaktionen auf Wörter, die ein Gefühl der Gefahr evozieren (z. B. »Tod«) oder die rigides Verhalten fördern (z. B. »Ich muß«), flexibler werden lassen.

Auf den gegenwärtigen Augenblick fokussierende Übungen bestehen beispielsweise im Fokussieren der Aufmerksamkeit auf die Atmung. Weil Atmen immer in der Gegenwart stattfindet, hilft es Klienten, die Kontrollwirkung der Sprache zu untergraben, indem sie uns in die Vergangenheit oder Zukunft führt, weg von augenblicklichen Quellen der Befriedigung oder von aktuellen Folgen des eigenen Verhaltens.

Selbst-als-Kontext-Übungen zielen auf eine bestimmte Art von verbalen Fertigkeiten und beinhalten oft, sich selbst aus einer anderen Perspektive zu sehen. Dadurch werden die Klienten mit dem Unterschied zwischen flüchtigen Beschreibungen und dauerhafteren, auf einer kontinuierlichen Sicht basierenden Wahrnehmungen in Kontakt gebracht.

Interessant ist auch, daß einige erlebensbasierte Übungen in der ACT auf die Verstärkung der verbalen Kontrolle über direkte Kontingenzen zielen. Dabei geht es darum, ein Netzwerk verbaler Beziehungen zu entwickeln, indem man eine Verbindung zwischen einem einzelnen Ereignis oder einer Handlung und bedeutsamen, aber entfernten Konsequenzen herstellt. Beispielsweise kann man Klienten auffordern, einen Wecker auf eine beliebige Zeit zu stellen und sich dann bei jedem Ertönen des Wecksignals bewußt zu machen, was sie gerade tun, und außerdem zu beobachten, ob diese Handlung mit einem für sie in einem Lebensbereich wichtigen Wert verbunden ist. Ertönt das Wecksignal beispielsweise während eines Gesprächs mit einem Freund, könnte dem Klienten auffallen, daß dieser Vorgang zu seinem Wert der freundschaftlichen Verbundenheit in einer hierarchischen Beziehung steht. (Im Sinne der RFT ist das Reden mit einem Freund eine hierarchische Beziehung zu »freundschaftliche Verbundenheit«, weil dieses Konzept höherer Ordnung ein großes Spektrum möglicher Handlungen einschließt, beispielsweise tätige Hilfe, wenn ein Freund sie braucht, das Einladen eines Freundes zum Essen oder ein Gespräch unter Freunden über persönliche Erlebnisse.)

Solche Übungen können nützlich sein, wenn es Klienten schwerfällt, zu etwas in Kontakt zu treten, das ihre Handlungen im Augenblick bedeutsam macht, insbesondere wenn die Konsequenzen dieser Handlungen abstrakt sind und sie möglicherweise nie direkten Kontakt dazu haben werden. Beispielsweise kann bei einer Mutter, die sich in ihrem Beruf sehr engagiert, eine Aversion dagegen entstehen, Zeit für ihre Kinder reservieren zu müssen – was nicht bedeutet, daß sie nicht andererseits eine hierarchische Beziehung zwischen dem Zusammensein mit ihren Kindern und dem abstrakten Konzept »eine gute Mutter sein« entwikkeln kann. Außerdem kann bei ihr eine Wenn-dann-Beziehung zwischen »wenn ich meine Kinder gut erziehe« und einer fernen Konsequenz entstehen, zu der sie vielleicht nie direkten Kontakt haben wird: »Sie werden als Erwachsene glücklich leben.« Eine Konsequenz solchen gesteigerten Gewahrseins könnte sein, daß die Klientin besser in der Lage ist, sich auf direkte Handlungen einzulassen, welche die Umsetzung ihrer Werte zum Ziel haben, was die Wahrscheinlichkeit erhöht, daß diese Handlungen in ihr Verhaltensrepertoire integriert werden. Dies ist besonders nützlich, wenn das Engagement für als wertvoll eingeschätzte Handlungen schmerzhafte Emotionen hervorruft. Beispielsweise kann es Partner näherbringen, wenn sie einander ihre Gefühle mitteilen – was aber andererseits auch Angst wecken kann. In solchen Fällen kann man die Bedeutung des unmittelbaren aversiven Erlebnisses verändern, indem man verbal zu dem, was einem besonders wichtig ist (sich dem Partner nahe zu fühlen), in Verbindung tritt: Angst zu empfinden wird dann zu einem Zeichen dafür, daß man sich in Richtung Nähe bewegt.

Die Metapher als Beispiel für den erlebensbasierten Gebrauch der Sprache

Nicht nur formelle erlebensbasierte Übungen können Klienten helfen, die negativen Wirkungen der Sprache zu neutralisieren. Sie können die Aufmerksamkeit eines Klienten auch auf sein direktes Erleben richten, indem Sie ihm Fragen stellen, seine Äußerungen umformulieren und ihm Hinweise geben, die ihm helfen, sich in eine andere Sicht der Dinge zu versetzen. Außerdem regen bestimmte Sprachformen zum Wechsel in die erlebensbasierte Perspektive an. Metaphern sind besonders gute Beispiele für den erlebensbasierten Gebrauch der Sprache in der ACT, die sie für bestimmte Zwecke einsetzt. Metaphern konkretisieren abstrakte Konzepte, indem sie einen facettenreichen verbalen Kontext liefern, der Gedanken, Gefühle und Verhaltensweisen anspricht, die denjenigen ähneln, die durch die reale Situation des Klienten hervorgerufen werden.

Der narrative Charakter von Metaphern hat den Vorteil, anschaulich Lektionen zu erteilen, die reich an emotionalen und perzeptuellen Details sind, direkten Kontakt mit der Umgebung simulieren und das Erlebte einprägsamer machen. Metaphern kreieren eine verbale Welt, in der Klienten neue Verhaltensweisen erforschen und Möglichkeiten für sich entdecken können, wobei die verbalen Fallen des Lernens nach vorgegebenen Instruktionen umgangen werden. Metaphern richten die Aufmerksamkeit auch auf die hervorstechenden Merkmale einer Situation, die in der realen Umgebung der Klienten leicht unbemerkt bleiben, und dadurch werden sie von dem Käfig der Sprache befreit. Auch hinsichtlich der Entwicklung von Metaphern mit maximaler therapeutischer Wirkung liefert die RFT wichtige Anhaltspunkte.

Beziehung der Beziehungen

Wie in Kapitel 1 erläutert wurde, besteht die Sprache im Sinne der RFT aus Beziehungen zwischen Dingen. Wir entwickeln und verstehen Beziehungen, auf die wir reagieren. Manchmal beeinflußt eine einfache Beziehung zwischen zwei Ereignissen unser Verhalten. Stellt beispielsweise eine Kellnerin eine Speise auf unseren Tisch und sagt: »Ist sehr heiß!«, berühren wir den Teller wahrscheinlich sehr vorsichtig. Wir verstehen die Beziehung, welche die Kellnerin zwischen dem Teller und »heiß« hergestellt hat, und diese Beziehung beeinflußt unsere Interaktion mit dem Teller. In anderen Fällen hat eine Kombination aus einfachen Beziehungen einen subtileren Einfluß auf Verhaltensweisen, als folgten die Beteiligten komplexen Anweisungen (O'Hora, Barnes-Holmes, Roche & Smeets 2004).

Manchmal ist es möglich, eine Beziehung zwischen zwei Sets von Beziehungen herzustellen, die dann in Kombination interessante Reaktionen auslösen; dies ist häufig bei Metaphern der Fall (Lipkens & Hayes 2009; Stewart, Barnes-Holmes, Hayes & Lipkens 2001). Stellen wir uns beispielsweise vor, ein Mann erklärt seiner Partnerin, die er sehr liebt, sie sei der Kompaß seines Lebens. Dies ist offensichtlich eine Metapher, denn die Frau ist natürlich in Wirklichkeit kein Kompaß. Allerdings gibt es eine Ähnlichkeit zwischen dem, was die Frau für den Mann leistet, und dem, was der Kompaß leistet. Folgt der Mann dem Rat seiner Partnerin, findet er im Leben seinen Weg, und folgt er den Vorgaben des Kompaß, findet er im Wald seinen Weg. Im Sinne der RFT verbindet eine Äquivalenzbeziehung zwei Sets von Konditionalbeziehungen (siehe Abb. 2.1). Der Mann könnte seiner Partnerin also auch sagen, wenn er sich den Nachmittag frei nehme und ihn mit ihr verbringe, so bringe das mehr Licht in seinen Tag. Noch einmal: Natürlich bringt die Frau nicht im realen Sinne mehr Licht in das Leben ihres Mannes. Aber wenn sie ihm Freude bereitet, indem sie den Nachmittag mit ihm verbringt, dann ist das ähnlich, als würde die Sonne tatsächlich seinen Tag aufhellen. Im Sinne der RFT sind diese beiden Sets von Konditionalbeziehungen durch eine Äquivalenzbeziehung miteinander verbunden. Nimmt die Frau sich Zeit, um den Nachmittag mit ihrem Partner verbringen zu können, bringt sie ihm Freude, und kommt die Sonne hinter den Wolken hervor, bringt sie Licht.

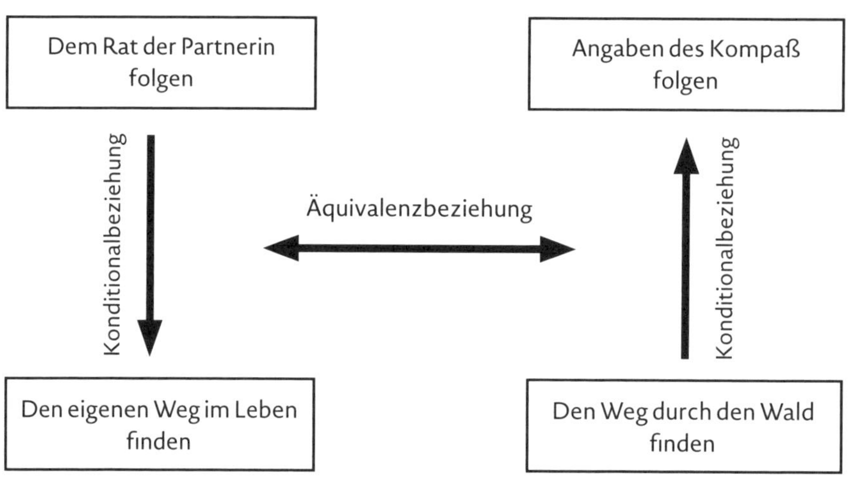

Abbildung 2.1 Eine Äquivalenzbeziehung zwischen zwei Sets von Konditionalbeziehungen

Die Funktion von Verhalten durch eine Metapher unterstreichen

Die in der ACT benutzten Metaphern sind häufig komplexer als die in den hier vorgestellten Beispielen beschriebenen, aber sie basieren auf den gleichen Prinzipien. Beispielsweise wird im Falle der klassischen Metapher *Hungriger Tiger* (Hayes 2005/2007, S. 65) der Klient aufgefordert sich vorzustellen, daß ein Tigerbaby vor seiner Haustür liegt und er sich so lange darum kümmern muß, bis er eine Möglichkeit gefunden hat, das Tier unterzubringen. Die Tage vergehen, und der Tiger fängt an zu knurren, weil er Hunger hat. Der Klient gibt ihm dann etwas zu fressen, aber dadurch wird der Tiger stärker, und wenn er dann erneut hungrig ist, wird er zu allem Überfluß auch noch sehr aggressiv. Der Klient kann dem Tiger nur noch mehr zu fressen geben, was ihn abermals stärker und beim nächsten Hunger noch aggressiver macht. Diese Metapher wird dem Klienten als Gleichnis zu seinen kontraproduktiven Versuchen, schmerzhafte Emotionen zu unterdrükken, präsentiert.

Wie in den obigen Beispielen besteht auch im hier geschilderten Fall ein Zusammenhang zwischen zwei Konditionalbeziehungen: »Wenn ich den Tiger füttere, um ihn zu beruhigen, wird er stärker und aggressiver, und wenn ich meine schmerzhaften Emotionen zu unterdrücken versuche, werden auch sie stärker und noch unerträglicher.« Aber Klienten halten das Vermeiden oft für die beste Strategie zur Linderung ihres Leidens. Wahrscheinlich ist das so, weil die Unterdrückung von Emotionen kurzfristig tatsächlich zur Linderung von Leiden führt und weil das Befolgen von Regeln – in diesem Fall der Regel »Ich muß an etwas anderes denken, damit ich mich besser fühlen kann« – desensibilisierend wirkt. Man kann die Aufmerksamkeit des Klienten mit Hilfe einer solchen Metapher auf die konkreten Konsequenzen seiner Handlungen in einem Kontext lenken, der sich zwar topographisch von der problematischen Situation unterscheidet, aber eine ähnliche Funktionssequenz beinhaltet. Nimmt der Klient die funktionale Äquivalenz zwischen den beiden Situationen wahr, kann er möglicherweise erkennen, daß seine eigene Neigung zur Unterdrückung seiner Emotionen längerfristig kontraproduktiv ist, und dadurch eröffnet sich ihm die Chance zu einer Verhaltensänderung.

ACT-Therapeuten haben eine große Zahl von Metaphern entwickelt (von denen viele in diesem Buch erwähnt werden). Diese sind in den verschiedensten Sprachen und Kulturen entstanden, sie beziehen sich auf viele unterschiedliche Prozesse, und sie gelangen in unterschiedlichen Formen zum Ausdruck. Manchmal haben Metaphern die Form einer konkreten Übung, in welcher der Klient aktiv werden und die Konsequenzen unterschiedlicher Strategien beobachten muß. Beispielsweise wird er in der *Blindschreibe-Übung* (aus Monestès & Vilatte 2011, S. 49) dazu aufgefordert, einen Satz an eine Tafel zu schreiben, während der Therapeut ihm etwas vor die Augen hält, das seine Sicht behindert. In der ersten Phase der Übung besteht die Aufgabe des Klienten darin, alles in seiner Macht Stehende zu tun, um beim Schreiben zu sehen, was er tut, so daß er seine gesamte Energie darauf verwenden muß, das Hindernis zu vermeiden, statt daß er sich völlig auf das Schreiben konzentrieren kann. In der zweiten Phase der Übung soll der Klient etwas anderes ausprobieren: Statt zu versuchen, sich des Hindernisses zu entledigen, soll er sich darauf konzentrieren, selbst dann zu schreiben, wenn er die Tafel nicht sieht. In diesem Fall schaffen die Klienten es in der Regel, einen lesbaren Satz aufzuschreiben – ohne die Frustration und Energieverschwendung des Kampfes gegen das Hindernis. Durch diese Übung wird eine Beziehung zwischen dem Versuch, die schmerzhaften Emotionen loszuwerden, und dem Bemühen, das visuelle Hindernis zu überwinden, hergestellt. In beiden Kontexten muß der Klient, um das Hindernis entfernen zu können, seine gesamte Energie mobilisieren, und außerdem wird er von seinem eigentlichen Ziel abgelenkt, wohingegen er, wenn er die Existenz der Schwierigkeiten (der schmerzhaften Emotionen oder des visuellen Hindernisses) akzeptiert, die Handlung, um die es ihm eigentlich geht, erfolgreich ausführen kann. Wie in Metaphern, die in Form von Geschichten präsentiert werden, besteht auch bezüglich dieser physischen Metaphern das ultimative Ziel darin, das problematische Verhalten so zu verändern, daß ineffektive Strategien als das gesehen werden können, was sie sind, wodurch neue Verhaltensweisen möglich werden, die der sich ständig verändernden Umgebung besser entsprechen.

Wie man eine eigene therapeutische Metapher entwickelt

Aufgrund der in diesem Kapitel vorgestellten Elemente können Sie erkennen, daß die beiden Hauptprinzipien für die Entwicklung einer effizienten neuen Metapher in einer Therapie entscheidend sind. *Erstens* sollten Klienten die konkreten Konsequenzen ihrer Handlungen in der Situation, die in der Metapher beschrieben wird, beobachten können (beispielsweise hat das Füttern des Tigers zur Folge, daß der Tiger größer, stärker und noch anspruchsvoller wird). Nun ist eine Metapher wie die des hungrigen Tigers für die meisten Klienten zwar leicht zu verstehen, aber ihr Nachteil ist, daß sie sich auf eine Situation bezieht, die wohl nur wenige Menschen jemals selbst erleben. Deshalb muß man in solchen Fällen eine andere

Ebene relationaler Aktivität nutzen: Man muß sich vorstellen, was passieren würde, wenn man ein hungriges Tigerbaby füttern müßte.

Ein anderes Beispiel für die Kontraproduktivität des Vermeidens beschreibt die *Treibsandmetapher* (Hayes 2005/2007, S. 18 f.). Auch hier geht es um eine Situation, die wohl nur wenige Klienten jemals selbst erlebt haben. Aber vielleicht haben sie in einem Film eine Szene gesehen, in der ein Mensch in Treibsand versinkt – wobei selbst das im Falle des Tigerbabys vor der Haustür sehr unwahrscheinlich ist. Geht es um den Kampf gegen Treibsand, haben wir Grund anzunehmen, daß es für Klienten leichter ist, sich die Konsequenzen eines Kampfes gegen das Versinken im Sand vorzustellen, weil sie diese Situation zumindest aus Filmen kennen, auch wenn sie sie nicht selbst erlebt haben. Noch besser ist es, Metaphern aufgrund der persönlichen Geschichte und des kulturellen Ursprungs eines Klienten zu entwickeln. Dadurch wird sichergestellt, daß der Betreffende über direktes, konkretes Wissen verfügt, das ihn ahnen läßt, was geschehen wird, nachdem er eine bestimmte Handlung ausgeführt hat. Solche Metaphern können sich auf Menschen, Objekte und Ereignisse beziehen, die dem Klienten vertraut sind, oder auf persönliche Erlebnisse, über die er vorher berichtet hat.

Das *zweite* zentrale Prinzip für die Entwicklung therapeutischer Metaphern ist, daß die Funktion von Ereignissen in der Metapher der Funktion der für die klinische Situation wichtigen Ereignisse entsprechen muß. Metaphern und Übungen können verwirrend wirken, wenn man nicht genau darauf achtet, in welchem Kontext (d. h., im Rahmen welches ACT-Prozesses) sie benutzt werden sollen. Beispielsweise werden Metaphern wie die des hungrigen Tigerbabys und des Treibsandes zwar im allgemeinen genutzt, um das Akzeptieren und eine akzeptierende Grundhaltung zu fördern, aber sie wirken möglicherweise nicht so, wenn der Kontext, in dem sie benutzt werden, das Fokussieren auf eine akzeptierende Haltung nicht zwingend erfordert. Man stelle sich eine Situation vor, in der es einem Klienten sichtlich schwerfällt, sich dauerhaft einer Aktivität zu widmen, die ihn längerfristig zufrieden machen könnte. Die Metapher des hungrigen Tigerbabys kann gute Dienste leisten, wenn der Klient aufgrund seiner Tendenz zur Erlebensvermeidung leicht aufgibt (indem er beispielsweise vor der Angst flieht, die ihn überfällt, wenn er sich einer ihn beängstigenden Aktivität widmet). Hört solch ein Klient die Geschichte über das Tigerbaby, könnte er den Eindruck gewinnen, daß seine Bemühungen, sich von einer schmerzhaften Emotion zu befreien, indem er die Handlung, die sie auslöst, meidet, die Wirkung der Emotion noch verstärken (was bedeuten könnte, daß er sich traurig und schuldig fühlt, weil er die Aktivität meidet). Ist der Grund für das Abstandnehmen von der Aktivität jedoch ein Gefühl mangelnder Verbundenheit zwischen dieser Autorität und fernen oder abstrakten Konsequenzen (d. h. von seinen Werten), ist es wahrscheinlich sinnvoll, eine Metapher zu nutzen, die auf schädliche Auswirkungen von Beharrlichkeit hinweist. In solchen Fällen könnte eine Metapher, die sich auf das Reisen oder die Etappen im Laufe einer Reise bezieht, effizienter sein, weil sie einen Vergleich anbietet, der auf wertebasiertes Verhalten zielt; die Metapher, die Situation des Klienten und das gegenwärtige Handeln sind dann mit entfernten Konsequenzen verbunden.

Abgesehen von der Sicherung einer funktionalen Entsprechung zwischen der Metapher und der klinischen Situation ist es in der Anfangsphase einer Therapie oft nützlich, beim Entwickeln einer Metapher einer topographischen Entsprechung zumindest nahe zu kommen, weil formale Ähnlichkeit die Wahrnehmung einer Äquivalenz erleichtern kann. Läßt ein Klient beispielsweise Verhaltensweisen erkennen, die funktional vermeidend und topographisch passiv sind (indem er beispielsweise nie in der Öffentlichkeit spricht, um Angst zu vermeiden), eignet sich eine Metapher, in der passives Verhalten eine Rolle spielt, besser (z. B. im Nebel das Auto anzuhalten – eine Metapher, die in einer klinischen Vignette später in diesem Kapitel eingehender erforscht wird). Die Metaphern *hungriges Tigerbaby* und *Treibsand* wären dafür weniger geeignet, weil die Topographie des Vermeidungsverhaltens in diesen Metaphern aktiv ist (beharrliches Füttern bzw. Bemühen). Im Laufe der Zeit kann der Therapeut Metaphern einführen, die funktional ähnlich sind, aber topographisch stärker variieren, um verschiedene problematische Verhaltensweisen des Klienten in die Arbeit einzubeziehen. Im gleichen Beispielfall könnte dies besonders nützlich sein, wenn der Klient Angst vermeidet, indem er grundsätzlich nicht in der Öffentlichkeit spricht und indem er Alkohol trinkt. Diese beiden Verhaltensweisen ähneln einander funktional, weil beide darauf zielen, Angst zu unterdrücken, doch unterscheiden sie sich topographisch, weil die eine passiv und das andere aktiv ist.

Um eine wirksame therapeutische Metapher zu entwickeln, muß man die Schwierigkeiten des Klienten zunächst funktional präzise analysieren, um sich zu vergewissern, daß die relevanten ACT-Prozesse adäquat angesprochen werden. Wenn dabei auf den kulturellen Ursprung des Klienten und seine persönlichen Erlebnisse eingegangen wird, hilft ihm das, sich mit der Beziehung zwischen der Metapher und seiner eigenen Situation auseinanderzusetzen. Außerdem fördert das Bestehen einer funktionalen Entsprechung zwischen der Metapher und der Situation des Klienten sein Verständnis der Ähnlichkeiten zwischen den in der Metapher beobachteten Konsequenzen und seiner eigenen Situation. Im übrigen sollten beim Entwickeln einer Metapher Elemente wie topographische Ähnlichkeiten berücksichtigt werden, die einem Klienten helfen können, die Verbindungen zwischen seiner persönlichen Situation und der Metapher zu erkennen.

Die Präsentation erlebensbasierter Metaphern

Wie eine Metapher vorgetragen wird, ist sehr wichtig, wenn man Klienten helfen will, aufgrund der Verbindung zwischen der Metapher und ihrer eigenen Situation die konkreten Konsequenzen ihrer Handlungen zu erkennen. Insbesondere eine erlebensbasierte Präsentation der Metapher ist zu empfehlen, weil dadurch die Interaktion mit den Elementen der Geschichte konkreter, emotional ansprechender und einprägsamer wird. Deshalb sollte der Therapeut statt der Konditionalform den Indikativ Präsens benutzen und den Klienten auffordern, die Situation so zu beobachten, als fände sie wirklich im Hier und Jetzt statt. Konkret müßte der Therapeut etwas sagen wie: »Sie gehen durch die Wüste, und plötzlich stecken Sie in Treibsand fest. Was tun Sie jetzt?« Also nicht: »Stellen Sie sich vor, Sie wären in der Wüste und befänden sich plötzlich in Treibsand. Was würden Sie dann tun?«

Außerdem können Sie den Klienten darauf aufmerksam machen, wie er selbst auf die Geschichte, die er hört, reagiert. Beispielsweise könnten Sie ihn fragen: »Was passiert, während Sie dem Treibsand zu entkommen versuchen?« – »Wie fühlen Sie sich jetzt?« oder »Was denken Sie, während Sie immer tiefer in den Sand sinken?« Sie können zwar kontextuelle Hinweise benutzen, um direkt auf die Wahrnehmung der Äquivalenz zwischen der Metapher und der klinischen Situation einzugehen, aber man sollte mit solchen direktiven Schritten sehr sparsam sein. Beispielsweise ist es nicht ratsam zu sagen: »Der Kampf mit dem Treibsand *gleicht* dem Kampf mit der Angst«, denn solche Äußerungen bringen den Klienten dazu, aufgrund von Regeln statt durch direktes Erleben zu lernen. Zwar lassen sich diese beiden Formen menschlichen Lernens nie völlig voneinander trennen, aber durch die häufige Nutzung direktiver Anweisungen wird die Chance vergeben, den Einfluß direkter Konsequenzen zu vergrößern. Statt dessen können Sie die direkte Wahrnehmung stärken, indem Sie das Vokabular der metaphorischen und der realen Situation vermischen. Beispielsweise können Sie nach ausgiebiger Erforschung der Treibsandgeschichte sagen: »Und was tun Sie, wenn Sie in Ihrer Angst zu versinken beginnen?« Und entsprechend könnten Sie bezogen auf die Metapher des hungrigen Tigerbabys sagen: »Was passiert, wenn Ihre Angst Hunger bekommt und aggressive Forderungen stellt?«

Klinische Beispiele

Die folgenden klinischen Vignetten veranschaulichen zwei Möglichkeiten, eine Metapher zu präsentieren. Wir beginnen mit einer Einleitung, die für beide Varianten geeignet ist. Anschließend demonstrieren wir eine sehr direktive Präsentation der Metapher. Zuletzt wird eine erlebensbasierte Präsentation auf der Grundlage der RFT-Prinzipien beschrieben.

Einleitung

Therapeut: Es fällt Ihnen also sehr schwer auszugehen, um Ihre Freunde und Ihre Familie zu besuchen, und wie Sie gesagt haben, ist es sogar sehr beschwerlich für Sie, zur Arbeit zu gehen. Was geht Ihnen durch den Kopf, wenn ein Freund Sie einlädt, mit ihm auszugehen?

Klient: Ich fühle mich so deprimiert, daß ich nicht einmal weiß, was ich will. Selbst wenn ich glaube, daß ich ausgehen will, habe ich Angst, ich könnte mich langweilen oder zu müde sein … Ich fühle mich ziemlich verwirrt.

Therapeut: Und dann entscheiden Sie sich, die Einladung abzulehnen?

Klient: Ja. Ich fühle mich so verunsichert, daß ich dann einfach zu Hause bleibe.

Therapeut: Dann scheinen diese Gedanken Sie daran zu hindern, mit Ihren Freunden auszugehen. Ist das korrekt?

Klient: Ich denke, so kann man es sagen.

Didaktische Version

Therapeut: Wenn Sie diese Gedanken haben und sich unsicher sind, was Sie wollen, dann klingt das so, als ob Sie in dichtem Nebel Auto fahren würden und die Straße nicht gut sehen könnten. Weil es so schwer ist, im Nebel zu sehen, wohin man fährt, halten Sie Ihr Auto an und warten, bis sich der Nebel auflöst. Was denken Sie?

Der Therapeut hat eine Verbindung zwischen der Situation des Klienten und dem Autofahren im Nebel hergestellt, indem er den expliziten kontextuellen Hinweis »Es ist, als ob« benutzt hat. Er hat den Kontext des Autofahrens im Nebel gewählt, weil es an diesem Tag tatsächlich neblig ist und weil der Klient auf dem Weg zu seiner Sitzung durch Nebel gefahren ist.

Klient: Ich denke, es ist tatsächlich so, daß ich mich nicht mehr vorwärts bewege.

Therapeut: Aber wenn Sie bei Nebel autofahren, halten Sie dann tatsächlich so lange an, bis sich der Nebel aufgelöst hat?

Der Therapeut hat die Verbindung zwischen der Funktion des Nicht-Hinausgehens angesichts von Gedanken und Gefühlen, die als Hindernisse fungieren, hergestellt, indem er auf die Tatsache hingewiesen hat, daß der Klient sich in einer ähnlichen Situation tatsächlich anders verhalten würde.

Klient: Naja, nein, man weiß ja nie, wie lange es dauert, bis er sich aufgelöst hat. Manchmal fahre ich langsamer und vorsichtiger, aber ich fahre in jedem Fall weiter.

Therapeut: Und manchmal verschwindet er auch überhaupt nicht, stimmt's? Man erreicht das Ziel, und auf der Straße ist immer noch Nebel …

Klient: Ja, das kann vorkommen.

Therapeut: Es sieht so aus, als ob Sie mit Ihren Gedanken – wenn Sie beispielsweise meinen, Sie seien zu müde, um auszugehen –, praktisch das Gegenteil dessen machen, was Sie tun würden, wenn Sie im Nebel Auto führen.

Der Therapeut hat erneut einen expliziten kontextuellen Hinweis benutzt (»Es sieht so aus, als ob Sie das Gegenteil dessen machen«), um eine oppositionelle Beziehung zwischen dem, was der Klient im Nebel tut, und dem, was er angesichts hinderlicher Gedanken und Gefühle tut, aufzuzeigen. Durch diese explizite Neuformulierung soll die Beziehung zwischen der Situation des Klienten und der in der Metapher dargestellten Situation verstärkt und gleichzeitig die unterschiedliche Wirkung beider Verhaltensweisen aufgezeigt werden.

Klient: Ich denke, da haben Sie Recht. Ich warte darauf, daß von selbst eine Besserung eintritt, statt daß ich weitergehe.

Erlebensbasierte Version

Therapeut: Sie wissen sicher, daß ich in unseren Sitzungen häufig Übungen benutze.

Klient: Ja.

Therapeut: Wären Sie bereit, sich auf noch eine weitere Übung einzulassen?

Klient: Ja, in Ordnung.

Therapeut: Haben Sie heute auf der Straße den Nebel bemerkt?

Der Therapeut richtet die Aufmerksamkeit des Klienten auf sein persönliches Erleben, um ihm zu helfen, die konkreten Elemente der Situation zu beobachten.

Klient: Ja, ich konnte auf dem Weg hierhin im Auto kaum etwas sehen.

Therapeut: Und wie haben Sie sich heute morgen gefühlt, als Sie den Nebel sahen?

Der Therapeut lenkt die Aufmerksamkeit des Klienten auf seine Gedanken und Gefühle.

Klient: Na ja, ich habe mich schon ziemlich geärgert, weil ich raus mußte. In solch einem Wetter zu fahren ist wirklich nicht einfach.

Therapeut: Versuchen Sie, sich daran zu erinnern, wie es war, als Sie auf die Straße kamen und kaum etwas sehen konnten. Stellen Sie sich vor, Sie sind immer noch in dieser Situation … Wie fühlen Sie sich?

Der Therapeut befördert die Metapher hier durch den Indikativ Präsens ins Hier und Jetzt und läßt den Klienten seine aktuellen Gedanken, Empfindungen und Emotionen beschreiben. Dies soll ihm helfen, in einer formalen Funktionsanalyse die Ereignisfolge so zu beschreiben, daß die konkreten Merkmale des Erlebnisses deutlicher hervortreten.

Klient: Ich habe das Gefühl festzusitzen …

Therapeut: Welche Empfindungen ruft das in Ihrem Körper hervor?

Klient: Meine Halsmuskeln sind angespannt … Meine Augen schmerzen, weil es mir schwerfällt, im Nebel die Straße zu sehen.

Therapeut: Und was denken Sie in diesem Moment?

Klient: Ich denke, in meinem Bett wäre ich besser aufgehoben.

Therapeut: Und was tun Sie?

Klient: Ich fahre trotzdem weiter, weil ich den Termin bei Ihnen habe.

Therapeut: Wirkt sich der Nebel auf Ihre Fahrweise aus?

Klient: Ich muß sehr langsam fahren. Ich hatte gehofft, die Situation würde sich nach einer Weile verbessern, aber der Nebel hat sich nicht aufgelöst. Er ist immer noch da.

An diesem Punkt sind die in der Metapher zum Ausdruck kommenden Beziehungen klar umrissen. Der Nebel erschwert das Autofahren, aber wenn der Klient nicht weiterfahren würde, könnte er sein Ziel nicht pünktlich erreichen. Deshalb erscheint ihm das Weiterfahren als einzige Möglichkeit, auch wenn das größere Vorsicht erforderlich macht. Wichtig ist hier, daß der Therapeut den Klienten nur nach seinem persönlichen Erleben gefragt und ihm nie selbst Antworten in den Mund gelegt hat. Die letzte Frage sollte den Klienten auf die Schwierigkeiten des Autofahrens im Nebel hin orientieren, was später von Nutzen sein wird, wenn es um die Einschätzung dessen geht, wie schwierig es ist, angesichts von hinderlichen Gedanken und Gefühlen zu handeln.

Therapeut: Wenn ich Sie darüber sprechen höre, was geschieht, wenn ein Freund Sie einlädt, mit ihm zusammen auszugehen, habe ich ein Gefühl, als ob ein Nebel aufsteigt und Sie umgibt.

Der Therapeut hat begonnen, das Vokabular der beiden Situationen zu vermischen, um deren Äquivalenz zu suggerieren.

Klient: Wenn ich zu Hause bleibe?

Sobald Sie anfangen, das Vokabular der beiden verbalen Netzwerke zu vermischen, reagiert der Klient entweder zunächst ein wenig verwirrt, oder er versteht die Entsprechung zwischen den beiden Situationen sofort. Sie müssen bereit sein, sich auf beide Reaktionsweisen einzustellen. In unserem Beispielfall kehrt der Therapeut zur funktionalen Analyse der ursprünglichen Situation zurück und beginnt dann erneut, das Vokabular zu vermischen.

THERAPEUT: Warum bleiben Sie zu Hause?
KLIENT: Weil ich zu deprimiert bin. Ich weiß nicht, was ich will.
THERAPEUT: Sie fahren also nicht mehr?

Die Vermischung des Vokabulars des Autofahrens im Nebel und des Ausgehens macht das Paradox, daß der Klient in zwei ähnlichen Situationen unterschiedlich handelt, noch deutlicher. Im einen Fall entscheidet er sich dafür, im Nebel weiterzufahren, und im anderen Fall trifft er die Entscheidung, angesichts schwieriger Gedanken und Gefühle jede Aktivität einzustellen.

KLIENT: So habe ich noch nie darüber nachgedacht, aber, ja ... Ich denke, ich fahre nicht mehr, wie Sie es genannt haben.
THERAPEUT: Ihre Gedanken darüber, daß Sie zu deprimiert sind, daß Sie nicht wissen, was Sie wollen ... Wollen Sie sagen, daß diese Gedanken zu dicht sind, um durch sie hindurch zu fahren?

Der Therapeut fragt den Klienten, ob er den Einfluß der Barrieren, die ihn hindern auszugehen, und den Einfluß des Nebels auf das Autofahren im Sinne einer Vergleichsbeziehung versteht. Er fragt also praktisch, ob der Klient der Auffassung ist, daß hinderliche Gedanken einen stärkeren Einfluß haben als Nebel. Die Vermischung des Vokabulars zweier Situationen hilft dem Klienten, die Beschränktheit eines auf dieser Denkweise basierenden Handelns zu erkennen.

KLIENT: Ich nehme an, daß ich das im Moment denke.

Der Klient hat erkannt, daß schwierige Gedanken und Gefühle auf ihn eine stärkere Wirkung haben als Nebel. Doch der Zusatz »im Moment« läßt vermuten, daß er anfängt, sich von dieser Denkweise zu distanzieren.

THERAPEUT: Wenn Sie auf der Straße sind und die Gedanken daran, daß Sie sich deprimiert und unsicher fühlen, so dicht werden, daß Sie die Straße kaum noch sehen, können Sie sich dann vorstellen, daß Sie trotzdem weiterfahren?

Der Therapeut hat hier ein anderes Verhalten vorgeschlagen, wobei er das Vokabular der beiden Situationen immer noch vermischt, um die Effizienz des neuen Verhaltens deutlicher zu machen.

Klient: So wie ich heute auf dem Weg hier hin trotz Nebel weitergefahren bin?
Therapeut: Sie haben gesagt, Sie hätten sich auch dabei nicht danach gefühlt, es zu tun.

Mit dem Wort »auch« verwendet der Therapeut einen kontextuellen Hinweis und versucht so, die Äquivalenz zwischen dem Autofahren trotz Nebel und dem Ausgehen trotz depressiver Empfindungen herauszuarbeiten, wodurch die Funktion des alternativen Verhaltens verstärkt wird. Dies macht das Verhalten in den Augen des Klienten akzeptabel.

Klient: Ich wäre lieber im Bett geblieben.
Therapeut: Und Sie sind trotzdem hier. Und der Nebel ist auch immer noch da.

Der Therapeut hat hier eine direkte Beziehung zum Autofahren trotz Nebel hergestellt, um indirekt eine ähnliche Beziehung zwischen wertebasiertem Handeln in Gegenwart von als Barrieren fungierenden Gedanken und Gefühlen zu suggerieren, dem ACT-Prinzip der Defusion folgend.

Klient: Ja, das ist wahr. Ich bin trotz Nebel hier.

Die erlebensbasierte Version des Dialogs veranschaulicht Prinzipien, die dem entsprechen, was uns die RFT über die Wirkung sprachlicher Prozesse sagt. Dies sind ideale Prinzipien; wir verstehen sie aber nicht als abolut gültige und starre Regeln für die Entwicklung effizienter Metaphern. Man sollte sie flexibel nutzen, die Aufmerksamkeit auf die Funktion der gewählten therapeutischen Interventionen richten und die Praktikabilität zum Hauptkriterium für die Beurteilung der therapeutischen Aktivitäten machen.

Zusammenfassung

In diesem Kapitel wurde erläutert, wie Metaphern wirken und man sie entwickeln und in einer Therapie nutzen kann. Zwar wird die Forschung das Wissen über die sprachlichen Prozesse, die in der Psychopathologie und klinischen Psychologie eine Rolle spielen, sicherlich im Laufe der Zeit erweitern, doch stehen Therapeuten schon heute auf der RFT basierende Prinzipien zur konkreten und flexiblen Anwendung zur Verfügung. Die Metapher des Autofahrens kann nützlich sein, wenn man über die Verbindung zwischen der RFT und der Durchführung einer ACT-Therapie sprechen will: Ein Fahrer muß nicht unbedingt verstehen, wie sein Auto funktioniert, um es gut fahren zu können. In diesem Sinne ist Wissen über die RFT für klinisch effiziente Arbeit nicht unbedingt erforderlich. Man kann die Metapher des Autofahrens aber auch etwas anders deuten. Vertritt man die Auffassung, die ACT-Arbeit erfordere die Fähigkeiten eines Rennfahrers, ist es nützlich, wenn nicht sogar notwendig, hin und wieder unter die Motorhaube zu schauen und sich über einige Grundprinzipien der Funktionsweise von Autos zu informieren. Nach unserer Auffassung ist die Nutzung von Metaphern und Übungen in der Therapie ein Beispielfall dafür, daß »Fahrer« ihre Fertigkeiten verbessern können, indem sie sich ein umfassenderes Wissen über sprachliche Prozesse aneignen. Es ist zu hoffen, daß die Weiterentwicklung der RFT-Prinzipien auch mehr Möglichkeiten erschließen wird, die klinische Praxis mittels dieser Prinzipien zu bereichern.

3 Akzeptieren, Bereitschaft und das Kontrollbedürfnis als Problem

mit Pia S. Heppner

Akzeptieren und Bereitschaft sind das Gegenteil von Erlebensvermeidung und psychischer Inflexibilität. Akzeptieren beinhaltet, alle Erlebnisse zuzulassen, innere wie äußere, positive wie negative, so wie sie im gegenwärtigen Augenblick sind, ohne zu versuchen, ihre Form oder die Häufigkeit ihres Auftretens zu verändern. Somit ist das akzeptierende Verhalten eine Alternative zur Erlebensvermeidung. Bereitschaft ist eng mit dem Akzeptieren verbunden und besteht darin, sich in eine offene und bewußte Haltung zu versetzen, die das Akzeptieren fördert. Dies bedeutet nicht, daß wir unsere Gedanken für wahr halten sollen (z. B. Gedanken wie »*Ich bin ein Versager*«), und sie hat auch nichts mit Resignation zu tun. Vielmehr handelt es sich um ein aus dem Erleben hervorgehendes Anerkennen dessen, daß es bei vielen Erlebnissen Dinge gibt, an denen grundsätzlich nichts zu ändern ist, z. B. spontan auftretende Emotionen, Erinnerungen, äußere Streßfaktoren und die Entscheidungen und Verhaltensweisen anderer Menschen (Robinson & Strosahl 2008/2009). Während Versuche, solche Erlebnisse nach den eigenen Wünschen zu gestalten, sie zu vermeiden oder sich von ihnen zu distanzieren, zu psychischer Inflexibilität führen können, ermöglichen uns Akzeptieren und Bereitschaft, zu erleben, was gegenwärtig ist, sofern dies wertebasiertes Handeln fördert.

Das Kontrollbedürfnis als Problem

Bei der Entwicklung eines Fallkonzepts im Sinne der ACT als einem ersten Schritt auf dem Weg zur Förderung von Akzeptieren und Bereitschaft ist es sehr wichtig, das letztlich sinnlose Bemühen des Klienten um Kontrolle zu verstehen. Angesichts der Tendenz von Menschen, sich im sprachlichen Inhalt zu verstricken, und unserer evolutionären Vorgeschichte entsprechend kann es leicht passieren, daß wir sogar in Bereichen, auf die wir ganz sicher keinen Einfluß haben, versuchen, psychischen (oder physischen) Schmerz zu eliminieren. Wenn Klienten glauben, es sei möglich, Schmerz zu beeinflussen und sogar zu eliminieren, fixieren sie sich leicht auf Bemühungen um Kontrolle. Zu Beginn einer Therapie sollte man

Kontrollbemühungen mit Hilfe von Übungen erforschen, etwa durch Zusammenstellen eines *Leidensinventars* (Hayes 2005/2007, S. 31–34) und das Stellen der *Zauberstabfrage* (Hayes 2005/2007, S. 34 ff.). Das Leidensinventar ermöglicht dem Klienten, alle Gedanken, Gefühle, Erinnerungen, Antriebe, Körperempfindungen und anderen privaten Ereignisse zu beschreiben, die bei ihm problematische und anhaltende negative Reaktionen hervorrufen. Die »Zauberstabfrage« untersucht, wie das Leben des Klienten aussähe, wenn alle Punkte seines Leidensinventars wie von Zauberhand verschwänden. Beide Ansätze zusammen helfen herauszufinden, von welchen schmerzhaften Erlebnissen der Klient befreit zu werden wünscht, was wiederum einen aufschlußreichen Einblick in seine unrealistischen Bemühungen um Kontrolle ermöglicht. Bei deren weiterer Untersuchung ist es wichtig, zwischen »sauberem« Schmerz – den natürlichen und spontan auftretenden Emotionen, Erinnerungen und anderen privaten Ereignissen, die im Kontext des Alltagslebens zutage treten – und »schmutzigem« Schmerz zu unterscheiden, der infolge des Bemühens um Kontrolle oder um die Vermeidung von nicht vermeidbarem Schmerz auftaucht.

Sobald Sie sich als Therapeut über Wesen und Ursprung der schmerzhaften Erlebnisse des Klienten im klaren sind, können Sie ihm helfen, Strategien zu entwikkeln, mit deren Hilfe er die Kontrolle über seinen Schmerz zu erlangen oder diesen zu vermeiden versucht. Dies dient dazu, sowohl die Funktion als auch die Konsequenzen dieser Strategien und ihre Praktikabilität oder Nicht-Realisierbarkeit zu erkennen. Metaphern wie die vom *Menschen im Loch* (Hayes et al. 1999/2004, S. 107 f.) und vom *Treibsand* (Hayes 2005/2007, S. 18 f.) veranschaulichen, warum Bemühungen, Schmerz unter Kontrolle zu bringen oder zu eliminieren (was nichts anderes als Erlebensvermeidung ist), nicht nur ineffektiv sein, sondern noch größere Probleme verursachen können. Mit Hilfe solcher Metaphern können Sie mit dem Klienten erforschen, wie ernsthafte Bemühungen, mit schwierigen, aber nicht veränderbaren Situationen fertig zu werden, zu einer zunehmenden Einschränkung der Handlungsmöglichkeiten führen können (z. B. wenn jemand Schaufel um Schaufel Erde aus einem Loch entfernt, um aus ihm herauszukommen) und wie die Verstärkung von Bemühungen, einer problematischen Situation zu entkommen, zu einer immer tieferen Verstrickung darin führen können (z. B. weil man mit jedem Versuch, dem Treibsand zu entkommen, tiefer darin versinkt).

Das Problematische an Problemlösungsbemühungen

Die Unterscheidung zwischen Bemühungen, Probleme zu lösen, die innerhalb oder außerhalb der eigenen Haut auftreten, spielt in der ACT eine sehr wichtige

Rolle. Beispiele wie das Entfernen einer Uhr aus einem Raum, weil man deren Geräusch nicht hören will, oder das Aufsuchen einer Autowerkstatt, weil einem ein lautes Geräusch unter der Motorhaube nicht gefällt, veranschaulichen, wie nützlich Problemlösungsbemühungen bei Problemen außerhalb unseres Körpers sind. Mit Problemlösungen dieser Art sind wir so vertraut, daß wir uns augenblicklich in die dazu erforderliche Haltung versetzen können, ohne auch nur einen Moment darüber nachzudenken, was genau wir tun müssen, um ein bestimmtes Problem zu lösen. Eine eingehendere Betrachtung der konkreten Schritte des Problemlösungsprozesses gibt uns Aufschluß darüber, wie diese Schritte, die uns in einer schwierigen Situation helfen sollen, die Fixierung auf das Bemühen um eine nicht mögliche Kontrolle noch verstärken können.

Nehmen wir beispielsweise an, Sie kommen nach Hause, und in Ihrer Küche riecht es nach Gas. Wahrscheinlich läßt sich dieses Problem in wenigen Sekunden lösen, wenn Sie folgende Schritte unternehmen:

1. *Erkennen, daß etwas nicht stimmt* (Wahrnehmen eines merkwürdigen Geruchs)
2. *Identifizieren einer Ursache* (Herausfinden, daß es sich um Gasgeruch handelt, der aus dem Gasherd kommt, und daß der Abstellknopf nicht richtig steht)
3. *Antizipieren, was geschehen könnte,* wenn Sie nichts unternehmen würden (Wissen, daß es durch einen Funken zu einer Explosion kommen kann)
4. *Entscheiden, was zu tun ist, und es ausführen* (Abstellen des Gashahns und Öffnen der Fenster)
5. *Prüfen des Resultats* durch Vergleich des tatsächlichen mit dem erwarteten Ergebnis (abwarten, ob sich der Geruch verflüchtigt)
6. *Feststellen, was man durch den Vorfall gelernt hat,* und herausfinden, was man tun kann, damit ähnliche Probleme in Zukunft erst gar nicht entstehen (den Partner anrufen und ihm berichten, was passiert ist)

In diesem Beispiel spielt jeder Schritt für die Lösung des Problems eine Rolle. Wendet man die gleiche Schrittfolge jedoch auf Probleme an, die »unter der Haut« auftreten, könnten sie dann Leiden oder psychische Inflexibilität hervorrufen? Beispielsweise könnte Schritt 2, *Identifizieren einer Ursache*, schädlich sein, wenn er zu einer Schuldzuschreibung oder Verantwortungszuweisung führt (z. B.: »Alles war meine Schuld« oder: »Du hättest es besser wissen müssen«). Auch das *Antizipieren, was geschehen könnte* in Schritt 3 könnte übermäßiger Besorgnis ähneln (z. B.: »Ich weiß, daß ich das tun muß, aber was ist, wenn … passiert?«), wenn es zum dominierenden Verhaltensmodus wird. Schritt 4, *Entscheiden, was zu tun ist, und es ausführen*, erfordert die Nutzung verbalen Wissens oder einer Regel (z. B. »Ein Funke kann zu einer Explosion führen, wenn entflammbares Gas stark genug konzentriert ist«). Doch wenn es um Probleme geht, auf die wir keinen Einfluß haben, ist es meist sinnlos, sich auf Regeln darüber, wie bestimmte Dinge eigentlich sein *sollten*, zu verlassen und das eigene Verhalten strikt an ihnen zu orientieren (z. B. »Ich werde nur Veränderungen akzeptieren, die ich für richtig halte« oder: »Wie du mir, so ich dir – so sehe ich das«), weil dies dazu führen kann, daß jemand darauf wartet, daß seine Lebensumstände oder andere Menschen sich verändern und daß er gegen das, was nun einmal so ist, wie es ist, ankämpft.

Und wenn wir die in Schritt 5 beschriebenen Prozesse der Evaluation, des Vergleichens und der Beurteilung auf uns selbst anwenden, kann sich bei uns die Sicht verfestigen, daß wir einem bestimmten Standard nie gerecht werden, weshalb wir uns selbst verurteilen (z. B.: »Warum kann ich nicht einfach aufhören, so zu sein?« oder: »Ich bin ein Verlierer, und die meisten anderen Menschen sehen mich wahrscheinlich auch so.«). Und die Integration von Erkenntnissen aus dem Erlebten (z. B. darüber, welche unserer Bemühungen ihren Zweck erfüllt haben, und Evaluationen) in den Fundus verbalen Wissens, die in Schritt 6 des obigen Prozesses stattfindet – was helfen kann, mit ähnlichen Situationen in Zukunft besser zurechtzukommen –, kann uns sehr teuer zu stehen kommen, wenn wir das so Erlernte auf Probleme anwenden, die in uns auftreten. Evaluationen und Abstempelungen können in eine Sicht der Welt oder unserer selbst als schädigend und einschränkend einfließen (z. B.: »Es wäre besser, wenn ich einfach aufhören würde, es zu versuchen«, »Wenn ich aufhöre, mich darum zu kümmern, werde ich vielleicht auch nicht mehr verletzt« oder: »So sind Menschen nun einmal. Warum also sollte ich überhaupt versuchen, jemandem nahe zu sein?«).

Sie können mit einem Klienten eine ähnliche Übung durchführen, indem Sie ihm die obigen Schritte bei der Lösung äußerer Probleme erläutern und ihn anschließend auffordern, diese Schritte auf das Problem anzuwenden, dessentwegen er zur Therapie gekommen ist. Beispielsweise können Sie mit ihm an einem äußeren Problem arbeiten, bei dem er sich ein bestimmtes angestrebtes Resultat leicht vorstellen kann (z. B. dafür zu sorgen, daß er nach seinem Ausscheiden aus dem Erwerbsleben finanziell flexibler ist). Anschließend können Sie gemeinsam Aspekte seiner gegenwärtigen Situation identifizieren, die ihn möglicherweise hindern, dieses Ziel zu erreichen (z. B. eine Lebensweise, bei der er sich verschuldet); dem könnte ein Brainstorming folgen, in dem alle Verhaltensoptionen untersucht werden, die es ermöglichen, das angestrebte Ziel zu erreichen (sich aktuell auf finanzielle Kompromisse einzulassen und jeden Monat eine bestimmte Summe zurückzulegen); und schließlich können Sie mit dem Klienten einen Plan zur Überwachung seiner Fortschritte entwickeln. Danach konzentrieren Sie sich auf die Prozesse, die erforderlich sind, um die erwähnten Schritte umzusetzen, beispielsweise auf das Fokussieren auf problematische Aspekte (auf das, was nicht gut funktioniert), Sie können weiterhin Prognosen und Pläne entwickeln und die erzielten Fortschritte evaluieren, um festzustellen, ob die erreichten Veränderungen wirklich von Nutzen sind.

Nach alldem können Sie feststellen, wie es dem Klienten beim Versuch, mit Hilfe dieser Schritte ein Problem unter seiner Haut zu »lösen«, ergangen ist (z. B. beim Versuch, sein Selbstwertgefühl zu stärken, indem er sich anderen gegenüber zu behaupten versucht, indem er abgenommen oder sich auf die Überwindung seiner Unvollkommenheiten konzentriert hat), und Sie können untersuchen, ob und wie gut diese Bemühungen ihren Zweck erfüllt haben (z. B. indem Sie fragen: »Sind Sie nun selbstsicherer geworden? Und falls nicht, haben Sie sich wirklich genug Mühe gegeben? Wie wäre es für Sie, wenn sich Ihre Situation nie ändern würde?«). Auf diese Weise kann man den Unterschied zwischen dem, was in der äußeren Welt seinen Zweck erfüllt, und dem, was im eigenen Inneren (»in der Haut«) von Nutzen ist, veranschaulichen. Außerdem kann man dem Klienten auf diese Weise ein Bewußtsein dessen vermitteln, was seine Bemühungen um Kontrolle ihn kosten werden, wenn es um Probleme geht, die sich ohnehin jeder Einflußnahme entziehen, und insbesondere wenn der Klient versucht, sich selbst in Bereichen zu beeinflussen, die er nicht beeinflussen kann.

Erlebensvermeidung und das Bemühen um Kontrolle können nicht nur »schmutzigen« Schmerz und entsprechendes Leiden erzeugen und erhalten, sondern auch die Fähigkeit eines Menschen, auf nützliche Weise aktiv zu werden, beeinträchtigen. Nachdem Sie den Klienten darin unterstützt haben, sich alle herkömmlichen Vorgehensweisen seines Geistes bei der Lösung eines Problems, mit denen der Klient ringt, zu vergegenwärtigen, fragen Sie ihn, ob irgendein Aspekt des weiter oben beschriebenen Problemlösungsverfahrens ihm geholfen hat, seine schwierige innere Situation zu bewältigen. Die Antwort ist häufig ein klares Nein, und in den meisten Fällen verschlechtert sich die Situation durch die Anwendung dieser Strategien noch. Diese Erkenntnis verschafft jedoch auch die Freiheit, von Problemlösungsbemühungen zum offenen Anerkennen des Problems überzuwechseln und andere Möglichkeiten der Reaktion auf schwierige Lebensumstände zu erforschen.

Akzeptieren und Bereitschaft: Verbesserung der Verhaltensflexibilität

Das Gelassenheitsgebet, das viel mit dem Zwölf-Schritte-Programm gemeinsam hat, bringt kurz und prägnant zum Ausdruck, wie Akzeptieren und Bereitschaft bei der Bewältigung schwieriger Lebenssituationen helfen können. Das Gebet lautet: »Gott gebe mir die Gelassenheit, Dinge hinzunehmen, die ich nicht ändern kann, den Mut, Dinge zu ändern, die ich ändern kann, und die Weisheit, das eine vom anderen zu unterscheiden.« Außerdem bringt es auf einer subtileren Ebene die Prämisse zum Ausdruck, daß wir selbst entscheiden können, wie wir auf eine Situation reagieren – ob wir sie akzeptieren oder sie ändern wollen – und darüber zu befinden, welche Reaktion in einem konkreten Fall geeigneter ist. Letztlich zielen Akzeptieren und Bereitschaft darauf, die Zahl der Verhaltensmöglichkeiten zu vermehren und die Flexibilität zu entwickeln, die es uns ermöglicht, so zu reagieren, wie die betreffende Situation es erfordert. Doch wegen des allgemein starken Drangs, die Kontrolle über eine Situation zu erlangen, und weil Menschen so leicht in Problemlösungsverhalten verfallen, sind auf Kontrolle oder Vermeiden zielende Verhaltensmöglichkeiten generell immer sehr naheliegend. Auch wenn Sie als Therapeut zahlreiche Möglichkeiten sehen, sich in einer bestimmten Situation zu verhalten, steuern manche Klienten zielsicher auf die ihnen vertrauteste Möglichkeit zu oder auf eine, die ihnen hilft, schmerzhafte innere Erlebnisse weiter zu vermeiden oder unter Kontrolle zu halten. Andere Klienten ringen sich zwar dazu durch, sich anders als gewohnt zu verhalten, tun dies aber nur unter bestimmten Bedingungen, z. B. nur wenn es nicht zu schwierig wird; beim Auftauchen von Schwierigkeiten stellen sie ihre Bemühungen, mit der gewählten Aktivität fortzufahren, ein.

Andererseits kann die Bereitschaft, unangenehme Erlebnisse, die aufgrund der Entscheidung für eine akzeptierende Haltung sichtbar werden, anzuerkennen und zuzulassen, dem freien Verhalten sehr zugute kommen. Ein an Krebs erkrankter Klient beschrieb einmal, wie er Bereitschaft erlebte. Gegen Ende der Sitzung einer ACT-basierten Unterstützungsgruppe für Krebskranke litt er unter Schmerzen und anhaltenden Verdauungsproblemen, und er befand sich wieder in einer Chemotherapie. In der letzten Gruppensitzung teilte er den anderen Gruppenmitgliedern mit, seine Bereitschaft habe ihm mehr Verhaltensmöglichkeiten erschlossen. Auf Nachfragen der Teilnehmer hin erklärte er, wenn er bereit sei, seinen Schmerz und andere körperliche Symptome zuzulassen, könne er tun, was er wolle. Er ziehe es jetzt vor, nicht mehr gegen seine körperlichen Beschwerden anzukämpfen, und richte seine Aufmerksamkeit und sein Bemühen statt dessen auf Lebensbereiche, die ihm besonders wichtig seien, beispielsweise auf seine Aufgaben als Vater und seine Bestrebungen, anderen zu helfen. Es falle ihm keineswegs leicht, sich stärker für Dinge zu engagieren, die seinen Werten entsprächen, aber zumindest helfe ihm dies, sich nicht ständig mit seinen körperlichen Symptomen zu beschäftigen.

Die aus dem Akzeptieren resultierende Verhaltensflexibilität kann auch dazu führen, daß man Dinge *nicht* tut. Wenn man sich in eine bereitwillige Haltung versetzt und sich Erlebnissen nähert, indem man sie akzeptiert, muß man sich manchmal dafür entscheiden, dem Drang, ein Erlebnis zu verändern, *nicht* zu folgen. Dies ist für Klienten wichtig, die zu impulsivem Verhalten neigen und die beispielsweise ihre Partnerin anblaffen, wenn sie wütend sind. Bewußt nicht aktiv zu werden ist etwas völlig anderes, als nicht aktiv zu werden, weil man etwas vermeiden will, beispielsweise weil man einen Telefonanruf eines Freundes nicht beantworten will, um nicht die Angst zu erleben, die man dadurch bei ihm hervorrufen würde. Kurze Übungen wie die, einen Juckreiz zu spüren und sich nicht zu kratzen, veranschaulichen dies und ermöglichen Klienten zu trainieren, Dinge so sein zu lassen, wie sie momentan sind, um zu beobachten, was sie erleben, wenn sie *nicht* versuchen, die Kontrolle über eine Situation zu erlangen.

Dinge so sein zu lassen, wie sie sind, und sich nicht für ein Verhalten zu entscheiden, das auf die Veränderung des inneren Erlebens zielt, ist oft besonders schwierig für Menschen, die es gewöhnt sind, »gute« Bewältigungsfertigkeiten zu nutzen, beispielsweise Methoden der Streßreduktion oder positive Selbstaffirmationen. Solche »positiven« Strategien können im Sinne von Erlebensvermeidung wirken, und es ist nicht immer leicht zu erkennen, welchen Preis man für ihre Nutzung zahlen könnte. Therapeuten können überdies den Fehler machen, solche Kontrollstrategien zu verstärken, indem sie die positiven Äußerungen der Klienten über sie unhinterfragt lassen. Manchmal offenbart ein Klient etwas, das für ihn schwierig ist, und versucht dann, dies zu neutralisieren, indem er das Gefühl als unwichtig abtut, es modifiziert oder einfach das Thema wechselt (z. B.: »Ich bin so niedergeschlagen, und ich wünschte mir, meinen Kindern näher sein zu können. Aber ich bin okay. Ich habe immer noch einen guten Job, und für mein Alter bin ich auch immer noch sehr gesund.«). In solchen Fällen können Sie den Klienten vorsichtig bitten, einmal innezuhalten oder sich dem, was er gerade mitgeteilt hat, noch einmal zuzuwenden, bevor er von etwas anderem zu reden beginnt, und festzustellen, ob er über das Gefühl oder die Situation, um die es ging, mehr sagen kann. Wenn Klienten in diesem Sinne etwas berichten, das einer näheren Untersuchung bedarf, ist das etwas völlig anderes als bloßes Geschichtenerzählen oder als die Beschreibung der näheren Einzelheiten dessen, womit sie gekämpft haben. Wenn Sie Schilderungen über »saubere« Empfindungen von Schmerz, Verlust oder Enttäuschung hören und anschließend vom Klienten über seine Bemühungen, sich von diesen Empfindungen zu entfernen, informiert werden, so kann Ihnen das im Gegensatz zu Beispielen für sekundäre Emotionen wie Wut, Frustration oder Apathie herauszufinden helfen, welchen Inhalt der Klient vermeidet. In solchen Augenblicken im Verlauf einer Therapie erhalten Sie und Ihr Klient oft Gelegenheit, sich im Akzeptieren und in der Haltung der Bereitschaft zu üben.

Akzeptieren und Bereitschaft aus der Perspektive des Therapeuten

Unabsichtlich oder absichtlich verfolgen wir als Therapeuten oft eigene Ziele, indem wir an der Veränderung von Symptomen, ihrer Verringerung oder der Modifikation des Umgangs mit ihnen oder mit problematischen Verhaltensweisen arbeiten. Wie bei den Klienten geht es auch bei Therapeuten zunächst darum, daß sie sich über den konkreten Zusammenhang klar werden, damit ihre Reaktionen in der Therapie und die Botschaften, die sie verkünden, nicht unabsichtlich das perpetuieren, was der Klient ohnehin tut (indem sie etwa sein Bedürfnis, seine Gedanken, Gefühle oder Erlebnisse zu kontrollieren oder zu verändern, unterstützen). Die Auseinandersetzung mit den problematischen Aspekten von Veränderungsbestrebungen kann auch dann in den therapeutischen Kontext einfließen, wenn ein Klient von einem Allgemeinarzt überwiesen wird, weil dieser fürchtet, sein Patient kümmere sich nicht ausreichend um seine Gesundheit, oder weil er eine Depression vermutet und deshalb eine Therapie empfiehlt. Sie können dann auf das Bemühen des Gesundheitssystems um Kontrolle zu sprechen kommen und es sogar als Beispiel für die Allgegenwart des Bemühens um Kontrolle anführen. Gleichzeitig können Sie darauf hinweisen, daß in einigen Bereichen Bemühungen, Probleme zu lösen, sinnvoll sind und in anderen nicht. Es ist völlig in Ordnung, solche Situationen zu nutzen, und Sie können in einer Therapie auch eigene Schwierigkeiten aufgrund des Bemühens um Kontrolle anführen, um Klienten darüber in Kenntnis zu setzen, daß Erlebensvermeidung für sie sehr kostspielig werden kann, und um ihnen Akzeptieren und Bereitschaft als Alternativen vorzustellen, die ihnen neue und praktikablere Entscheidungs- und Handlungsmöglichkeiten erschließen könnten, welche sich mit ihren persönlichen Werten im Einklang befinden.

Strategien zur Unterstützung von Akzeptieren und Bereitschaft

Metaphern und Übungen, die für die Entwicklung psychischer Flexibilität durch Akzeptieren und Bereitschaft besonders wichtig sind, lassen sich zwei Kategorien zuordnen. Die der ersten dienen dazu, Klienten die Unmöglichkeit absoluter Kontrolle erleben zu lassen und zu demonstrieren, daß Erlebensvermeidung letztlich zum Scheitern verurteilt ist. Die Strategien der zweiten Kategorie stellen Akzeptieren und Bereitschaft als Alternativen zur Kontrolle vor und zeigen auf, wie man diese Fertigkeiten erleben und üben kann. Es folgen Metaphern und Übungen beider Kategorien.

Metaphern und Übungen für Situationen, in denen Kontrolle das Problem ist

Sie können mit der Identifikation von Kontrollbemühungen oder Erlebensvermeidung als Problem beginnen, indem Sie den Klienten darüber befragen, weshalb er sich zu einer Therapie entschlossen hat. Dies kann Ihnen helfen, sich ein Bild von den unerwünschten Gedanken, Gefühlen und Erlebnissen, mit denen er kämpft, zu machen. Der nächste wichtige Schritt besteht darin, ohne Urteile zu untersuchen, wie er sein Problem zu lösen versucht hat. Der Klient benutzt diese Strategien nicht unbedingt bewußt, und er muß sich auch nicht über ihre Wirkung als Werkzeuge des Vermeidens im klaren sein. In jedem Fall geht es darum, sowohl innere Kontrollstrategien (z. B. in Form der Unterdrückung von Gedanken und von Ablenkung) als auch äußere (z. B. in Form von Substanzkonsum und Isoliertheit) ans Licht zu bringen und zu untersuchen, welche positiven und negativen Wirkungen diese Strategien kurz- und langfristig haben. Dies kann helfen, die Intentionen hinter einer Entscheidung des Klienten zu erforschen und festzustellen, ob diese Entscheidung zum gewünschten Resultat geführt hat. Indem man die Praktikabilität des Verhaltens eines Klienten untersucht – insbesondere im Hinblick darauf, daß Bemühungen, unerwünschte Gedanken und Gefühle zu vermeiden, sein Leben einschränken können –, kann man die Sinnlosigkeit des Ringens um Kontrolle über private Ereignisse herausarbeiten und so Raum für andere Verhaltensmöglichkeiten schaffen, beispielsweise für Akzeptieren und Bereitschaft. In der ACT wird dies *kreative Hoffnungslosigkeit* genannt (Hayes 1999/2004, S. 95 f.). Es folgen Beschreibungen verschiedener Metaphern und Übungen, die Klienten die mangelnde Praktikabilität und den hohen Preis, den sie für ihr Bemühen um Erlebenskontrolle zahlen müssen, vor Augen führen, und ihnen helfen, sich die Haltung kreativer Hoffnungslosigkeit zu eigen zu machen.

◆ ◆ ◆

Denke nicht an einen Welpen (*Niloofar Afari 2012*)

Wie andere Übungen, in denen Klienten aufgefordert werden, nicht an etwas zu denken – ob es ein *Schokoladenkuchen* (Hayes 1999/2004, S. 130 f.), ein *gelber Jeep* (Hayes 2005/2007, S. 49 f.), *Vanilleeis* (Walser & Westrup 2007, S. 69 f.) oder ein *Berliner Pfannkuchen* (Zettle 2007, S. 169) ist –, soll die Übung *Denke nicht an einen Welpen* die paradoxe Wirkung des Bemühens, Gedanken zu unterdrücken, veranschaulichen. Viele Klienten mühen sich damit ab, unerwünschte Gedanken oder Erinnerungen zu unterdrücken. Doch um sicher zu gehen, daß man an einen bestimmten Gedanken oder an eine Erinnerung nicht denkt, muß man zunächst daran denken. Mit Hilfe dieser und ähnlicher Übungen können Klienten leicht und ohne sich bedroht zu fühlen, die Sinnlosigkeit aller Bemühungen, Gedanken zu kontrollieren, erkennen.

> *Wenn Sie einverstanden sind, würde ich mit Ihnen gern eine kurze Übung ausprobieren. Ich möchte, daß Sie in den nächsten Sekunden nicht an einen Welpen denken. Sie können an alles denken, nur nicht an einen Welpen. Sollten trotzdem Gedanken an ein niedliches kleines Hundebaby auftauchen, das mit dem Schwanz wedelt, auf Sie springt und Ihnen das Gesicht abzulecken versucht, drängen Sie diese Gedanken zurück und denken nicht daran. Sie können an alles denken, woran Sie denken wollen, aber was auch immer geschehen mag, denken Sie auf keinen Fall an einen Welpen.*

Manche Klienten reagieren auf diese Übung und andere, in denen es um die Unterdrückung von Gedanken geht, indem sie einen Gedanken durch einen anderen zu ersetzen versuchen (indem sie beispielsweise an ein junges Kätzchen statt an ein Hundebaby denken), und manchmal haben sie dann das Gefühl, es sei ihnen gelungen, den Gedanken, den sie vermeiden sollten, tatsächlich zu vermeiden. In solchen Fällen sollte man sich mit allen Versuchen des Klienten, sich von dem unerwünschten Gedanken zu lösen, auseinandersetzen, indem man untersucht, wieviel Mühe ihn sein Versuch gekostet hat und was er damit bezwecken wollte (z. B. an ein Kätzchen zu denken, um nicht an einen Welpen zu denken), weil das Ersetzen eines Gedankens durch einen anderen es zwangsläufig erforderlich macht, auch an den unerwünschten Gedanken zu denken. Außerdem sollten Häufigkeit, Dauer und Intensität der Gedanken über den Welpen untersucht werden. Gewöhnlich stellen Klienten fest, daß sie den ganzen Tag über nicht an Welpen gedacht haben, bis sie versuchten, nicht daran zu denken – was die paradoxe Folge hatte, daß ihre Gedanken an Welpen sprunghaft zunahmen. Selbst wenn ein Klient »erfolgreich« Welpen durch Kätzchen ersetzt, tauchen die Welpen wieder auf, und zwar oft mit größerer Intensität, sobald der Betreffende sich nicht mehr bemüht, an Kätzchen zu denken.

◆ ◆ ◆

Pendel (*Mikael Odhage 2001*)

Bei der Pendel-Übung geht es um Emotionskontrolle. Das Hin- und Herschwingen des Pendels wird als Metapher für die paradoxe Wirkung von Versuchen,

Emotionen zu kontrollieren, genutzt. Außerdem wird darin Bereitschaft als Alternative zur Erlebenskontrolle dargestellt. Man kann das folgende Skript als geführte Phantasie nutzen (nachdem man den Klienten dazu angeleitet hat, sich durch tiefe Atemzüge im Raum heimisch werden zu lassen), die Übung aber dann unter Verwendung eines Schreibtischpendels oder in Verbindung mit dem Schwingen eines beliebigen Objekts von einer gewissen Schwere ausführen. Wird diese Metapher in Form einer interaktiven Übung genutzt, verstärkt das ihren erlebensbasierten Charakter noch.

> *Stellen Sie sich ein Gefühl vor – einfach irgendein Gefühl oder eine Emotion. Wie lange wird das Gefühl oder die Emotion wohl anhalten? Und nun stellen Sie sich ein frei schwingendes Pendel vor. Je höher Sie es auf einer Seite heben, um so mehr Kraft hat es, um sich auf der anderen Seite emporzuschwingen. Vielleicht erkennen Sie die Kraft seines Schwingens am Gewicht und am Widerstand seines Gewichts – des Gegenstands am unteren Ende des Pendels –, wenn Sie es loslassen.*
>
> *Gefühle schwingen wie ein Pendel. Daran läßt sich nichts ändern. Vielleicht gefällt Ihnen die eine Seite des Bereichs, in dem es schwingt, besser als die andere. Aber wenn Sie gegen das Schwingen des Pendels anzukämpfen versuchen und das Pendelgewicht auf der von Ihnen bevorzugten Seite sehr hoch emporsteigen zu lassen, geben Sie ihm auch mehr Kraft für den Aufschwung auf der anderen Seite – der Seite, die Sie nicht mögen.* (Falls Sie ein Hilfsmittel benutzen, können Sie den Klienten auffordern, das Pendelgewicht auf der einen Seite hoch emporzubewegen und dann loszulassen.) *Vielleicht gelingt es Ihnen, einen Augenblick innezuhalten oder das Gewicht höher emporsteigen zu lassen, als es normalerweise steigen würde. Doch um dies zu erreichen, müssen Sie viel Energie aufwenden, denn das Gewicht wird sich früher oder später auf die Seite verlagern, die Sie nicht mögen – und zwar mit der Energie, die Sie dem Pendel zusätzlich haben zukommen lassen. So funktionieren Pendel nun einmal: Je höher man das Gewicht in die eine Richtung befördert, um so stärker bewegt es sich anschließend in die entgegengesetzte Richtung. Pendel schwingen bei einigen Menschen stärker als bei anderen. Manche mögen diese Bewegung, andere macht sie für einen Moment seekrank.*
>
> *Nehmen wir nun einmal an, es gebe noch eine andere Möglichkeit, als das Pendelgewicht hin und her zu bewegen oder sich darauf zu setzen und darauf hin und her zu schwingen. Wie wäre es, wenn Sie statt dessen am Seil zur Befestigung des Pendels emporklettern könnten? Doch wenn Sie dort oben sind, müssen Sie das Pendel schwingen lassen, wie es will – Sie verwenden Ihre Energie nicht auf das Pendel und leiten auch der Seite, die Ihnen nicht gefällt, keine*

Energie zu. Vom Punkt seiner Befestigung aus können Sie das Pendel schwingen lassen, ohne selbst seekrank zu werden. Das Schwingen des Pendelgewichts bewegt Sie nicht hin und her, aber das Pendel schwingt trotzdem weiter.

Bereitschaft hat etwas damit zu tun, wie offen Sie für das natürliche Schwingen Ihrer Emotionen, Gedanken, Körperempfindungen und Erinnerungen sind, wenn sie beispielsweise in Form von Glücksgefühlen oder angenehmen Erinnerungen auf einer Seite oder in Form von Traurigkeit, Enttäuschung oder Angst auf der anderen Seite auftauchen. (Erwähnen Sie im vorigen Satz innere Erlebnisse, die für den betreffenden Klienten wichtig sind.) *Ihr Erlebnis mit dem Pendel kann Ihnen zu erkennen helfen, daß Sie Ihren neuralgischen Punkt gefunden haben, wenn Sie nicht bereit sind, sich auf eine bestimmte Seite des Pendelschwungs einzulassen. Wenn Sie wirklich nicht bereit sind, Angst* (oder eine andere für die Situation des Klienten relevante Emotion) *zuzulassen, haben Sie Grund, sich wegen dieser Angst wirklich Sorgen zu machen. Das ist dann der Fall, wenn Sie der Angst mehr Macht geben, indem Sie das Pendelgewicht so hoch emporheben, wie Sie können, um es loszuwerden.*

Sie versuchen schon lange, die Gefühle und Gedanken, die Ihnen nicht gefallen, unter Kontrolle zu bringen, doch entgegen all dieser Bemühungen stellen sich noch mehr Gedanken und Gefühle ein. In dieser Situation haben Sie eine Wahl. Sie können entweder weiter versuchen, das Schwingen des Pendels zu beeinflussen, oder Sie können zur Bereitschaft emporklettern – zu der Stelle, wo das Pendel aufgehängt ist. Von dort aus können Sie das Pendel frei in beide Richtungen schwingen lassen. Manchmal werden Sie dabei Angst spüren, in anderen Fällen nicht. Aber in keinem Fall verstricken Sie sich in einen Kampf, der zu nichts Positivem führt, sondern nur unangenehme Folgen hat.

Über das Schwingen des Pendels haben Sie keine völlige Kontrolle. Entscheiden können Sie nur darüber, ob Sie das Pendelgewicht ergreifen oder sich die Haltung der Bereitschaft zu eigen machen und sich an der Stelle niederlassen, wo das Pendel befestigt ist. Nun frage ich Sie: Sind Sie bereit zu untersuchen, wie sich Ihr Leben verändern könnte, wenn Sie Ihre Position vom Hin- und Herschwingen auf dem Pendel zur Befestigung des Pendels verlagern würde?

◆ ◆ ◆

Ball im Wasser (*Matthew Jepsen 2012*)

Mit der Metapher *Ball im Wasser* kann man die Kontraproduktivität des Versuchs, Gedanken und Gefühle zu kontrollieren, veranschaulichen und gleichzeitig darauf hinweisen, daß Akzeptieren und Bereitschaft Alternativen dazu sein können.

Wir könnten das, was Sie mit Ihren Gedanken, Erinnerungen und Gefühlen tun, mit einem Kampf vergleichen, den Sie mit einem Ball in einem Pool austragen. Sie mögen diese Dinge nicht. Sie wollen Sie nicht und möchten, daß sie aus Ihrem Leben verschwinden. Deshalb versuchen Sie, den Ball unter Wasser zu drücken, um ihn aus Ihrem Bewußtsein zu entfernen. Aber der Ball kommt immer wieder an die Wasseroberfläche, und Sie müssen ihn immer wieder unter Wasser drücken und ihn dort festhalten. Durch Ihren Kampf mit dem Ball halten Sie diesen in Ihrer Nähe, und dieses ganze Bemühen ist ermüdend und außerdem sinnlos. Ließen Sie den Ball los, würde er in der Nähe wieder an der Wasseroberfläche auftauchen, und das würde Ihnen wahrscheinlich nicht gefallen. Doch wenn Sie ihn dort, wo er wieder auftaucht, eine Weile treiben lassen, ohne sich wieder mit ihm abzugeben, könnte er auf die andere Seite des Pools treiben. Und selbst wenn er das nicht täte, könnten Sie zumindest Ihre Arme frei bewegen und das Schwimmen genießen, statt Zeit damit zu vergeuden, gegen den Ball anzukämpfen.

◆ ◆ ◆

Raum voller Klebeband (Philippe Vuille 2013)

Diese Metapher hat eine ähnliche Zielrichtung: Sie verweist auf den hohen Preis von Erlebensvermeidung und Versuchen, die Kontrolle über eine Situation zu erlangen, ähnlich der Metapher *Hungriger Tiger* (Hayes 2005/2009, S. 65). Im Raum voller Klebeband repräsentiert der Lärm beunruhigende Gedanken und Gefühle, und das Klebeband steht für Erlebensvermeidung und das Bemühen um Kontrolle. Im Laufe der Zeit können diese Strategien das Leben stark einschränken.

Stellen Sie sich Ihr Leben als einen Raum vor. Eines Tages fällt Ihnen in einer Ecke an der Decke ein tropfendes Rohr auf. Weil das Tropfgeräusch Sie nervös macht, würden Sie es gern loswerden. Deshalb verschließen Sie das Leck mit einem langen Streifen Klebeband. Dies gelingt Ihnen, und Ihr Geistesfrieden kehrt zurück – bis das Wasser sich einen Weg durch das Klebeband gebahnt hat und das Tropfgeräusch wiederkehrt: plopp … plopp … plopp … Sie wickeln erneut einen langen Streifen Klebeband um das erste, und wieder ist es still.

Natürlich hält der Geistesfrieden auch diesmal nicht besonders lange an. Sie müssen der Undichtigkeit immer wieder entgegenwirken. Das ist kein großes Problem, denn Klebeband ist relativ billig, und Sie haben immer eine Rolle davon zur Hand. So geht es Monate oder Jahre, bis Ihnen eines Tages klar wird, daß Sie durch Ihre uneffektiven Reparaturversuche allmählich den ganzen

Raum ausgefüllt haben, Ihnen immer weniger Raum zum Leben bleibt und Ihnen das Tröpfeln immer näher kommt.

◆ ◆ ◆

Ein Haus bauen (Nuno Ferreira 2013)

Diese Metapher soll hauptsächlich auf die hohen Kosten von Erlebensvermeidung und zum Scheitern verurteilten Kontrollbemühungen aufmerksam machen. Außerdem weist sie auf die Möglichkeit hin, sich für andere Verhaltensweisen zu entscheiden. Obwohl sie ursprünglich für Klienten entwickelt wurde, die unter Reizdarm und anderen körperlichen Beschwerden leiden und deshalb mit starken Beeinträchtigungen fertig werden müssen, kann man sie auch benutzen, um ganz generell auf die Sinnlosigkeit des Vermeidens hinzuweisen. In den gesamten Verlauf der Metapher können Sie Situationen aus dem Leben des Klienten einbeziehen, in denen er sich durch Vermeiden aus der Affäre zu ziehen versucht hat, indem er beispielsweise aus Angst vor körperlichen Schmerzen nicht an einer Schulveranstaltung seines Kindes teilgenommen und so eine Gelegenheit versäumt hat, sich als engagierter Vater zu zeigen; oder indem er eine Verabredung mit einer potentiellen Partnerin platzen ließ, weil er fürchtete, die körperlichen Symptome seines Problems könnten sich als für ihn peinlich erweisen, weshalb er auf Nähe zu ihr verzichtete und es ganz generell vermied, Zeit mit ihr zu verbringen.

Ist Ihnen schon einmal aufgefallen, daß Sie, wenn Sie eine Situation oder ein Ereignis vermeiden, weil Sie fürchten, dabei Unbehagen zu empfinden, die verfügbaren Verhaltensmöglichkeiten einschränken? Indem Sie die Situation vermeiden, sichern Sie sich vielleicht den Vorteil, sich eine Zeitlang ein wenig wohler zu fühlen, aber andererseits müssen Sie dann auf alle Vorteile verzichten, die Sie sich hätten erschließen können, wenn Sie sich auf die Situation eingelassen hätten. Man muß abwägen und so herausfinden, was einem wichtiger ist, nicht wahr?

Dieser Punkt eignet sich gut, um Beispiele aus dem Leben des Klienten einzufügen und ihn zu fragen, ob er durch das Abwägen zu einem guten Resultat gelangt ist.

Indem Sie möglicherweise unangenehme Situationen meiden, engen Sie Ihr Leben immer stärker ein. Mit dem Leben verhält es sich ähnlich wie mit dem Erbauen eines Hauses. Man braucht dazu Baumaterial, beispielsweise Ziegel, und man hat viel Material dieser Art um sich – die eigenen Erlebnisse. Sicher ist Ihnen in Ihrem Leben schon aufgefallen, daß manche Ziegel schöner aussehen als andere. Manche sind sauber und neu und repräsentieren angenehme Empfindungen, Gedanken, Erinnerungen und Gefühle. Andere Ziegel sind zerbrochen oder schmutzig oder sehen einfach nicht besonders stabil aus. Sie repräsentieren Ihre schwierigen Erlebnisse, beispielsweise Symptome und negative Gedanken und Gefühle.

Was würde geschehen, wenn Sie beschließen würden, Ihr Haus nur aus schönen Ziegeln zu errichten? Wahrscheinlich würde das Haus dann sehr klein werden, nicht wahr?

Und was wäre, wenn die schönen Ziegel in der Nähe der häßlichen Ziegel oder sogar unter ihnen lägen? Ist es nicht so, daß Sie sich so stark darauf konzentriert haben, die häßlichen Ziegel nicht zu berühren, daß Sie die schönen Ziegel gar nicht bemerkt haben? Und engt das Ihren Lebensraum nicht noch weiter ein?

Nun werden Sie vielleicht sagen, daß Sie froh sind, in einem kleinen Haus zu leben. Doch jedesmal wenn Sie Ihr Haus verlassen, sehen Sie die häßlichen Ziegel, die verhindern, daß Sie sich mehr schöne Ziegel aneignen können. Vielleicht verlassen Sie irgendwann Ihr Haus gar nicht mehr. Das klingt nach irgendeinem großen Konflikt, nicht wahr?

Was würde geschehen, wenn Sie sich entschlössen, Ihr Haus aus allen verfügbaren Ziegeln zu erbauen, welcher Art sie auch sein mögen? Wie wäre es, wenn wir aus all diesen Ziegeln ein Haus erbauen würden, damit Sie ein wenig mehr Raum zum Leben haben? Und wie wäre es, wenn dies ein Raum wäre, in dem Sie lernen können, mit den schönen und häßlichen Ziegeln zu leben, im Dienste eines Lebens, in dem Sie Ihre Möglichkeiten ständig erweitern könnten? Wie fänden Sie das?

◆ ◆ ◆

Das Leben als Meeresstrand: Kampf mit dem Rippstrom

(Ken Davis 2013)

Obwohl sich diese Metapher auf alle sechs zentralen Konzepte des ACT bezieht, ist ihr Hauptzweck, möglichst anschaulich die Essenz der kreativen Hoffnungslosigkeit zu beschreiben. Weil die Metapher einen so großen Anwendungsbereich hat, kann es nützlich sein, sie zu Beginn einer Therapie vorzustellen und sich später erneut darauf zu beziehen und ihre verschiedenen Komponenten zu thematisieren, wenn an anderen ACT-Prozessen gearbeitet wird. Die Metapher kann besonders nützlich sein bei der Arbeit mit Klienten, die Angst empfinden oder von zwanghaften Gedanken und Verhaltensweisen geplagt werden.

Manchmal gleicht das Leben dem Schwimmen an einem Meeresstrand. Wir stürzen uns kopfüber hinein und erwarten, eine wunderbare, entspannende und erfrischende Zeit genießen zu können. Andere Menschen bringen uns mit allen möglichen guten Ratschlägen zur Verzweiflung: »Schwimme nur zwischen den Flaggen!« – »Geh frühestens dreißig Minuten nach einer Mahlzeit ins Wasser!« – »Hüte dich vor Haien!« Doch wir springen hinein, plantschen frohgemut herum und lassen es uns gut gehen. Je nachdem, welche Art von Persönlichkeit Sie sind und was Sie erlebt haben, sind Sie sorglos, halten ängstlich nach Haien Ausschau oder vergewissern sich ständig, ob Sie noch im Bereich zwischen den Flaggen sind, weil Sie sicher gehen wollen, daß Sie sich am richtigen Ort befinden. Vielleicht sind Sie aber auch jemand, der sich gern über Ratschläge und Regeln hinwegsetzt, und Sie schwimmen einfach, wo es Ihnen paßt.

Plötzlich werden Sie durch eine unangenehme Empfindung aus Ihrem Genuß der Freiheit herausgerissen. Sie werden umgeworfen. Sie spüren den Sandboden unter Wasser nicht mehr und merken, daß Sie ins Meer hinaus gezogen werden. Sie geraten in Panik, setzen sich augenblicklich das Ziel, wieder an den Strand zurückzukommen, und arbeiten aktiv daran, dieses Ziel zu erreichen. Dies ist eine instinktive Reaktion. Sie paddeln wie wild gegen den Rippstrom, den Brandungsrückstrom an. Manchmal kommen Sie Ihrem Ziel, dem rettenden Ufer, ein wenig näher, aber dann verläßt Sie die Kraft, und Ihnen wird klar, daß Sie auf dem besten Weg sind, den Kampf zu verlieren. Sie versuchen, noch mehr Energie für das Schwimmen zu mobilisieren. Schließlich drehen Sie sich auf den Rücken und strampeln mit den Beinen. Aber all das führt zu nichts – und Ihre Erschöpfung wird immer stärker. Sie vergessen, warum Sie überhaupt zum Strand gekommen sind, und Sie fangen an, sich Vorwürfe zu machen: »Wäre ich doch nur zwischen den Warnflaggen geblieben!« oder: »Ich wünschte mir, ich hätte ein wenig zu schwimmen trainiert, bevor ich mich ins Meer gewagt hätte.« Aber keiner dieser Gedanken darüber, wie Sie in diese unangenehme Lage gekommen sind, hilft Ihnen auch nur irgendwie weiter. Sie paddeln immer noch wie wild und kommen Ihrem Ziel, dem rettenden Ufer, trotzdem nicht näher.

Vielleicht rufen Sie auch um Hilfe, und daraufhin komme ich als Rettungsschwimmer mit einem Rettungsbrett zu Ihnen. Ich empfehle Ihnen, sich an dem Brett festzuhalten. Doch um das tun zu können, müssen Sie zunächst aufhören, wie wild zu strampeln und zu paddeln. Zwar protestiert jede Faser Ihres Körpers dagegen, aber Ihnen bleibt nichts anderes übrig, als mit dem Paddeln aufzuhören und etwas anderes auszuprobieren: sich am Rettungsbrett festzuhalten.

Allerdings bin ich ein sehr eigenwilliger Rettungsschwimmer. Meine Aufgabe ist nicht, Sie zu retten, sondern Ihnen beizubringen, wie Sie sich selbst retten können. Sie können im Leben jederzeit in einen Rippstrom gerissen werden. Das können eine Depression, Trauer, Angst, der Drang, übermäßig viel zu essen, Spielsucht, ein Kaufzwang oder Drogenkonsum sein.

Ich will Ihnen beibringen, sich selbst aus Schwierigkeiten zu befreien. Deshalb empfehle ich Ihnen, langsam durch die Brandung zu schwimmen. Dabei werden Sie weiter ins Meer hinausgetragen, als Sie eigentlich wollen, und werden sich alle möglichen Horrorszenarien vorstellen. So etwas tut der menschliche Geist nun einmal – meiner übrigens auch. Ich werde Sie nicht auffordern, sich nicht zu fürchten, keine Angst zu haben und nicht depressiv zu sein. Sie sollen nur durch die Brandung schwimmen, während die schrecklichen Gedanken und Szenarien in Ihrem Geist auftauchen. So gelangen Sie schließlich in ruhigeres Wasser und können Ihren Ausflug ans Meer weiter genießen.

Ich empfehle Ihnen dringend, das wilde Paddeln aufzugeben und die unangenehmen Empfindungen und beängstigenden Gedanken darüber, daß Sie ins Meer hinausgetrieben werden, einfach zuzulassen. Stellen Sie die Verbindung zu dem wieder her, was wirklich wichtig ist: Freude an Ihrem Ausflug ans Meer zu haben, warum auch immer dies für Sie ein Grund zur Freude sein mag. Ich empfehle Ihnen dringend, effektiv zu handeln – was das jeweils bedeutet, hängt von der konkreten Situation ab. Wenn Sie sich in Sicherheit befinden, können Sie aus Gründen, die für Sie persönlich wichtig sind, die Sonne und das Bad im Meer genießen. Falls Sie in [fügen Sie hier den Vorstellungsgrund des Klienten ein] *gefangen sind, müssen Sie aufhören zu kämpfen und sich mit kleinen Schwimmbewegungen in Richtung Ihres Ziels bewegen, was immer Sie dabei erleben mögen.*

Die folgende Ergänzung rückt Probleme mit dem strikten Befolgen von Regeln in den Fokus und hilft zu untersuchen, warum es nicht ratsam ist, Gedanken zu ernst zu nehmen. Fordern Sie Ihre Klienten auf, Regeln und Ratschläge, die andere ihnen gegeben haben, auf ihre Praktikabilität hin zu untersuchen.

Erinnern Sie sich noch an all die guten Ratschläge, die andere Menschen Ihnen gegeben haben, um Ihnen zu helfen, sich am Meer nicht in Gefahr zu bringen? Einige dieser Ratschläge waren zweifellos gut, beispielsweise: »Wenn du nicht schwimmen kannst, solltest du dich nur so weit ins Wasser vorwagen, wie du noch festen Boden unter den Füßen hast.« Andere Ratschläge treffen meist zu, aber manchmal auch nicht, so beispielsweise: »Es empfiehlt sich, am Strand im Bereich zwischen den Warnflaggen zu bleiben, weil man dort in Sicherheit ist.« Außerdem gibt es Ratschläge, die nichts weiter als abergläubische Vorstellungen sind, beispielsweise: »Sich mit Butter einzureiben schützt vor Sonnenbrand.« Wahrscheinlich haben Sie niemanden um irgendeinen dieser Ratschläge gebeten, sondern sind irgendwie unvermutet darüber »gestolpert«. Menschen mit guten und manchmal auch bösen Absichten füllen Ihnen den Kopf mit einem Gemisch aus guten, schlechten und neutralen Ratschlägen. Woher also wollen Sie wissen, ob Sie einen Ratschlag, der Ihnen plötzlich einfällt, wenn Sie ans Meer wollen, wirklich befolgen sollten?

Die Metapher kann auch genutzt werden, um ein Gespräch über Werte und Ziele zu initiieren, was auch einschließt, daß man ein Ziel aus völlig verschiedenen Gründen verfolgen und sich auch dann in eine als sinnvoll erscheinende Richtung orientieren kann, wenn ein bestimmtes Ziel nicht erreichbar ist.

Achten Sie darauf, daß an einem heißen Tag viele Menschen am Strand sind. Sie können sich vermutlich vorstellen, daß nicht alle aus dem gleichen Grund dort sind. Was könnten Gründe für einen Strandbesuch sein? Einige wollen sich dort mit Freunden vergnügen. Andere wollen sich entspannen und lesen. Wieder andere möchten braun werden. Und manche wollen sich abkühlen.

Fordern Sie Ihren Klienten auf, möglichst viele potentielle Gründe zu nennen.

Beispielsweise könnten Sie zum Strand (Ziel) wollen, um sich abzukühlen (Wert). Aber was ist, wenn die Straße zum Strand gesperrt ist? Man kann sich auch anders abkühlen. Beispielsweise kann man in einem klimatisierten Raum sitzen oder kalt duschen oder einen Eiskaffee trinken.

Sie können auch das folgende Skript benutzen, um sich eingehender mit starker Angst, großer Besorgnis oder Zwangsverhalten auseinanderzusetzen.

Beachten Sie, daß in diesem Szenario Vorsichtsmaßnahmen dafür sorgen sollen, daß Sie sich sicherer fühlen können. Sie können Fertigkeiten erlernen, beispielsweise überlebenssichernde Schwimmbewegungen, oder Sie können trainieren, um besser zu schwimmen. Sie können Sonnenschutzcreme benutzen, um einen Sonnenbrand zu vermeiden. Sie können sich vom Wasser fernhalten, wenn das Meer besonders unruhig ist. Sie können Strände mit vielen Feuerquallen meiden. Sie können grundsätzlich nur im Bereich zwischen den

Warnflaggen schwimmen. All das kann den Aufenthalt am Strand für Sie erfreulicher machen. Aber wo bleibt Ihre Freude, wenn Ihr Sicherheitsbedürfnis zu einem Zwang wird? Was ist, wenn Sie nicht mehr dazu kommen, sich im Wasser treiben zu lassen und auf Wellen zu springen, weil Sie ständig die Warnflaggen im Auge behalten; wenn Sie beim ersten Kontakt mit dem Wasser zu Ihrer Tasche zurücklaufen, um mehr Sonnenschutzcreme aufzutragen; und wenn Sie die Aufenthalte am Strand ganz aufgeben, weil Sie sie für ganz generell zu gefährlich halten?

Geben Sie dem Klienten Gelegenheit, diese Fragen zu beantworten, und sprechen Sie anschließend mit ihm darüber, was vernünftige Sicherheitsmaßnahmen sind und wie er diese umsetzen kann. Erklären Sie ihm auch, daß er bereit sein sollte, Besorgnis zuzulassen, während er sich einer Aktivität widmet, die für ihn einen Wert beinhaltet.

Bedenken Sie, daß Sie trotz aller Vorsichtsmaßnahmen in einen Rippstrom geraten können. Der Wind, die Strömung und der Verlauf von Ebbe und Flut verändern sich, so daß ein vorher sicherer Bereich plötzlich gefährlich wird. Auch kann plötzlich eine Riesenwelle auftauchen und Sie in eine Strömung reißen, so daß Sie den Boden unter den Füßen verlieren. In solchen Fällen ist es letztlich gleichgültig, wer das, was passiert, verschuldet hat und wie es dazu gekommen ist. Sobald Sie sich in einem Rippstrom befinden, müssen Sie in jedem Fall eine wichtige Entscheidung treffen: Sollen Sie gegen die Strömung ankämpfen und sich so der Gefahr aussetzen, der Erschöpfung zum Opfer zu fallen, oder sollten Sie besser aufhören zu kämpfen und sich statt dessen zu effektivem Handeln entschließen, indem Sie durch die Brandung auf Ihre Werte zu schwimmen?

◆ ◆ ◆

Die Zirkusnummer: Jonglieren und Hulahup (Jill Stoddard 2013)

Auch diese Metapher veranschaulicht die Sinnlosigkeit aller Bemühungen um völlige Kontrolle. Allerdings soll in diesem Fall in erster Linie gezeigt werden, daß ein gewisses Maß an Kontrolle oft zumindest anfangs als möglich erscheint (d.h., die Klienten, die dies erleben, glauben, alles laufe gut), daß diese Bemühungen aber letztlich das Leben der Betreffenden stark behindern. Falls Sie mehrere Hulahup-Reifen oder Jonglierbälle besitzen, können Sie damit die Wirkung der Metapher intensivieren. Wenn Sie nicht über solche Hilfsmittel verfügen, können Sie durch Handgesten demonstrieren, worum es Ihnen geht.

Wenn Sie versuchen, Ihre Gedanken und Gefühle unter Kontrolle zu bringen, ist das so, als würden Sie bei einer Zirkusnummer mitwirken – mit Jongleuren und Hulahup-Artisten in einer Zirkusarena. Fast jeder Mensch kann einen Ball hin und her werfen. Viele Menschen können sogar mit zwei Bällen jonglieren. Auch einen einzelnen Hulahup-Reifen ein paarmal um die Hüften kreisen zu lassen ist relativ leicht. Ebenso kann es Ihnen als durchaus möglich, effektiv und nicht besonders kostspielig erscheinen, Ihre Gedanken zu unterdrücken oder Ihre Gefühle zu meiden. Aber was passiert, wenn Sie Ihr Glück mit mehr Jonglierbällen oder Hulahup-Reifen versuchen? Dann müssen Sie sich stärker konzentrieren, um Ihr Ziel zu erreichen. Sie können sich praktisch auf nichts anderes mehr konzentrieren. Nach einer Weile schränken die vielen Bälle oder Hulahup-Reifen Ihre Bewegungsmöglichkeiten ein. Sie fallen dann bald auf Sie nieder. Etwas, das sehr einfach und harmlos begonnen hat, ist nicht mehr praktikabel.

Metaphern und Übungen zur Stärkung von Akzeptieren und Bereitschaft

Sobald Klienten erlebt haben, daß absolute Kontrolle letztlich unmöglich ist, muß es in der Therapie darum gehen, Akzeptieren und Bereitschaft als Alternativen zur Kontrolle vorzustellen, Gelegenheiten zu schaffen, diese Fertigkeiten in der Therapiesitzung zu erleben und zu üben, und die Haltung der Bereitschaft in verschiedenen Lebensbereichen zu nutzen. Wie die obigen Skripts zeigen, verweisen die darin benutzten Metaphern und Übungen auf Sinnlosigkeit und Kostspieligkeit der Erlebensvermeidung und stellen Akzeptieren und Bereitschaft als Alternativen vor. Allerdings wissen die Klienten zu Beginn einer Therapie häufig noch nicht so recht, was diese Alternativen bedeuten. Vielleicht sind sie noch zu sehr damit beschäftigt, sich von Vergleichen mit ihrem früheren Leben oder mit einem vorgestellten zukünftigen Leben zu lösen, oder sie verwechseln Bereitschaft mit dem *Wunsch*, ein bestimmtes Gefühl, einen Gedanken oder ein Erlebnis zu haben. Vielleicht bemühen sie sich auch, Akzeptieren und Bereitschaft intellektuell zu verstehen, und oft gelangen ihre Bemühungen damit zum Abschluß, wie ein Gefühl (das eine unflexible Handlungsweise hervorrufen kann) statt eines fortlaufenden Prozesses oder einer Haltung.

Sie müssen Ihren Klienten beibringen, was Akzeptieren und Bereitschaft beinhalten, und zwar nicht nur indem Sie beide als aktive Prozesse nicht urteilender Offenheit allen eigenen Erlebnissen gegenüber beschreiben, sondern auch indem Sie Akzeptieren und Bereitschaft demonstrieren und Ihren Klienten so Gelegenheit geben, diese Haltungen zu erleben. Dies kann im gesamten Verlauf der Therapie und in vielen Formen geschehen. Eine sehr einfache Art, einem Klienten Gelegenheit zu geben, sich darin zu üben, in die Haltung der Bereitschaft zu wechseln, besteht darin, daß man ihn fragt: »Sind Sie bereit, zu …?« Weitere Beispiele sind, daß man einen Klienten, der sich vom emotionalen Inhalt wegbewegt, sanft wieder dazu bringt, sich seine aktuellen Gefühle zu vergegenwärtigen und auf ihre Charakteristika zu achten (z. B. auf damit verbundene Gedanken, Körperempfindungen und Dränge), oder daß man direkt problematisches Material aktiviert, um es mit dem Klienten gemeinsam zu verarbeiten.

Sie können Bereitschaft auch demonstrieren, indem Sie auf Ihre eigenen problematischen Gedanken, Gefühle und Reaktionen auf Material aus der Sitzung achten (z. B.: »Während wir hier sitzen und miteinander reden, spüre ich ein allmählich stärker werdendes Gefühl der Frustration, und der Gedanke taucht auf, daß ich etwas anderes tun oder Sie besser unterrichten oder Ihnen helfen muß zu bekommen, worüber wir reden. Ich verspüre den Drang, mich einzumischen und dafür zu sorgen, daß die Dinge in Ordnung kommen. Und ich werde hier sitzen, präsent sein und Ihre Frustration und Traurigkeit mit Ihnen teilen.«). Abgesehen von der Möglichkeit, in der Therapiesitzung Gelegenheiten zu nutzen, um Akzeptieren und Bereitschaft zu üben, können Sie mit dem Klienten auch daran arbeiten, Gelegenheiten für Akte des Akzeptierens und der Bereitschaft außerhalb der Therapie zu erkennen und sich darin zu üben, bereitwillig zu erleben und zu spüren, was immer auftaucht.

Metaphern und Übungen, die auf die Stärkung von Akzeptieren und Bereitschaft zielen, werden während der gesamten Behandlung genutzt, zunächst, um diese Konzepte vorzustellen, und später, um im Dienste wertebasierten Handelns Kontakt zu immer schwierigeren privaten Ereignissen herzustellen. Es folgen Beschreibungen zahlreicher Arten von Übungen und Metaphern, die Akzeptieren und Bereitschaft fördern sollen.

◆ ◆ ◆

Ja und nein (*Robyn Walser & Niloofar Afari 2012*)

Diese Übung ist einer Übung nachempfunden, die Tara Brach in ihrem bahnbrechenden Buch *Mit dem Herzen eines Buddha* (2003/2013) vorgestellt hat. Während es der Autorin hauptsächlich um das Bejahen von Emotionen geht, die in schwierigen Situationen auftreten können – beispielsweise Wut, Furcht oder Traurigkeit –, nutzt die hier vorgestellte Adaptation eine Ja-oder-nein-Strategie, um die Klienten empfinden zu lassen, wie es sich anfühlt, ein Erlebnis entweder zu akzeptieren oder sich ihm zu widersetzen, selbst wenn es sich dabei um etwas scheinbar so Neutrales wie das Sitzen auf einem Stuhl handelt.

> *Ich werde Sie in dieser Übung auffordern, die Empfindungen zu vermeiden, die im Bereich Ihres Unterrückens, dort, wo er die Stuhllehne berührt, auftreten. Wann immer Sie in den nächsten zwei bis drei Minuten in diesem Bereich eine Empfindung bemerken, möchte ich Sie bitten, zu diesen Empfindungen nein zu sagen.*

Sie können die Übung erweitern, indem Sie den Klienten zuerst die physischen Empfindungen in seinem Rücken an der Stuhllehne verneinen lassen und anschließend ganz generell seine Gedanken und Emotionen über die Empfindungen oder auch die gesamte Übung.

Geben Sie dem Klienten volle zwei bis drei Minuten Zeit, um dieses Negieren zu erleben. Diese Zeitspanne mag Ihnen zwar als lang erscheinen, aber man sollte dem Klienten diese Zeit geben, damit er zu verschiedenen physischen Empfindungen in Kontakt treten und sie erleben kann, wie es sich anfühlt, sie zu vermeiden. Erinnern Sie ihn hin und wieder daran, weiter nein zu den Empfindungen zu sagen.

Wenn Sie dem Klienten genügend Zeit gelassen haben, können Sie seine Aufmerksamkeit wieder auf den Therapieraum fokussieren. Fragen Sie ihn auch, welche Empfindungen bei ihm aufgetaucht sind und wie es für ihn war, zu ihnen nein zu sagen. Helfen Sie ihm, zwischen physischen Empfindungen und den mit dem Widerstand verbundenen Gedanken und Gefühlen zu unterscheiden.

> *Okay, ich würde nun gerne die gleiche Übung noch einmal wiederholen, wobei Sie dieses Mal allerdings die Empfindungen, die Sie in Ihrem an der Stuhllehne ruhenden Rücken spüren, nicht vermeiden, sondern zulassen sollen. Sie sollen sie einfach als Empfindungen spüren, wie immer sie auch beschaffen sein mögen, positiv oder negativ: Schmerz, Unbehagen, Kribbeln, Wärme, Kälte usw. Ganz gleich, um welche Empfindungen es sich handelt, ich möchte, daß Sie ja zu ihnen sagen.*

Warten Sie auch diesmal volle zwei bis drei Minuten, und fordern Sie den Klienten gelegentlich zur Erinnerung erneut auf, weiter ja zu sagen, und fokussieren Sie seine Aufmerksamkeit wieder auf den Therapieraum. Bitten Sie ihn dann, die physischen Empfindungen sowie die Gedanken und Gefühle, die bei ihm aufgetaucht sind, zu beschreiben. Helfen Sie ihm, über die Unterschiede hinsichtlich seines Erlebens im Falle der Bejahung und der Verneinung zu reflektieren, weil diese Unterschiede mit seiner Bereitschaft und seinen Kontrollstrategien zusammenhängen können.

◆ ◆ ◆

Einen Stift halten (*Pia Heppner* 2013)

Diese Übung eignet sich für Situationen, in denen sich ein Klient große Mühe gibt, mental und durch sein Verhalten ein äußeres Problem zu lösen, obwohl er wegen der Art des Problems auf das Resultat keinen entscheidenden Einfluß hat. Es könnte sich beispielsweise um eine komplexe Situation handeln, in der er sich zwar einerseits anstrengen muß, sich aber nicht zu sehr auf das Ziel fixieren darf. Es kann seine Besorgnis oder seine Planungsaktivitäten noch verstärken, während er weiterhin in einem gewissen Maße tut, was erforderlich ist, und es kann sein, daß seine Frustration weiter zunimmt, weil das Ergebnis, das er anstrebt, nicht näher rückt. Diese Übung ist bei zielorientierten und äußeren Bestrebungen nützlich, beispielsweise bei der Suche nach einer Arbeitsstelle oder einer Wohnung, wenn die Intensität der Bemühung zu einer Verstärkung von Frustration, Wut und Erschöpfung führt, der Klient jedoch unflexibel bleibt und nicht erkennt, daß er seine Kräfte ein wenig schonen könnte, ohne seine Zielorientiertheit aufzugeben.

Das folgende Transkript demonstriert die Bereitschaft, weiter nutzbringend zu handeln, es sich dabei aber nicht zu schwer zu machen. Der Klient in dem Beispielfall ist arbeitslos und hat sich in den letzten sechs Monaten um Jobs beworben, Messen für Arbeitssuchende besucht und viele Stunden lang im Internet nach Arbeitsangeboten gesucht. Er ist aber nur selten zu Vorstellungsgesprächen eingeladen worden und hat auch keine informellen Arbeitsangebote erhalten. Aufgrund dieser Situation wird er immer gereizter und niedergeschlagener.

Therapeut: Sie wirken heute ziemlich still. Wie sieht es bei Ihnen aus?

Klient: Ich komme mit dieser ganzen Situation einfach nicht klar. Ich habe das Gefühl, daß ich mir bei der Arbeitssuche ziemliche Mühe gebe, ohne jeden Erfolg. Ich bekomme immer nur eMails mit Sätzen wie: »Danke für Ihre Bewerbung, aber wir haben schon jemanden eingestellt.« Allmählich verliere ich die Lust an diesem Spiel.

Therapeut: Das klingt tatsächlich sehr frustrierend. Erzählen Sie mir doch noch etwas mehr über Ihre Jobsuche. Was unternehmen Sie, um eine Arbeit zu finden?

Klient: Morgens stehe ich auf, setze mich an den Computer und schaue mich zwei bis vier Stunden lang auf allen möglichen Websites um – auf allen, auf denen Stellenangebote zu finden sind. Ich habe schon vier verschiedene Versionen meines Lebenslaufs ausgearbeitet, um zu demonstrieren, daß ich für verschiedene Arbeiten qualifiziert bin.

Therapeut: Das klingt, als gäben Sie sich wirklich große Mühe. Wieviel Zeit verbringen Sie täglich mit der Jobsuche?

Klient: Kommt mir so vor, als ob ich Tag und Nacht damit verbringe. Ich denke praktisch an nichts anderes, selbst wenn ich versuche, nicht daran zu denken. Auch beim Fernsehen oder Spazierengehen läßt es mich nicht los.

Therapeut: Was passiert, wenn Sie darüber nachdenken?

Klient: Dann überfällt mich dieses panikartige Gefühl, und ich fühle mich in meinem Brustkorb beklommen … als könnte ich mit der ganzen Sache nicht fertig werden.

Therapeut: Und wie sieht es nachts aus? Denken Sie dann auch darüber nach?

Klient: Nachts ist es am schlimmsten. Dann liege ich im Bett und mache mir Sorgen, ich könnte meine Wohnung verlieren und hätte nur noch sehr wenig Geld. Ich habe dann das Gefühl, daß ich nichts anderes tun könnte, als mich ständig um eine Arbeit zu bemühen, oder ich müßte versuchen, alle anderen Gedanken zu verdrängen.

Therapeut: Mir scheint, daß Sie wirklich hundert Prozent Ihrer Energie auf die Jobsuche verwenden.

Klient: Es sind eher 150 Prozent.

Therapeut: Ja, und trotz dieser ganzen Mühe haben Sie bisher noch kein Stellenangebot erhalten, so wie Sie es sich erhofft hatten.

Klient: Das Schlimmste ist, wenn diese eMails kommen. Dann fühle ich mich wie ein Versager.

Therapeut: Ich sehe, daß Sie das sehr mitnimmt. *(Pause)* Ich frage mich, ob Sie mit mir zusammen etwas ausprobieren wollen. *(Bietet dem Klienten einen Stift an.)* Sind Sie bereit, diesen Stift in Ihrer Hand zu halten?

Klient: *(Nimmt den Stift.)* In Ordnung.

Therapeut: Schauen Sie nun, ob Sie den Stift so fest halten können, wie Sie sich um eine neue Arbeit bemüht haben. Denken Sie an all die Zeit, Mühe und Sehnsucht, die Sie für die Suche nach einer Arbeit aufgewendet haben. Halten Sie den Stift mit der gleichen Intensität, mit der Sie sich um einen Job bemüht haben. Spüren Sie das?

Klient: *(Nimmt den Stift deutlich sichtbar noch fester in die Hand.)* Ja.

Therapeut: Wie fest halten Sie den Stift, wenn Sie es auf einer Skala von 1 bis 10 beurteilen müßten, wobei die 10 für den höchsten Energieaufwand steht?

Klient: Ich denke, es ist eine 10. Sie könnten ihn mir nicht aus der Hand nehmen.

Therapeut: Okay, nun möchte ich sehen, ob Sie den Stift festhalten können, aber vielleicht versuchen Sie den Wert 10 zunächst auf 5 zu reduzieren. Spüren Sie das?

Klient: *(Pause)* Ja, ich glaube, er liegt jetzt bei 5.

THERAPEUT: Dann versuchen Sie jetzt, den Wert noch weiter zu reduzieren, so daß Sie den Stift gerade noch halten, ihn also nicht fallen lassen. Spüren Sie das?

KLIENT: Hmm, ja. *(Der Therapeut läßt dem Klienten Zeit.)* Ich bin so weit.

THERAPEUT: Achten Sie darauf, wie es sich anfühlt, den Stift so leicht zu halten, daß er Ihnen nur gerade eben nicht aus der Hand fällt. Sie halten ihn dann immer noch, obwohl die Kraft, die Sie aufwenden, nicht mehr bei 10 liegt, der Stift aber nicht auf den Boden fällt. *(Pause)* Glauben Sie, Sie könnten weiter tun, was Sie tun müssen, um eine neue Arbeit zu finden, ohne daß Ihr Energieaufwand den Wert 10 erreicht?

KLIENT: *(Pause)* Sie meinen, ich sollte besser nicht mit maximalem Kraftaufwand an alles herangehen?

THERAPEUT: Ja. Tun Sie weiter, was Sie tun müssen. Bleiben Sie in Bewegung, aber versteifen Sie sich nicht zu sehr auf das, was Sie sich wünschen.

KLIENT: *(Pause)* Ich denke, das kann ich schaffen.

Es lohnt sich, mit Hilfe der Übung, einen Stift möglichst leicht in der Hand zu halten, ein Gespräch darüber einzuleiten, was es bedeuten könnte, weniger verkrampft an die Jobsuche heranzugehen, und darüber, was der Klient anders machen müßte, um so an die Sache herangehen zu können. Natürlich kann man die Übung so modifizieren, daß sie sich bei anderen inhaltlichen Problemen von Klienten nutzen läßt.

◆ ◆ ◆

MITGEFÜHL (Robyn Walser 2012)

Für viele Klienten kommt das Akzeptieren in Form von Mitgefühl sich selbst und anderen gegenüber und in einem sanften Umgang mit Leid und emotionalem Schmerz zum Ausdruck. Selbstmitgefühl zu entwickeln ist für Kriegsveteranen manchmal besonders schwer, weil sie sich aufgrund ihrer Erlebnisse und Handlungen im Krieg oft als wertlos oder für immer geschädigt ansehen (beispielsweise weil es ihnen nicht gelungen ist, einen Kameraden zu retten, oder weil sie in ein Haus geschossen haben, in dem sich viele Kinder aufhielten). Sie mögen zwar bereit sein, gegenüber anderen Menschen Mitgefühl zum Ausdruck zu bringen, doch selbst das Mitgefühl anderer anzunehmen fällt ihnen schwer, und noch schwieriger ist es für sie, ihr Mitgefühl auf sich selbst zu richten.

Die folgende Übung, die auf den Schriften des Dalai Lama und auf einem Aspekt der Arbeit am *Center for Compassion and Altruism Research and Education* der Stanford University basiert (Jinpa 2010), wurde von Robyn Walser für das

Therapeutenhandbuch *Acceptance and Commitment Therapy for Depression in Veterans* (Walser, Sears, Chartier & Karlin, in Vorbereitung) entwickelt. Es soll Klienten helfen, mitfühlende Empfindungen anderen Menschen gegenüber zu entwickeln und diese dann auf sie selbst auszuweiten. Die Übung sollte möglichst mit geschlossenen Augen ausgeführt werden, damit die Klienten den Fokus auf ihre auftauchenden Gedanken und Gefühle richten können. Diejenigen, denen es schwerfällt, die Augen zu schließen, können Sie bitten, den Blick auf einen Punkt am Horizont oder auf dem Boden zu richten.

In dieser Übung geht es um Mitgefühl, um das Gefühl der Empathie, das wir manchmal spüren, wenn ein anderer Mensch leidet oder emotionalen Schmerz empfindet. Um Ihren Kontakt zu Ihrem Mitgefühl zu stärken, möchte ich Sie bitten, mit mir zusammen eine Übung auszuführen, in der Sie auf mitfühlende Empfindungen, die Sie erlebt haben, fokussieren sollen. Ich werde Sie deswegen bitten, die Augen zu schließen und meiner Anleitung zu folgen. Während der gesamten Übung werde ich Ihnen immer wieder Fragen stellen, die Sie mit geschlossenen Augen beantworten sollen.

Wenn Sie bereit sind, mit der Übung zu beginnen, dann setzen Sie sich auf Ihrem Stuhl bequem hin. Atmen Sie ein paarmal tief ein und aus, und schließen Sie die Augen. Versuchen Sie, an eine Situation zurückzudenken, in der Sie einem anderen Menschen gegenüber Mitgefühl empfunden, das Mitgefühl anderer miterlebt oder sich vorgestellt haben, es könnte von Nutzen sein, Mitgefühl zu empfinden. Das kann in einer länger zurückliegenden Zeit gewesen sein, es kann aber auch kürzlich passiert sein. Bitte vergegenwärtigen Sie sich dieses frühere Erlebnis oder eine bestimmte Situation, in der Sie selbst einem anderen Menschen gegenüber Mitgefühl empfunden, dieses bei einem anderen miterlebt oder es sich vorgestellt haben. Wahrscheinlich sehen Sie die Einzelheiten dieser Situation vor Ihrem inneren Auge: was damals geschah, wie Sie sich dabei fühlten, wie Sie Ihre Empfindungen zum Ausdruck gebracht haben, usw. Fokussieren Sie in den nächsten Minuten auf dieses Erlebnis. Sie können sich während der Übung mit Hilfe Ihres Atems ankern.

Nach einer Pause von bis zu fünf Minuten sollten Sie zum Klienten wieder in Kontakt treten, indem Sie ihm sanft mitteilen, daß Sie ihm nun einige Fragen stellen werden. Lassen Sie ihm genug Zeit, um die einzelnen Fragen zu beantworten und nötigenfalls mit Ihnen darüber zu sprechen.

So ist es gut … Atmen Sie ein und aus, und vergegenwärtigen Sie sich, wie Sie Mitgefühl einem anderen Menschen gegenüber erleben. Und während Sie weiter bei geschlossenen Augen atmen, werde ich Ihnen ein paar Fragen stellen. Was haben Sie während der Übung erlebt? ... Ist es Ihnen gelungen, zum Mitgefühl in Kontakt zu treten? ... Wie hat sich das angefühlt? ... Wie schwierig war es? ... Wie hat sich das Erlebnis im Laufe der Zeit verändert? ...

Nachdem Sie nun damit verbunden sind, wie es sich anfühlte, einem anderen Menschen gegenüber Mitgefühl zu zeigen oder zu sehen, werden wir uns nun einer Situation zuwenden, in der andere Ihnen gegenüber Mitgefühl gezeigt haben. Ich möchte, daß Sie an eine Zeit oder eine bestimmte Situation zurückdenken, in der Sie mit einer großen Herausforderung konfrontiert waren oder in der Sie Schmerzen hatten und ein anderer Mensch oder mehrere Ihnen gegenüber Mitgefühl gezeigt haben. Versuchen Sie, sich eine Situation dieser Art vorzustellen, und bleiben Sie einige Minuten lang dabei. Auch während dieser Übung können Sie sich mit Hilfe Ihres Atems ankern.

Nach einer weiteren Pause von bis zu fünf Minuten können Sie erneut zum Klienten in Verbindung treten, indem Sie ihm sanft mitteilen, daß Sie ihm noch einige Fragen stellen wollen. Wie zuvor sollten Sie ihm auch diesmal genug Zeit lassen, um Ihre Fragen zu beantworten und wenn nötig auch selbst Fragen zu stellen.

Was haben Sie während dieser Übung erlebt? ... Konnten Sie zu einem Erlebnis von Mitgefühl in Kontakt zu treten? ... Wie hat sich das angefühlt? ... Wie schwer ist es Ihnen gefallen, es zu erleben? ... Hat sich das Erlebnis im Laufe der Zeit verändert, und wenn ja, wie? ... Welche Arten von Gedanken, Gefühlen und Empfindungen sind dadurch aufgetaucht? ...

Nachdem Sie nun einem anderen Menschen gegenüber Mitgefühl entwickelt und auch erlebt haben, wie es sich anfühlt, selbst von anderen Mitgefühl zu empfangen, werde ich Sie bitten, Ihr Empfinden von Mitgefühl auf sich selbst zu richten. Versuchen Sie, sich vorzustellen, daß Sie selbst Schmerz empfinden oder daß Sie das Mitgefühl anderer Menschen brauchen. Sie können aber auch auf den gegenwärtigen Augenblick – das Hier und Jetzt – fokussieren und sich eine Weile darin üben, sich selbst das Mitgefühl zukommen zu lassen, das Sie normalerweise von anderen empfangen würden. Nehmen Sie sich ein wenig Zeit, um zu dem in Kontakt zu treten, was Sie brauchen, und sich zu vergegenwärtigen, wie es für Sie ist, Mitgefühl sich selbst gegenüber zu entwickeln. Achten Sie darauf, wie Sie auf diesen Vorgang reagieren: welche Arten von Gedanken, Gefühlen und Empfindungen dies bei Ihnen hervorruft.

Man sollte sich für diese Übung genug Zeit lassen und mit dem Klienten über seine Erlebnisse dabei sowie über eventuelle Hindernisse reden, die bei ihm aufgrund des Wechsels vom Mitgefühl anderen gegenüber zum Selbstmitgefühl aufgetaucht sind. Außerdem können Sie mit ihm über kleine Akte des Selbstmitgefühls in der Zeit zwischen den Therapiesitzungen reden.

◆ ◆ ◆

Kind (*Walser & Westrup 2007, S. 186–188*)

Diese geführte Imaginationsübung wurde von Robyn Walser und Darrah Westrup auf der Grundlage der *Beobachterübung* entwickelt, die Hayes und Kollegen in ihrem Grundlagenwerk über ACT (1999/2004, S. 204–207) beschreiben. Diese Übung kann eine starke Wirkung entfalten, und sie wird oft gegen Ende einer Behandlung benutzt, nachdem die Klienten reichlich Gelegenheit hatten, Akzeptieren und Bereitschaft in verschiedenen Lebensbereichen zu üben. Sie haben mit dieser Übung in der Regel keine großen Schwierigkeiten, allerdings verfangen sich manche im Inhaltlichen des visualisierten Besuchs ihres Zuhauses in der Kindheit, und verlieren dadurch den Sinn der Übung aus dem Blick. Deshalb ist es wichtig, die Funktion der Übung völlig zu verstehen (Mitgefühl sich selbst gegenüber zu entwickeln und sich zu akzeptieren) und die Imagination des Klienten während der Übung aktiv zu beeinflussen. Entscheidend daran, worum der Klient seine beiden Eltern und sein Erwachsenen-Ich in dieser Übung bittet, ist nicht ein physisches oder materielles Objekt, sondern ein Wert wie Liebe, Unterstützung oder Schutz oder eine Handlung, die für die genannten Werte charakteristisch ist.

> *Wenn Sie dazu bereit sind, möchte ich jetzt mit Ihnen an einer Übung arbeiten, in der es um das Akzeptieren geht. Dabei sollen Sie die Augen schließen. Die Übung dauert ein wenig länger als einige andere, an denen wir schon gearbeitet haben. Deshalb sollten Sie sich dabei in einer Haltung hinsetzen, in der Sie sich möglichst wohl fühlen, aber auch wach bleiben.* (Pause, um dem Klienten ausreichend Zeit zu geben, sich in diesen Zustand zu versetzen.)
>
> *Ich möchte, daß Sie nun die Augen schließen und eine Weile auf Ihre Atmung fokussieren, wie Sie es schon viele Male getan haben.* (Lassen Sie dem Klienten etwa eine Minute Zeit, um auf den Atem zu fokussieren.) *Nun möchte ich, daß Sie sich an eine Situation erinnern, in der Sie sich ein wenig traurig oder einsam fühlten, vielleicht aus der Zeit, als Sie sechs oder sieben Jahre alt oder auch ein wenig jünger oder älter waren. Vergegenwärtigen Sie sich, wie Sie in diesem Alter aussahen. Stellen Sie sich vor, wie klein Ihre Hände damals waren und welche Art von Kleidung Sie trugen. Vielleicht können Sie sich auch vorstellen, Sie hätten Ihre damalige Lieblingskleidung an.*

Nun versetzen Sie sich in die Lage dieses Kindes, als ob Sie zu ihm geworden wären und die Welt durch seine Augen sehen würden. Schauen Sie an sich herab, und betrachten Sie Ihre kleinen Hände und die Kleidung, die Sie tragen. Und nun stellen Sie sich vor, Sie kehren an den Ort zurück, an dem Sie in diesem Alter gelebt haben. Falls Sie sich Ihr Zuhause in diesem Alter nicht vorstellen können, stellen Sie sich einfach ein anderes Heim vor. Sobald Ihnen dieses Bild vor Augen steht, stellen Sie sich vor, Sie stehen als Kind vor diesem Haus. Sie gehen zur Eingangstür, drehen den Türknauf, öffnen die Tür und treten ins Haus. Sie schauen sich darin um, betrachten die Bilder an den Wänden, die Möbel ... Dabei müssen Sie zu einigen Dingen emporblicken, weil Sie noch so klein sind.

Nun möchte ich, daß Sie den Raum betreten, in dem Sie Ihre Mutter oder Ihre mütterliche Bezugsperson finden ... den Ort, wo sie sich normalerweise aufhielt. Wenn Sie sie finden, schauen Sie, was sie tut. Schauen Sie sich in diesem Raum um. Nähern Sie sich Ihrer Mutter, und tun Sie, was immer Ihnen ihre Aufmerksamkeit sichert, so daß sie Ihnen ins Gesicht schaut. Sobald Ihre Mutter Sie anschaut, bitten Sie sie um etwas, das Sie aufgrund einer frühen Verletzung von ihr brauchen ... Sagen Sie ihr, was Sie brauchen, und schauen Sie, was sie Ihnen geben kann. (Pause, um dem Klienten Zeit zu lassen, der Aufforderung nachzukommen.)

Ziehen Sie sich danach sanft aus der Interaktion mit Ihrer Mutter zurück, und suchen Sie im Haus Ihren Vater oder Ihre väterliche Bezugsperson. Betreten Sie den Raum, in dem sich Ihr Vater meist aufhält. Stellen Sie, nachdem Sie ihn gefunden haben, fest, was er gerade tut. Schauen Sie sich in diesem Raum um, und betrachten Sie, was sich darin befindet. Nähern Sie sich Ihrem Vater anschließend, lenken Sie seine Aufmerksamkeit auf sich, und bringen Sie ihn dazu, Ihnen direkt ins Gesicht zu schauen. Sobald Sie sich seine Aufmerksamkeit gesichert haben, bitten Sie ihn um das, was Sie aufgrund der frühen Verletzung, um die es Ihnen geht, von ihm brauchen. Teilen Sie ihm dies mit, und schauen Sie, ob er es Ihnen geben kann. (Pause, um dem Klienten Zeit zu geben, der Aufforderung nachzukommen.)

Verlassen Sie Ihren Vater danach wieder, und kehren Sie zurück zur Eingangstür. Erheben Sie, sobald Sie dort sind, einen Arm zum Türknopf, drehen Sie ihn, und öffnen Sie so die Tür. Verlassen Sie das Haus durch die Eingangstür, und entfernen Sie sich allmählich auf dem Gehweg oder auf der Straße vom Haus ... Achten Sie unterdessen darauf, daß aus der Ferne ein Erwachsener auf Sie zu kommt. Die Gestalt kommt näher, und Sie erkennen sich selbst darin. Dies ist der Erwachsene, der Sie heute sind. Gehen Sie auf ihn zu, und wekken Sie seine Aufmerksamkeit, so daß er Ihnen ins Gesicht schaut. Bitten Sie ihn dann aus Ihrem Gefühl der Verletztheit heraus um das, was Sie brauchen. (Pause, um dem Klienten Zeit zu geben, diese Instruktionen auszuführen.)

Kehren Sie nun allmählich in den Raum zurück, in dem wir uns befinden. Stellen Sie sich diesen Raum vor, und kehren Sie in die Gegenwart zurück, sobald Sie sich dazu bereit fühlen.

Die Übung kann wie soeben beschrieben enden. Walser und Westrup empfehlen aber folgenden Zusatz, der die beabsichtigte Wirkung noch verstärken soll. Er kann eingefügt werden, bevor Sie den Klienten auffordern, in den Therapieraum zurückzukehren.

Stellen Sie sich nun vor, Sie verlassen die Szene der Begegnung mit dem Erwachsenen auf dem Gehweg und werden in den gegenwärtigen Augenblick in diesem Raum und auf diesem Stuhl zurückbefördert. Sie sind nun der Erwachsene, den Sie heute kennen. Und nun stellen Sie sich vor, daß das kleine Kind, das Sie vor wenigen Augenblicken waren, vor der Tür zu dem Raum, in dem Sie sich befinden, steht. Es öffnet die Tür und tritt ein. Stellen Sie sich vor, es geht auf Sie zu und bleibt direkt vor Ihnen stehen. Schenken Sie ihm Ihre Aufmerksamkeit, während es so dasteht … Schauen Sie ihm direkt ins Gesicht, und stellen Sie fest, was es braucht. Schauen Sie, was Sie ihm geben können. (Pause, um dem Klienten Gelegenheit zu geben, der Aufforderung nachzukommen.) *Machen Sie sich eventuelle Vorbehalte bewußt. Prüfen Sie, ob sich in Ihnen gegen irgend etwas Widerstand regt. Wenn ja, dann versuchen Sie, sich davon zu lösen, und geben Sie dem Kind, was es braucht. Und nun stellen Sie sich vor, das Kind klettert auf Ihren Schoß … und verschmilzt in Sie und wird so ein Teil von Ihnen.* (Pause)

Kehren Sie nun allmählich in den Raum zurück, vergegenwärtigen Sie sich Ihre reale Umgebung, und lassen Sie sich im Hier und Jetzt nieder, sobald Sie sich dazu bereit fühlen.

Klienten, die mit einer Depression kämpfen oder unter starken Traumata leiden, haben oft negative Erlebnisse und Botschaften verinnerlicht, die bei ihnen Schuld- und Schamgefühle auslösen, und sie haben sich von sich selbst abgewendet. Zwar können auch sie von dieser Übung sehr profitieren, aber wahrscheinlich berichten sie auch über ihre Unfähigkeit, sich als Kind zu akzeptieren und diesem Kind zu geben, worum es sie bittet. In solchen Fällen ist es sehr wichtig, den Klienten dazu zu bringen, die Möglichkeit, sich selbst zu akzeptieren, zuzulassen, und mit ihm an der Überwindung der Hindernisse, die ihm dies bisher unmöglich gemacht haben, zu arbeiten.

◆ ◆ ◆

Einen Apfel essen (Caitlin Ferriter 2013)

Diese Metapher ist nützlich, wenn man Klienten mit dem Konzept des Akzeptierens vertraut machen will. Sie kann auch nützlich sein, wenn ein Klient sich gegen eine unvermeidliche Veränderung seiner Lebenssituation zur Wehr setzt (z. B. wenn seine Kinder das Elternhaus verlassen, wenn festgestellt wurde, daß er an einer chronischen Krankheit leidet, oder wenn er aus dem Arbeitsleben ausscheidet), und er einem starken Drang unterliegt, seine frühere Lebenssituation mit der aktuellen zu vergleichen.

Etwas zu akzeptieren ähnelt dem Essen eines Apfels. Ein Grund für den Verzehr von Äpfeln könnte sein, daß Sie abnehmen wollen und sich deshalb von »schlechten« Nahrungsmitteln fernhalten. Statt also wie gewohnt zwischendurch ein Muffin zu verzehren, sagen Sie sich, daß Sie einen Apfel essen wollen. Nun können Sie sich für einen Apfel »entscheiden«, aber wie wird es sein, diesen Apfel zu essen? Während Sie ihn essen, vergleichen Sie ihn mit einem Muffin. Sie denken bei jedem Bissen daran, daß der Apfel weniger so süß, weich und gut als ein Muffin ist. Und nachdem Sie den Apfel verzehrt haben, essen Sie zum Nachtisch auch noch das Muffin. Es geht uns hier um eine andere Art, einen Apfel zu essen: den Apfel Apfel sein zu lassen, statt sich ihn als etwas zu wünschen, daß er nicht sein kann … Achten Sie darauf, wie knackig jeder Bissen ist, auf die Saftigkeit und Süße der Frucht, und sehen Sie all dies als das, was es ist, nicht als etwas, das es nicht ist – ein Muffin.

◆ ◆ ◆

Weinendes Baby im Flugzeug (Caitlin Ferriter 2013)

Manchmal verwechseln Klienten Akzeptieren und Bereitschaft mit dem Wunsch, etwas Bestimmtes zu erleben. Zu Beginn eines Gesprächs über Bereitschaft sagen sie oft, daß sie das, weswegen sie sich in eine Therapie begeben haben, was immer es sein mag, nicht wollen. Eine Situation, die wohl die meisten Menschen schon selbst miterlebt haben, veranschaulicht den Unterschied zwischen der Bereitschaft, etwas zu erleben, und dem Wunsch oder Willen, es zu erleben, und eignet sich deshalb als Metapher.

Stellen Sie sich vor, Sie sitzen in einem Flugzeug und haben einen Nachtflug vor sich. Sie sind der einzige Passagier in einer Sitzreihe und denken: »Perfekt!

Ich kann mich ausstrecken und werde ein wenig schlafen können.« Doch kurz bevor die Flugzeugtür geschlossen wird, kommt noch ein junges Paar mit einem schreienden Baby an Bord. Sie denken noch: »Die Ärmsten, die die ganze Nacht neben ihnen sitzen müssen!« Und dann sehen Sie, daß dieses Paar direkt auf Sie zukommt. Die beiden sitzen in Ihrer Reihe! Sie raffen Ihr Gepäck zusammen, um Platz für sie zu schaffen, doch in Ihrem Kopf hören Sie ein lautes Neiiiiiiiiiin! Die Eltern lächeln Ihnen zu und bedanken sich dafür, daß Sie ihnen helfen, ihre Sitzplätze einzunehmen, und all dies wird von permanentem, gellendem Babygeschrei begleitet.

Die Eltern probieren alles Mögliche aus, um das Kind zu beruhigen. Sie versuchen es mit der Flasche, aber daraufhin wird das Geschrei noch lauter. Auch sein Lieblingsspielzeug vermag das Kind nicht davon abzubringen, unverdrossen weiterzuschreien. Welche Möglichkeiten haben Sie in solch einer Situation? Sie können die nächsten acht Stunden damit verbringen, den Eltern böse Blikke zuzuwerfen, sich über ihre Unfähigkeit, ihr Kind zu beruhigen, zu mokieren, und sie wissen lassen, daß so etwas in einem Flugzeug völlig inakzeptabel ist. Sie könnten die Bemühungen der Eltern, ihr Kind zu beruhigen, aber auch unterstützen, indem sie mit dem Kind Kuckuck spielen, ihm Ihr Handy zum Spielen geben – was auch immer zur Beruhigung des Kindes beiträgt. Sie könnten sich auch dafür entscheiden, all das zu tun, was Sie normalerweise während eines Nachtflugs tun, und gleichzeitig die Geräusche, die das Kind produziert, so aufzunehmen, wie sie sind, und sich dabei zu vergegenwärtigen, daß das Kind genau das tut, was Kinder tun. Zwar gefallen Ihnen die Geräusche, die es produziert, nicht, aber Sie sind nicht darauf angewiesen, daß diese Geräusche nicht da sind. Unterdessen ist Ihnen auch klar geworden, daß das Kind so lange schreien mag, wie es will, es aber in keinem Fall immer weiter schreien wird und daß Ihr Wunsch, es möge damit aufhören, in keinem Fall das ist, was es dazu bringen könnte, damit aufzuhören.

◆ ◆ ◆

Das Auto verstehen (Hank Robb 2012)

Für manche Klienten ist es wichtig, Dinge intellektuell zu verstehen, und es kann sein, daß sie dies zur Erlebensvermeidung nutzen und so die Entwicklung einer akzeptierenden Haltung verhindern. Die Metapher *Das Auto verstehen* veranschaulicht, daß intellektuelles Verstehen nicht unbedingt erforderlich ist, um Akzeptieren und Bereitschaft zu entwickeln. Dies kann besonders nützlich sein, wenn ein Klient verstehen möchte, warum er etwas Bestimmtes empfindet oder denkt. Die Metapher setzt eine gewisse Vertrautheit mit Autos voraus. Ist diese nicht gegeben, können Sie die Metapher auf andere, dem Klienten bekannte Dinge beziehen, indem Sie beispielsweise statt von einem Auto von einem Computer oder einem Handy sprechen.

> *Sicherlich wissen Sie, daß Autos heutzutage große bewegliche Computer sind, in denen Chips von der Temperatur bis zum Bremssystem alles steuern. Nun wissen allerdings außer denjenigen, die mit Computerchips oder Autos beruflich zu tun haben, nur wenige, wie Computerchips funktionieren. Wissen Sie in allen Einzelheiten, wie Computerchips arbeiten?* (Auf diese Frage antworten die meisten Klienten mit Nein.)
>
> *Ich weiß, daß Sie in einem Auto hierher gekommen sind, in dem wahrscheinlich Computerchips im Einsatz sind. Deshalb möchte ich Sie fragen: Werden Sie nach unserer Sitzung neben Ihrem Auto stehen bleiben, bis Sie verstehen, wie es funktioniert? Oder werden Sie schlicht und einfach akzeptieren, daß es funktioniert, einsteigen und nach Hause fahren? Wenn Sie nach Hause kommen wollen, wie wird Ihnen dann die Tatsache, daß Sie die Funktionsweise Ihres Autos verstehen, helfen, dort anzukommen?*

Oft reagieren Klienten auf diese Frage mit einem Kichern und bestätigen, daß sie das Auto auch fahren, wenn sie *nicht* verstehen, wie es funktioniert, und daß besseres Verständnis der Funktionsweise des Autos ihnen nicht hilft, nach Hause zu kommen. Dieses Erlebnis können Sie dann mit dem Wunsch der Klienten in Verbindung bringen, Gefühle und Gedanken zu verstehen, obwohl ihnen das nicht hilft, sich in eine mit ihren persönlichen Werten in Einklang stehende Richtung zu bewegen, und obwohl eben dieses Verstehen die Realisation ihrer Zielsetzung sogar behindern kann (d. h., neben dem Auto zu stehen, statt darin zu fahren).

◆ ◆ ◆

Die Kupplung treten (Randall Wilson 2013)

Diese Metapher bezieht sich auf die geistigen Fallen, in die Menschen durch ihr Bemühen um Kontrolle gehen können. Außerdem thematisiert sie die Wechselbeziehung zwischen Bereitschaft, persönlichen Werten und engagiertem Handeln. Klienten, die sich mit Autos ohne Automatikgetriebe nicht auskennen, kann man eventuell die Funktion einer Kupplung erklären (den Motor vom Getriebe zu trennen, um den Gang zu wechseln), aber das ist nicht zwingend notwendig.

Es ist, als würden Sie auf Ihrer Reise durchs Leben ein Auto fahren. Aber nach einer Weile merken Sie, daß der Motor in Ihrem Auto sehr empfindlich ist, fast als hätte er einen eigenen Willen. Manchmal jault er plötzlich auf oder seine Leistung läßt unerwartet deutlich nach. Die Fahrgeschwindigkeit kann unversehens stark ansteigen, oder sie wechselt ins Schrittempo, völlig unabhängig von irgendeiner Geschwindigkeitsbeschränkung, von Abzweigungen und von der Verkehrssituation in der näheren Umgebung. Natürlich wird es für Sie dadurch schwieriger, optimal in Richtung Ihres Ziels zu fahren. Deshalb versuchen Sie zunächst, die Drehzahl des Motors zu beeinflussen, indem Sie auf die Bremse treten, wenn das Fahrzeug plötzlich schneller wird, und auf das Gas zu treten, wenn sich das Fahrtempo verlangsamt. Steigt oder sinkt die Drehzahl des Motors stark, treten Sie mit voller Kraft entweder auf die Bremse oder auf das Gaspedal. Doch mit der Zeit wird Ihnen klar, daß Ihnen dies nicht besonders gut oder besonders lange hilft. Vielmehr heult der Motor noch stärker auf oder läuft noch langsamer, wenn Sie gegen seine Launen anzukämpfen versuchen. Und wenn Sie Ihre gesamte Energie darauf verwenden, das Brems- oder Gaspedal zu treten, sind Sie mit Ihrer Aufmerksamkeit nicht mehr ausreichend auf die Straße oder die Fahrtrichtung konzentriert.

Nun stellen Sie sich vor, es gäbe eine Alternative zum Gas- und Bremspedal. Was wäre, wenn Sie plötzlich in einer dunklen Ecke der Fußmatte Ihres Autos ein Kupplungspedal entdecken würden? Sie könnten dann, statt sich damit abzumühen, den launischen, unberechenbaren Motor zu bändigen, ihn einfach vom Getriebe abkoppeln. Dann bräuchten Sie die Drehzahl des Motors nicht mehr zu beeinflussen. Wenn der Motor plötzlich zu rasen anfinge oder deutlich langsamer liefe, bräuchten Sie nur die Kupplung zu treten. Wäre dann die Motordrehzahl für die Fahrsituation angemessen, könnten Sie die Kupplung wieder loslassen. Der Motor wäre für die Fahrgeschwindigkeit des Wagens nicht mehr ausschlaggebend, und Sie können sich auf die Straße konzentrieren.

Wir können uns unseren Geist wie einen Motor vorstellen und Bereitschaft, Akzeptieren und Achtsamkeit als die Kupplung. Fängt der Geist an zu rasen und uns einzureden, wir sollten davonlaufen, und führt er uns dabei Bilder von gefährlichen Szenen vor Augen, die uns an schmerzhafte frühere Erlebnisse erinnern, oder peinigt er uns mit Bewertungen, Urteilen und negativen Voraussagen, können wir uns dafür entscheiden, die Kupplung zu treten und die genannten Dinge bereitwillig zu beobachten, ohne zuzulassen, daß unser Verhalten – das Auto – automatisch schneller oder langsamer wird. Stellen wir jedoch fest, daß der Geist nützlich ist, können wir die Kupplung wieder lösen und sie ihre Arbeit tun lassen. Völlige Kontrolle über den Motor können wir zwar nicht erlangen, aber Geschwindigkeit und Fahrtrichtung können wir beeinflussen.

Zusammenfassung

Akzeptieren und Bereitschaft, die unmittelbar mit persönlichen Werten und engagiertem Handeln verbunden sind, sind während der ganzen Behandlung wichtig. In diesem Kapitel ging es um die zentralen Konzepte Akzeptieren und Bereitschaft sowie um Techniken, diese Konzepte zu erläutern oder eigene Metaphern und Übungen zu entwickeln. Außerdem haben wir einige Metaphern und Übungen beschrieben, die Klienten vor Augen führen sollen, was der Preis für ihr Bemühen um Kontrolle sein kann, und die ihnen Akzeptieren und Bereitschaft als Alternativen zu letztlich unerfüllbaren Kontrollwünschen präsentieren. Andere Übungen in diesem Buch dienen der Verbesserung der psychischen Flexibilität. Wir haben uns entschlossen, Selbstmitgefühl und das Akzeptieren der eigenen Person besonders herauszustellen, weil nach unseren Erfahrungen ein allgegenwärtiges Gefühl der eigenen Wertlosigkeit die letzte Verteidigungslinie gegen Bereitschaft und die Entscheidung für ein Leben im Einklang mit den eigenen Werten ist.

Übungen und Metaphern, die auf Akzeptieren, Bereitschaft und das Bemühen um Kontrolle als das Problem zielen

Übungen und Metaphern in diesem Kapitel

- Denke nicht an einen Welpen (Niloofar Afari 2012)
- Pendel (Mikael Odhage 2001)
- Ball im Wasser (Matthew Jepsen 2012)
- Raum voller Klebeband (Philippe Vuille 2013)
- Ein Haus bauen (Nuno Ferreira 2013)
- Das Leben am Meeresstrand (Ken Davis 2013)
- Die Zirkusnummer (Jill Stoddard 2013)
- Ja und nein (Robyn Walser & Niloofar Afari 2012)
- Einen Stift halten (Pia Heppner 2013)
- Mitgefühl (Robyn Walser 2012)
- Kind (Walser & Westrup 2007, S. 186–188)
- Einen Apfel essen (Caitlin Ferriter 2013)
- Weinendes Baby im Flugzeug (Caitlin Ferriter 2013)
- Das Auto verstehen (Hank Robb 2012)
- Die Kupplung treten (Randall Wilson 2013)

Weitere Übungen

- Dich selbst im Vertrauen akzeptieren (Hayes 1999/2004, S. 130)
- Schokoladenkuchen (Hayes 1999/2004, S. 130 f.)
- Denke nicht an deine Gedanken (Hayes 2005/2007, S. 50 f.)
- Leerer Stuhl (Hayes 1999/2004, S. 270 f.)
- »Fühl Dich Gut«-Übung (Hayes 1999/2004, S. 153 f.)
- Deinem Problem eine Form geben (Hayes 2005/2007, S. 203–206)
- Spring-Übung (Hayes 1999/2004, S. 252 f.)
- Suche nach Herrn Unbehagen (Hayes 1999/2004, S. 259)
- Der Schmerz ist vorbei, und was dann? (Hayes 2005/2007, S. 35 f.)
- Spielregeln-Übung (Hayes 1999/2004, S. 154)
- Schraube, Zahnbürste und Feuerzeug (Hayes 2005/2007, S. 45 f.)
- Blechbüchsen-Monster (Hayes 1999/2004, S. 182–185)
- Wie lauten die Zahlen? (Hayes 1999/2004, S. 132–134)
- Gelber Jeep (Hayes 2005/2007, S. 49)
- Leidensinventar (Hayes 2005/2007, S. 33 f.)

Weitere Metaphern

- Kiste voller Zeug (Hayes 1999/2004, S. 144 f.)
- Chinesische Fingerschellen (Hayes 1999/2004, S. 111)
- Ballon-Metapher (Hayes 1999/2004, S. 261)
- Rückkoppelungsheulen (Hayes 1999/2004, S. 115)
- Jugendliebe (Hayes 1999/2004, S. 265)
- Hungriger Tiger (Hayes 2005/2007, S. 65)
- Joe der Taugenichts (Hayes 1999/2004, S. 251 f.)
- Fahrgäste im Bus (Hayes 1999/2004, S. 166 f.)
- Polygraph (Hayes 1999/2004, S. 129 f.)
- Treibsand (Hayes 2005/2007, S. 18 f.)
- Nehmen Sie Ihre Schlüssel mit (Hayes 1999/2004, S. 262 f.)
- Tauziehen mit einem Monster (Hayes 1999/2004, S. 115 f.)
- Zwei Skalen (Hayes 1999/2004, S. 140–142)

4 Kognitive Defusion

Der ACT-Begriff *kognitive Defusion* bezieht sich auf die menschliche Tendenz, sich aufgrund starken Glaubens an den literalen Inhalt bestimmter Gedanken in diese zu verstricken. Wir hören auf das, was unser Geist uns einredet, und glauben daran. Natürlich ist es nicht generell problematisch, den eigenen Gedanken Glauben zu schenken. Wenn Sie darüber nachdenken, wie Sie mir Ihrem Bankkonto im Plus bleiben oder sicher Auto fahren können, ist es durchaus vorteilhaft, auf die eigenen Gedanken zu vertrauen. Aber wie verhält es sich, wenn Ihr Geist Ihnen sagt, Sie seien langweilig oder unattraktiv? Eine Fusion mit Gedanken dieser Art führt wahrscheinlich zu Erlebensvermeidung. Sie meiden dann soziale oder romantische Interaktionen, auch wenn es Ihnen eigentlich sehr wichtig ist, anderen Menschen nahe zu sein. So hindert die kognitive Fusion uns an einem Leben im Einklang mit unseren Werten.

Zur Fusion kommt es am wahrscheinlichsten in den folgenden sechs kognitiven Bereichen: Regeln, Gründe, Urteile, Vergangenheit, Zukunft und Selbst (Harris 2009/2011, S. 166 ff.):

- ***Regeln*** Regelgeleitetes Denken besteht oft in Aussagen, deren wesentliches Element ein »sollte«, »muß« oder »wenn-dann« ist. Vielleicht haben Sie einen Klienten, der denkt: »*Wenn ich in Therapie bin, muß ich verrückt sein. Ich sollte normaler sein. Wenn die Leute wüßten, wie verkorkst ich bin, würden sie mich niemals akzeptieren.*« Eine Fusion mit regelgeleitetem Denken ist gleichbedeutend mit Inflexibilität, die immer zu Leiden führt.

- ***Begründungen*** Begründungsgeleitetes Denken besteht typischerweise in Entschuldigungen dafür, weshalb der Betreffende sich unmöglich verändern kann. Solche Klienten denken beispielsweise: »*Ich habe nicht genug Willenskraft, um mich zu verändern. Ich bin nicht klug genug (stark genug, fähig genug usw.). Ich bin zu faul (krank, unglücklich usw.).*« Oder: »*Mein Verlangen ist zu stark, als daß ich eine Chance hätte, es erfolgreich zu bekämpfen.*« Eine Fusion mit begründungsgeleitetem Denken hält Klienten von wichtigen Veränderungen ab, obwohl diese mit Lebenszielen des Betreffenden in Einklang stehen.

- ***Urteile*** Die Fusion mit Urteilen kann unabhängig davon, ob diese Urteile negativ (z. B. »*Ich bin so häßlich*« oder »*Diese Angst ist unerträglich!*«) oder positiv sind, problematisch sein. Man stelle sich beispielsweise vor, ein Klient würde seine Freunde, Kollegen und Familienangehörigen oder Psychotherapeuten auf ein Podest stellen und wäre dann chronisch enttäuscht, weil sie seinen Erwartungen nicht entsprächen.

- ***Vergangenheit und Zukunft*** Eine Fusion mit der Vergangenheit oder Zukunft kann unangenehme wie angenehme Inhalte betreffen: die Fusion mit negativen Erinnerungen, der Wunsch, frühere positive Erlebnisse zu reaktivieren, sich von Zukunftsängsten einfangen zu lassen oder sich in Zukunft eine glücklichere Zeit zu wünschen. Alle diese Formen von Fusion halten Klienten davon ab, den gegenwärtigen Augenblick zu erleben. Manchmal wirkt dieser Prozeß wie eine kognitive Form von Erlebensvermeidung, und obwohl er zu einer leichten zeitweiligen Linderung führen kann, ist längerfristig nur Leiden zu erwarten. Wie alle Arten von Fusion bringt auch diese Menschen letztlich von den Dingen ab, die ihnen eigentlich am wichtigsten sind. Läßt ein Klient sich beispielsweise von Gedanken wie »*Mein letztes Vorstellungsgespräch bei einem Arbeitgeber war ein völliges Desaster; das nächste Mal wird es nicht anders sein*« einschüchtern, vermeidet er in Zukunft wahrscheinlich Vorstellungsgespräche, auch wenn seine berufliche Karriere ihm sehr wichtig ist.

- ***Selbst*** Gedanken über uns selbst sind Geschichten, die wir uns erzählen und die unser Identitätsempfinden ausmachen. Gewöhnlich beginnen sie mit »Ich bin«, und in der ACT werden sie *Selbst als Konzept* genannt. Diese Art von Fusion bringt Menschen dazu, sich von den Geschichten, die sie über sich selbst entwickelt haben, antreiben zu lassen (z. B. »*Ich bin ein knallharter Cop in dritter Generation*«), statt sich an ihren persönlichen Werten zu orientieren (z. B. »*Ich möchte meiner Tochter ein liebevoller, verständnisvoller Vater sein*«). (Mit dieser Art von Fusion befassen wir uns in Kapitel 6 detaillierter, wo es um das Selbst als Kontext geht.)

Die Funktion der Defusion in der ACT

Während wir durch die kognitive Fusion vom Inhalt unserer Gedanken eingefangen werden, verändert die kognitive *De*fusion unsere Beziehung zu unseren Gedanken, indem sie uns von ihnen zurücktreten und einfach ihre Präsenz bezeugen läßt. Durch Defusion befreien wir uns von unserem inneren Selbstgespräch und lernen wir, Kognitionen als von uns getrennte Wesenheiten zu sehen – als nichts weiter als Worte. Dies ermöglicht uns, *auf* unsere Gedanken zu schauen, statt *von ihnen aus* in die Welt zu schauen.

Nehmen wir an, Sie haben den Gedanken *Während einer Konferenz einen Vortrag zu halten ängstigt mich zu sehr. Meine Kollegen werden mich für einen inkompetenten Betrüger halten.* Wahrscheinlich ist Ihnen klar, daß die Fusion mit diesem Gedanken dazu führt, daß Sie jeden öffentlichen Auftritt im Rahmen einer Fachkonferenz vermeiden werden. Dieses Vermeiden verringert Ihre Angst zwar kurzfristig, aber gleichzeitig vergeben Sie eine wichtige berufliche Chance, und Ihre Angst bleibt langfristig trotzdem bestehen. Was hielten Sie davon, statt dessen einfach zu bezeugen, was Ihr Geist sagt, so wie Sie beispielsweise die Bewegungen eines Screensavers auf Ihrem Computerbildschirm oder die Börsenwerte auf dem elektronischen Ticker während einer Nachrichtensendung beiläufig betrachten? Stellen Sie sich vor, wie es sich auf Ihr Verhalten auswirken würde, wenn Sie beschlössen, diesen Gedanken für nichts weiter als ein paar Worte zu halten, die wahr sein können, aber nicht müssen. Letztlich erzeugt die Defusion ebenso wie Akzeptieren und Bereitschaft Spielraum für an den persönlichen Werten orientiertes Handeln. So wie das Für-wahr-halten des Gedankens »*Während einer Konferenz einen Vortrag zu halten ängstigt mich zu sehr. Meine Kollegen werden mich für einen inkompetenten Betrüger halten*« Sie dazu bringt, Auftritte anläßlich von Fachkonferenzen zu vermeiden, gewinnen Sie durch simples Beobachten des Gedankens den Raum, den Sie brauchen, um eine andere Entscheidung treffen zu können. Deshalb verschwindet der Gedanke nicht; nur entscheiden Sie sich dafür, sich nicht von seinem Inhalt antreiben zu lassen. So gewinnen Sie die Freiheit, sich in Ihrem Handeln an Ihren persönlichen Werten zu orientieren, indem Sie beispielsweise Ihr Expertenwissen an Kollegen weitergeben.

Wie bei allen zentralen ACT-Konzepten und weil die kognitive Fusion die literale Sprache betrifft, versucht die ACT, eine Defusion experientiell zu erreichen. Zur Förderung des Defusionsprozesses wurden zwei Grundkategorien von Übungen entwickelt. Bei der ersten geht es darum, zurückzutreten und den Inhalt des Geistes zu beobachten. Dies kann durch eine beliebige Zahl symbolischer Repräsentationen geschehen. Der Screensaver Ihres Computers und der weiter oben erwähnte Börsenticker sind nur zwei Beispiele dafür. Wir empfehlen Ihnen, für Ihre Klienten jeweils spezielle Versionen dieser Übung zu entwickeln. Wenn Sie einen Piloten oder begeisterten Hobbyflieger behandeln, können Sie das Bild eines Flugzeugs, das etwas in den Himmel schreibt oder ein Banner hinter sich herzieht, verwenden. Ziel ist, den Klienten eine Möglichkeit zu erschließen, *auf* ihre Gedanken zu schauen beziehungsweise ihre Gedanken unabhängig von ihrem Geist vor sich zu sehen. Die erste Serie der folgenden Übungen (»Defusionsübungen für das Zurücktreten und Beobachten«) beschreibt einige ausgezeichnete Interventionen, die diesen Prozeß fördern.

Die Defusionsübungen der zweitem Kategorie zielen auf die »Entwörtlichung« (Deliteralisierung) der Sprache. Es geht darum, die Sprache als das darzustellen, was sie ist: die Erzeugung von Geräuschen und Silben mit einem verbalen Sinn. Wenn Menschen Gedanken als Geräusche hören oder sie leidenschaftslos beobachten können, können sie ihre Handlungsentscheidungen aufgrund der Praktikabilität bestimmter Handlungen treffen, statt aufgrund der Glaubwürdigkeit oder Literalität der Gedanken oder sprachlichen Äußerungen. Beispielsweise könnte ein Klient berufliche oder interpersonale Risiken meiden, weil bei ihm eine Fusion mit dem literalen Inhalt des Gedankens *Wenn ich es versuche, werde ich mit Sicherheit scheitern* besteht. Um durch Entwörtlichung die Defusion zu fördern, müssen Sie dem Klienten möglicherweise auftragen, den Gedanken zu singen oder mit der Stimme einer Comicfigur auszusprechen. Die zweite Gruppe von Übungen in diesem Kapitel (»Defusionsübungen zur Entwörtlichung der Sprache«) umfaßt Skripts für einige humorvolle und kreative Möglichkeiten, diesen Prozeß zu fördern. Allerdings sollte man bedenken, daß manche Klienten die Übungen, weil sie in der Regel amüsant und manchmal sogar albern sind, als kraftraubend erleben. Deshalb sollte man sie im Geiste echten Mitgefühls gegenüber dem Schmerz, den die Klienten ertragen müssen, nutzen.

Abgesehen von den beiden soeben erwähnten Arten von erlebensbasierten Übungen kann man zur Veranschaulichung der Defusion auch Metaphern benutzen. Wir empfehlen, mit einer Kombination von Übungen, die aktive Teilnahme erfordern, und veranschaulichenden Metaphern zu arbeiten, um herauszufinden, was bei einem bestimmten Klienten zu den besten Ergebnissen führt.

Wenn Sie sich mit den folgenden Übungen und Metaphern beschäftigen, finden Sie Empfehlungen für deren Nutzung bei der Arbeit mit bestimmten Arten von Klienten. Wie bei allen in diesem Buch vorgestellten Übungen und Metaphern können Sie auch hier die Skripts wörtlich benutzen oder flexibel verwenden, wie es Ihnen bei der Arbeit mit einem bestimmten Klienten als am besten erscheint. Nehmen Sie sich nach Abschluß der Arbeit an einer bestimmten Übung oder Metapher jeweils ein paar Minuten Zeit, um mit dem Klienten über das, was er erlebt hat, zu reden. Was ist ihm aufgefallen? Wo ist er hängengeblieben? Wie deutet er die Metapher, und in welcher Beziehung steht sie zu seinem Erleben? Empfehlen Sie Ihren Klienten, die Übungen auch zwischen den Therapiesitzungen weiter auszuführen und darauf zu achten, ob und wie sich ihr Erleben dadurch verändert.

Sie sollten sich darüber im klaren sein, daß viele Klienten die Defusion als das Beobachten dessen erleben, wie Gedanken »weggehen«, und daß sie das Gefühl haben, sich »besser zu fühlen«, wenn Worte nicht mehr die anfängliche emotionale Wirkung haben. Als Therapeut können Sie bestätigen, daß diese alten, allgemein bekannten Reaktionen völlig normal sind (daß Menschen darüber nachdenken, daß sie sich besser fühlen oder sich von schwierigen Kognitionen lösen wollen, wird wahrscheinlich immer so sein), und machen Sie sich klar, daß es zwar eine angenehme Begleiterscheinung solcher Übungen sein kann, daß Klienten sich besser fühlen oder entspannter sind, aber nicht deren Sinn und Zweck. Erinnern Sie die Klienten immer wieder an den eigentlichen Sinn und Zweck der Übung: einfach die Gedanken zu beobachten und Distanz zu innen zu schaffen, um sich mehr Bewegungsfreiheit bei der Wahl von Handlungsoptionen zu verschaffen, statt zu den Bemühungen um Kontrolle oder zur Erlebensvermeidung zurückzukehren. Sie können auch später noch einmal eine Defusionsübung aufgreifen und solchen Klienten Gelegenheit geben, ihren Wunsch einzubeziehen, daß Ihre Gedanken durch die Übung verschwinden mögen. Es folgen nun Beispiele dafür, wie Sie dabei vorgehen können, wobei es im ersten Fall um das »Weggehen« von Gedanken und im zweiten um das »Sich-besser-Fühlen« geht. Sie können beide Skripts an die Situation bestimmter Klienten anpassen, indem Sie Informationen über deren konkrete Kämpfe, Vermeidungstendenzen und Werte berücksichtigen.

Gedanken »gehen weg«

Therapeut: Wie war das für Sie? Was ist Ihnen aufgefallen?

Klient: Es war wunderbar! Hat mir gut gefallen, wie meine Gedanken verschwunden sind.

Therapeut: Ja, Klienten wünschen sich bei dieser Art von Defusionsübung häufig, daß die alten nervigen Gedanken verschwinden. Allerdings frage ich mich, ob sie wirklich für immer verschwunden sind. Was meinen Sie?

Klient: Hmm. Wahrscheinlich nicht.

Therapeut: Ja, es wäre schön, aber wahrscheinlich ist es nicht so. Und der Gedanke *Ich wünsche mir, daß diese Gedanken einfach weggehen*, wird sich wahrscheinlich auch nicht völlig vertreiben lassen. Aber denken Sie daran, daß eigentlich nicht die Gedanken selbst das Problem sind, sondern das, was Sie damit machen. Es geht bei der Übung nicht darum, Ihre Gedanken zu vertreiben – wie Sie aus jahrelanger eigener Erfahrung wissen, ist das ohnehin nicht möglich. Es geht nur darum, die Gedanken zu registrieren, damit Sie sich nicht so sehr darin verstricken und damit Sie ein paar andere Möglichkeiten haben, sich zu entscheiden – Möglichkeiten, die mehr mit den Dingen, die für Sie besonders wichtig sind, zu tun haben.

Sich besser fühlen

Therapeut: Wie war das für Sie. Was ist Ihnen aufgefallen?

Klient: Es war wunderbar. Ich fühle mich jetzt viel besser.

Therapeut: Es ist sicher schön, wenn man nach einer Defusionsübung merkt, daß man weniger leidet, und so etwas kommt auch gar nicht selten vor. Aber vergessen Sie bitte nicht, daß es uns hier nicht darum geht, wie Sie das, was in Ihrem Inneren vor sich geht, am besten beeinflussen können. Nach dem, was Sie mir erzählt haben, haben Sie in der Vergangenheit schon festgestellt, daß das nicht so gut funktioniert. Manchmal hat sich Ihre Situation dadurch sogar noch verschlimmert. Wir wollen deshalb gar nicht mehr darauf zurückgreifen. Bei der Defusion geht es uns nicht darum, unsere Gedanken und Gefühle unter Kontrolle zu bringen; wir wollen sie nur registrieren und ein wenig Distanz zu ihnen entwickeln, damit Sie in der Lage sind, andere und vor allem flexiblere Entscheidungen zu treffen – Entscheidungen, die mehr mit den Dingen zu tun haben, die Ihnen besonders wichtig sind. Wenn Sie sich nach diesen Übungen besser fühlen, ist das gut, und Sie sollten sich die Freiheit nehmen, diese Augenblicke zu genießen. Aber das wird nicht immer so sein, und es ist auch nicht das, worum es uns geht.

Defusionsübungen, die das Zurücktreten und Beobachten fördern

Im folgenden werden zunächst Übungen vorgestellt, die die Defusion fördern sollen, indem Sie Klienten helfen, einen Schritt zurückzutreten und ihre Gedanken wie etwas von ihnen selbst Getrenntes zu beobachten.

◆ ◆ ◆

Blätter treiben auf einem Bach (Hayes 2005/2007, S. 119–121)

Diese Übung ist wahrscheinlich die bekannteste Defusionsübung zur Förderung des Zurücktretens und Beobachtens von Gedanken. Ihre Bildsprache ist wohl leicht zu verstehen und läßt sich mit allen Erlebensbereichen verbinden, und aufgrund ihrer Einfachheit eignet sie sich für jede Art von Klienten.

Schließen Sie die Augen, und stellen Sie sich einen wunderschönen, langsam fließenden Bach vor. Das Wasser fließt über Felsen und um Bäume herum, fließt bergab und reist durch ein Tal. Ab und zu fällt ein großes Blatt ins Wasser und treibt davon. Stellen Sie sich vor, Sie sitzen an einem warmen, sonnigen Tag an diesem Bach und schauen zu, wie die Blätter an Ihnen vorübertreiben.

Werden Sie sich nun Ihrer Gedanken bewußt. Stellen Sie sich vor, daß jeder Gedanke, der Ihnen in den Sinn kommt, auf eines der Blätter geschrieben ist. Wenn Sie in Worten denken, dann setzen Sie diese als Worte auf die Blätter. Wenn Sie in Bildern denken, dann setzen Sie diese als Botschaften auf ein Blatt. Es geht darum, am Bach zu sitzen und die Blätter ungehindert vorüberziehen zu lassen. Versuchen Sie nicht, den Fluß zu beschleunigen oder zu verlangsamen. Versuchen Sie auch nicht zu verändern, was auf den Blättern auftaucht. Halten Sie einfach inne, und nehmen Sie zur Kenntnis, daß dies geschehen ist. Legen Sie dieses Wissen in einem Ordner ab, und kehren Sie danach zum Bach zurück. Sobald in Ihrem Geist ein Gedanke auftaucht, legen Sie ihn auf ein Blatt und lassen dieses stromabwärts treiben. Beobachten Sie eine Weile das Vorüberziehen Ihrer Gedanken.

◆ ◆ ◆

Beobachten des Gedankenzugs (Hayes 2005/2007, S. 104–107)

Dies ist eine klassische Defusionsübung, die das Zurücktreten und Beobachten der Gedanken fördern soll. Das Besondere an dieser Übung ist, daß es darin nicht nur um Gedanken, sondern auch um Emotionen, physische Empfindungen und den Drang zu handeln geht.

Stellen Sie sich vor, Sie stehen auf einer Brücke, die über Eisenbahngleise führt, und schauen auf drei Gleisstränge hinab. Auf jedem von diesen fährt ein Bergwerkszug langsam davon. Jeder von ihnen zieht eine Anzahl von Loren, kleinen Waggons für den Transport von Erz. Die drei Züge tuckern langsam unter der Brücke durch.

Stellen Sie sich, während Sie auf die Gleise hinabschauen, vor, daß der Zug auf der linken Seite nur das »Erz« von Dingen, die Sie im gegenwärtigen Augenblick bemerken, transportiert. Es handelt sich um Empfindungen, Wahrnehmungen und Emotionen. Der Zug befördert die Geräusche und Klänge, die Sie hören, die verschwitzten Handflächen und das Pochen Ihres Herzens, das Sie spüren, die Traurigkeit, die Sie bemerken, usw. Der mittlere Zug befördert nur Ihre Gedanken: Ihre Urteile und Voraussagen, Ihre Selbstsicht und dergleichen mehr. Und der Zug auf der rechten Seite befördert Ihren Drang zu handeln: den Drang, Dinge zu meiden und wegzuschauen, Ihre Bemühungen, das Thema zu wechseln usw. Das Hinabschauen auf die drei Gleisstränge ist eine Metapher für die Betrachtung Ihres eigenen Geistes.

Nun denken Sie an etwas, womit Sie in letzter Zeit gekämpft haben. Schließen Sie dann die Augen, und stellen Sie sich die drei Gleisstränge vor. Es geht darum, daß Sie auf der Brücke bleiben und auf die Züge hinabschauen. Sollten Sie feststellen, daß Ihr Geist abgeschweift ist, oder entdecken, daß Sie sich in einer der Loren auf den Gleisen befinden und mit deren Inhalt kämpfen – beispielsweise mit einem Urteil, das besagt, daß Sie es nie zu etwas bringen werden, oder mit einer Überzeugung, nach der Sie in Zukunft nie etwas Gutes erleben werden –, so kann dies ein sehr wichtiger Augenblick sein. Und tatsächlich ist genau das ein wichtiger Sinn und Zweck der Übung. Falls dies auf irgendeine Weise passiert, stellen Sie fest, wodurch Sie in diese Sache hineingezogen wurden. Merken Sie sich, was es war, und kehren Sie anschließend im Geiste auf die Brücke über den Gleisen zurück, und schauen Sie noch einmal hinab.

Wenn es Ihnen gelingt, auf der Brücke zu bleiben, werden Sie ein Gemisch aus Gedanken, Gefühlen und Handlungsdrängen erleben, die unter Ihnen und unabhängig von Ihnen dahinziehen. Wenn Sie sich hingegen im Inhalt verlieren und mit Ihren Gedanken, Gefühlen und Handlungsdrängen verschmelzen, wird Ihnen das, was Sie erleben, wie ein heilloses Durcheinander erscheinen. Versuchen Sie, auf der Brücke zu bleiben und von dort aus Ihre Gedanken, Gefühle und Handlungsdränge auf den Loren unter sich zu beobachten. Falls Sie die Brücke verlassen, verfolgen Sie einfach, was unterdessen geschieht, und kehren Sie anschließend auf Ihre Position über den Gleisen zurück. Achten Sie während der nächsten Minuten darauf, was bei Ihnen auftaucht.

◆ ◆ ◆

Fussbälle treten (John Robert-Clyde Helmer 2013)

Diese Übung eignet sich speziell für sportliche Klienten und besonders für diejenigen, die Fußball spielen. Man kann sie aber auch leicht so abwandeln, daß sie sich auf eine andere Sportart bezieht, die einem bestimmten Klienten näher liegt.

Sobald Sie bereit sind, können Sie allmählich die Augen schließen. Nehmen Sie sich ein wenig Zeit, um sich in den Stuhl, auf dem Sie sitzen, oder in die Couch sinken zu lassen, und atmen Sie einfach.

Nun stellen Sie sich vor, Sie befinden sich auf Ihrem Lieblingsfußballplatz, auf einem Platz, den Sie immer besonders gern besucht haben, als Sie noch jünger waren. Für welchen Fußballplatz Sie sich entscheiden, spielt keine Rolle; wählen Sie einfach einen aus, den Sie sich vorstellen können. Vergessen Sie, während Sie sich vorstellen, auf diesem Platz zu stehen, nicht zu atmen.

Nehmen Sie sich einen Augenblick Zeit, um zu visualisieren, daß Sie an der Seitenlinie in der Nähe des Tors stehen und auf das große offene Spielfeld schauen. Direkt neben Ihnen liegt ein Fußball. Als Sie sich hinabbeugen, um den Ball aufzuheben, entdecken Sie, daß etwas darauf geschrieben steht. Während Sie darauf fokussieren, fällt Ihnen ein Gedanke auf, der Sie bedrückt. Sobald Sie den Gedanken klar auf dem Ball sehen, legen Sie diesen zurück auf die Torlinie, halten den Fokus auf den Gedanken gerichtet und treten zurück, um für den Schuß Anlauf zu nehmen. Laufen Sie in Richtung des Balls, und treten Sie so fest wie möglich. Beobachten Sie, wie er von dort, wo Sie stehen, in die Ferne fliegt. Verfolgen Sie seinen Weg in die Ferne, und atmen Sie erneut tief.

Kehren Sie danach zur Seitenlinie zurück, und verfahren Sie mit einem weiteren Ball und einem anderen Gedanken genauso. Vielleicht taucht wieder der gleiche Gedanke wie beim ersten Mal auf, es kann aber auch ein anderer sein. (Wiederholen Sie die Übung mit so vielen Gedanken, mit denen Sie sich im Zustand der Fusion befinden, wie Sie wollen.)

Versuchen Sie vor der Arbeit an dieser Übung, den Lieblingssport Ihres Klienten oder sogar seine Lieblingsmannschaft herauszufinden. Wie bereits erwähnt, kann die Übung auf jede Art von Sport bezogen werden. Ist der Klient beispielsweise Golfer, kann er den Ball mit dem belastenden Gedanken auf ein Tee (Zielpunkt) legen und ihn von dort wegschlagen. Football-Spieler können den Ball in eine End-Zone schlagen oder werfen. Wenn Sie wissen, daß ein Klient eine bestimmte Mannschaft bevorzugt, kann er sich vorstellen, er befinde sich im Stadion oder in der Arena dieser Mannschaft.

◆ ◆ ◆

Boot auf dem Wasser (Benjamin Bryan 2013)

Bei dieser Übung plazieren die Klienten keine Gedanken und Gefühle auf Gegenständen, sondern sie erleben das Auftauchen und Verschwinden der Gedanken und Gefühle, ihr Kommen und Gehen, so wie ein Boot von den Wellen emporgehoben und wieder hinabgezogen wird.

Schließen Sie die Augen, und stellen Sie sich vor, Sie befinden sich auf einem Boot im Meer. Sie benutzen alle Sinne, während Sie mit dem Boot dahintreiben. Spüren Sie das sanfte Schaukeln des Bootes unter Ihnen. Wellen plätschern gegen seine Wände, und Sie spüren, wie es steigt und fällt, und hören das Aufprallen jeder kleinen Welle. Fast im Moment, in dem Sie merken, daß eine

Welle herangekommen ist, hat sie sich auch schon wieder entfernt, und bald darauf nähert sich eine neue. Manchmal rollen die Wellen schnell und majestätisch heran und verebben dann wieder. Einige sind so riesig, daß Sie außer ihnen nichts sehen und spüren, bis sie wieder verebbt sind.

Spüren Sie die unablässig anbrandenden und wieder abklingenden Wellen, große und kleine. Versuchen Sie während dieser inneren Empfindungen auf den Wellen zu reiten, und lassen Sie Ihre Gedanken und Gefühle auftauchen und wieder abklingen, kommen und gehen. Bleiben Sie auf dem Boot, und wenn Sie merken, daß Sie über Bord gespült worden sind und sich im Wasser befinden, nehmen Sie einfach zur Kenntnis, daß dies passiert ist, klettern ins Boot zurück, und fahren fort, auf den Wellen zu reiten.

Defusionsübungen für die Entwörtlichung der Sprache

Im folgenden Abschnitt werden Skripts für Übungen vorgestellt, die die Defusion fördern sollen, indem sie Klienten dazu anleiten, Worte als Geräusche wahrzunehmen und sich von ihrer literalen Bedeutung zu lösen.

◆ ◆ ◆

Pickles, Pickles, Pickles *(adaptiert nach Titchener 1916, S. 425)*

Die Übung *Pickles, Pickles, Pickles* und viele andere, ähnliche Übungen, die in der Literatur beschrieben werden (darunter auch *Milch, Milch, Milch* in Hayes 1999/2004, S. 162 f.), sollen den Wörtern ihren Sinn rauben, wobei man in diesem Fall mit dem Wort »Pickles« beginnt. Natürlich kann man auch jedes andere Wort benutzen, und am besten wählt man Inhalte, die für das innere Erleben des betreffenden Klienten typisch sind (z. B. »Mißerfolg«, »Gefahr« oder »Ich bin schwach«). Wir empfehlen, mit dem eher harmlosen Wort »Pickles« zu beginnen und danach ein Wort zu wählen, das dem Klienten näher geht. Sie werden während der gesamten Übung mit dem Klienten interagieren. Geben Sie ihm Gelegenheit, die in das folgende Skript eingestreuten Fragen zu beantworten.

Ich möchte, daß Sie das Wort »Pickles« aussprechen. Was löst es bei Ihnen aus? … Wie stellen Sie »Pickles« vor? … (Gelingt dem Klienten aus sich heraus keine besonders detaillierte Beschreibung, können Sie ihn auffordern, Farbe, Struktur usw. des Objekts zu beschreiben.) *Wenn Sie sich vorstellen, daß Sie die Pickles riechen, was verbinden Sie dann damit? … Wie schmecken Pickles? … Wie fühlen sie sich im Mund und zwischen den Zähnen an?*

Gibt es in diesem Raum irgendwo Pickles? (In der Regel antwortet der Klient daraufhin mit nein.) *Und trotzdem können Sie die Pickles nun sehen, fühlen, riechen und schmecken, weil Sie das Wort »Pickles« gedacht haben. Sie hatten sogar Reaktionen darauf wie ________________________.* (Erwähnen Sie an dieser Stelle, was der Klient über seine Erlebnisse berichtet hat. Hat er gesagt, daß er Pickles mag oder nicht mag? Hat er über verstärkten Speichelfluß berichtet?) *So geht es uns mit der Sprache: Die Worte, die wir denken, aktivieren auch alle möglichen anderen Dinge.*

Ich möchte, daß Sie nun mit mir zusammen etwas ausprobieren. Wir werden beide immer wieder das Wort »Pickles« laut aussprechen, so schnell wir können, bis ich stopp sage. (Tun Sie dies eine Minute lang, wobei Sie den Klienten von Zeit zu Zeit anfeuern, weiter zu machen, schneller und lauter zu sprechen usw.). *Okay, stopp. Was ist mit den Pickles passiert?* (Geben Sie dem Klienten Gelegenheit zu antworten. Meist berichten sie nach dieser Übung, daß ein oft wiederholtes Wort allmählich seinen Sinn verliert.) *Durch das häufige Wiederholen des Wortes »Pickles« ist jede Bedeutung, die Sie vorher damit verbunden haben, neutralisiert worden, und übrig geblieben ist ein bedeutungsloses Geräusch. Könnte es Ihnen mit den Gedanken in Ihrem Kopf genauso gehen?*

Sprechen Sie mit dem Klienten eine Weile über Defusion, und wiederholen Sie die Übung dann mit einem problematischeren Inhalt, der dem Klienten näher liegt, beispielsweise »Mißerfolg«, «Versager« oder »häßlich«, und wiederholen Sie dieses Wort mit ihm zusammen etwa eine Minute lang.

◆ ◆ ◆

For S/He's a Jolly Good __________ (Ken Davis 2013)

Diese Übung leistet die besten Dienste, wenn ein Klient sich in einem Zustand der Fusion mit einer bestimmten Selbstsicht befindet, beispielsweise »Ich bin ein Versager«, »Ich bin ein Blender«, »Ich bin ein Angeber« oder »Ich bin Alkoholiker«. Ähnlich wie die Übung »*Pickles, Pickles, Pickles*« hilft auch diese, die literale Sprache außer Funktion zu setzen. Es folgt ein Beispielskript. Benutzen Sie es als eine Art »Vorlage«, und verändern Sie seinen Inhalt so, daß das Skript dem Erleben des Klienten entspricht.

Seit Sie sich von Ihrer Freundin getrennt haben, sind Sie offenbar besonders stark auf einen Gedanken fixiert, der es Ihnen schwer macht, mit Frauen auszugehen. Sie haben erwähnt, daß Sie Ihre Ex ein paarmal angerufen und auf ihrer Facebook-Seite verfolgt haben, was sie treibt, und daß Ihnen wegen dieses

Verhaltens die Idee gekommen ist, daß Sie ein Stalker sind. Sie haben zu mir gesagt: »Was wollte ein Mädchen mit einem Stalker zu tun haben?« Ihre starke Fixierung auf diese Vorstellung hält Sie davon ab, Beziehungen zu pflegen, die Ihnen etwas bedeuten. Deshalb schlage ich Ihnen vor, sich mit mir zusammen auf ein Experiment einzulassen. Kennen Sie das Lied »For He's a Jolly Good Fellow«? Ich möchte, daß Sie es mit mir zusammen singen, aber statt »Fellow« werden wir ein Lied singen, in dem es um Sie geht. Deshalb benutzen wir darin das Wort »Stalker«. Unsere Version lautet also: »For He's a Jolly Good Stalker«. Sind Sie bereit, diese Übung mit mir zusammen auszuführen?

Singen Sie das Lied gemeinsam und möglichst enthusiastisch (der Originaltext ist weiter unten abgedruckt), und führen Sie mit dem Klienten anschließend ein Gespräch darüber, wie es ihm mit seinen Gedanken und Gefühlen geht, wenn er dieses Lied über seine Selbstsicht singt. Er wird wahrscheinlich merken, daß der Sinn aus dem Lied entweicht und daß die Macht des Gedankens über ihn geringer wird.

Amerikanische Version

For he's a jolly good fellow, for he's a jolly good fellow
For he's a jolly good fellow (Pause) which nobody can deny
Which nobody can deny, which nobody can deny
Which nobody can deny, which nobody can deny
For he's a jolly good fellow, for he's a jolly good fellow
For he's a jolly good fellow (Pause), which nobody can deny!

Britische Version

For he's a jolly good fellow, for he's a jolly good fellow
For he's a jolly good fellow (Pause) and so say all of us
And so say all of us, and so say all of us
For he's a jolly good fellow, for he's a jolly good fellow
For he's a jolly good fellow (Pause), and so say all of us!

◆ ◆ ◆

Sag es in einer anderen Sprache
(Matthieu Villatte & Jean-Louis Monestès 2013)

Diese Übung wurde zuerst in einem französischen Buch veröffentlicht (Monestès & Villatte 2011). Sie hilft Klienten zu erkennen, wie die Worte, die sie in ihren Gedanken verwenden, ihre Flexibilität einschränken und unnützes und destruktives

Verhalten fördern. Sie lernen dadurch, sich von ihren Gedanken zu distanzieren, indem sie sich über deren Beliebigkeit klar werden. Am besten wählt man für die Übung einen Gedanken aus dem Erleben des Klienten, der seine Flexibilität einschränkt. Nehmen wir einmal an, wir haben uns für *Ich muß trinken, um mich gut zu fühlen* entschieden. Sie müssen sich vor der Therapiesitzung auf diese Übung vorbereiten, weil es besser ist, wenn Sie eine Sprache benutzen, die nur wenige Menschen sprechen, beispielsweise Isländisch oder Gälisch. Da keine perfekte Übersetzung erforderlich ist, können Sie eine der Übersetzungshilfen aus dem Internet benutzen.

THERAPEUT: Ich werde Ihnen nun einen Satz zeigen, der auf diesem Blatt Papier geschrieben steht, und ich bitte Sie, ihn laut vorzulesen, falls Sie dazu bereit sind.

Zeigen Sie dem Klienten den in eine andere Sprache übersetzten Satz – es sollte sich um eine Sprache handeln, die der Klient nicht beherrscht. In unserem Beispiel legt der Therapeut dem Klienten eine chinesische Übersetzung des Satzes »Ich muß trinken, um mich gut zu fühlen« vor: *Woqi a nwàn yingg a i he shut, yàobùrán wo juédé bù sh u fu.*

THERAPEUT: Versuchen Sie, mir diesen Satz vorzulesen.

KLIENT: Ich weiß nicht genau, wie man das ausspricht, aber okay, ich versuch's. *Woqi a nwàn yingg a i he shut, yàobùrán wo juédé bù sh u fu.*

THERAPEUT: Können Sie mir sagen, was Sie fühlen, wenn Sie diesen Satz vorlesen?

KLIENT: Nicht viel. Der Satz hat für mich keine Bedeutung. Das sind nur Geräusche, die bei mir nichts auslösen.

THERAPEUT: Haben Sie das Gefühl, daß Sie etwas Bestimmtes tun wollen, wenn Sie ihn lesen?

KLIENT: Nein, nichts.

Schreiben Sie den gleichen Satz anschließend auf Deutsch auf, und zeigen Sie ihn dem Klienten.

THERAPEUT: Wie sieht es mit diesem Satz aus? Können Sie ihn auch laut vorlesen?

KLIENT: »Ich muß trinken, um mich gut zu fühlen.« Ist das der Sinn des anderen Satzes?

THERAPEUT: Ja, es ist genau der gleiche Satz, nur war der andere auf Chinesisch aufgeschrieben. Wie haben Sie es empfunden, diesen zweiten Satz zu lesen?

KLIENT: Er beunruhigt mich. Das sage ich mir selbst ständig.

THERAPEUT: Wenn Sie diesen Gedanken haben, ist es für Sie sehr schwierig, nicht darauf zu reagieren – es ist, als sähen Sie keine Möglichkeit, einen Befehl nicht auszuführen. Richtig?

Klient: Ja, er geht mir ständig durch den Kopf. Ich fühle mich depressiv, und ich muß etwas trinken, um diese Stimmung zu überwinden.

Therapeut: Ist Ihnen klar, daß es Ihnen als unmöglich erscheint, *nicht* auf die Worte dieses Gedankens zu reagieren? Doch wenn Sie ihn in einer anderen Sprache hören, scheinen Sie seinem Einfluß nicht zu unterliegen.

Klient: Wenn ich nicht weiß, was der Satz bedeutet, wirkt er nicht genau so auf mich, obwohl beide Sätze den gleichen Sinn haben, diesen aber durch unterschiedliche Geräusche zum Ausdruck bringen.

Diese Übung soll die Klienten dazu anleiten, mit einem Gedanken etwas anderes als gewohnt zu erleben. Dies soll sie ermutigen, das Erlebte über die Übung hinaus zu verallgemeinern.

◆ ◆ ◆

Tu nicht, was du sagst
(Jean-Louis Monestès & Matthieu Villatte 2013)

Auch diese Übung wurde zuerst in einem französischen Buch veröffentlicht (Monestès & Villatte 2011). Durch sie sollen die Klienten lernen, sich in ihrem Verhalten von ihren Gedanken unabhängig zu machen. Stellen Sie sich so hin, daß Sie dem Klienten frontal gegenüberstehen. Sie werden verschiedene Handlungen ausführen, beispielsweise Händeklatschen, Sitzen auf einem Stuhl, Springen usw. Der Klient soll jeweils das, was Sie tun, verbal beschreiben, und zwar in Form eines Satzes, der mit »Ich muß …« beginnt. Diesen soll er durch die Beschreibung der Aktivität, die Sie gerade ausführen, ergänzen. Heben Sie beispielsweise die Hände empor, sagt der Klient: »Ich muß meine Hände erheben.« Gleichzeitig führt er eine andere Handlung aus – dabei kann er alles tun, nur nicht das, was Sie gerade getan haben. Wenn Sie auf einem Stuhl sitzen, sagt der Klient: »Ich muß auf einem Stuhl sitzen«, und tut gleichzeitig etwas völlig anderes, indem er beispielsweise in die Hocke geht, die Arme verschränkt oder auf einem Fuß steht.

Führen Sie ca. zehn unterschiedliche Handlungen aus, bevor Sie mit dem Klienten über den Vorgang sprechen, so daß er genügend Zeit hat zu erleben, wie es sich anfühlt, wenn er etwas anderes tut, als er sagt. Die Übung hilft zu erkennen, daß man sprachlichen Äußerungen nicht Folge leisten muß, und daß zwischen Gedanken (sprachlichen Äußerungen) und Handlungen keine zwingende Verbindung besteht, auch wenn es uns zunächst schwerfallen mag, uns unabhängig von sprachlichen Suggestionen zu verhalten.

Manchmal tun Klienten das genaue Gegenteil dessen, was der Therapeut tut.

Springt er beispielsweise, geht der Klient in die Hocke, und bewegt er sich einen Schritt vor, tritt der Klient einen Schritt zurück. Solche Reaktionen kommen ziemlich häufig vor, weil es generell schwer ist, sich unabhängig von sprachlichen Suggestionen zu verhalten. Doch wenn Klienten das Gegenteil dessen tun, was sie sagen, so spiegelt das immer noch ihre verbale Äußerung und steht somit zu dieser in Beziehung. Außerdem führt eine solche Fixierung auf konträres Verhalten zu einer Einschränkung des Verhaltensrepertoires.

Falls sich ein Klient in der Übung grundsätzlich konträr zu seiner sprachlichen Äußerung verhält, sollten Sie mit ihm darüber sprechen und untersuchen, ob solche Reaktionen auch in seinem Alltagsleben dominieren. Beispielsweise könnte sich ein Klient grundsätzlich dazu zwingen, in der Öffentlichkeit zu sprechen, weil er denkt: *Ich werde nicht in der Lage sein, vor dieser Gruppe zu sprechen.* Zwar ist ein Verhalten, das dem Inhalt der eigenen Gedanken genau entgegengesetzt ist, manchmal eine wirksame Expositionsstrategie, aber sinnvoller ist es, die Fähigkeit des Klienten, sich im Einklang mit seinen Prioritäten und Präferenzen zu verhalten, zu verbessern, statt systematisch auf die eigenen Gedanken zu reagieren (ganz gleich, ob im Einklang mit ihnen oder im Gegensatz zu ihnen). Dies verbessert die Flexibilität des Verhaltens und der Psyche.

◆ ◆ ◆

Die Identität einer Cartoon-Figur annehmen
(Mark J. Stern 2013)

Diese spielerische Technik soll helfen, eine gewisse Distanz zu den eigenen Gedanken zu entwickeln. Bitten Sie den Klienten, eine Cartoon-Figur auszuwählen, die nach seiner Auffassung seine Gefühle oder sein Verhalten symbolisieren könnte, und zwar möglichst eine Figur, die er nie ernst nehmen würde. Für diese Übung brauchen Sie Gedanken, die die psychische Flexibilität des Klienten beeinträchtigen oder ihn von seinen persönlichen Werten abbringen. Lassen Sie ihn sich vorstellen, diese Gedanken würden mit der Stimme der Cartoon-Figur, die er gewählt hat, gesprochen. Beispielsweise könnte ein besonders ängstlicher oder detailbesessener Klient Schlaubi-Schlumpf wählen, weil dieser sich ständig wegen den kleinsten Kleinigkeiten Sorgen macht, während die anderen Schlümpfe seine Bedenken abtun und ihn nie ernst nehmen. In diesem Beispielfall müßte der Klient seine eigenen negativen Gedanken mit Schlaubi-Schlumpfs unangenehmer, aber komisch klingender Stimme hören.

Dabei geht es darum, daß der Klient nicht in der Lage sein wird, die Gedanken ernst zu nehmen, wenn er sie in dieser Form hört. Er wird feststellen, daß es keine

Rolle spielt, ob die Gedanken richtig oder falsch sind, und daß es einzig und allein ihm überlassen ist, ob er sie ernst nimmt oder nicht. Falls Sie ein guter Imitator sind, können Sie die Gedanken für den Klienten laut aussprechen.

◆ ◆ ◆

Zeitungsnachrichten aus aller Welt (Jacqueline A-Tjak 2013)

Diese Übung kann man im Gruppenrahmen nutzen; in veränderter Form eignet sie sich aber auch für Einzelklienten. Besonders nützlich ist sie bei der Arbeit mit Kriegsveteranen und anderen Traumatisierten, auf die Nachrichtensendungen oft retraumatisierend wirken. Um die Übung durchführen zu können, brauchen Sie eine Zeitung. Geben Sie jedem Gruppenmitglied einen Abschnitt daraus.

> *Ich möchte, daß sich jeder von Ihnen einen Teil aus der Zeitung aussucht, sich eine Schlagzeile oder eine Geschichte vornimmt, die ihn besonders anspricht – etwas, das starke Gefühle hervorruft. Wählen Sie einen Satz aus einem Artikel oder die Schlagzeile dazu. Ich werde Sie in wenigen Minuten bitten, diese Stelle laut vorzulesen.* (Lassen Sie den Gruppenmitgliedern etwas Zeit für die Auswahl, und entscheiden Sie dann, welcher Teilnehmer mit dem Vorlesen anfangen soll, indem Sie die betreffende Person beim Namen nennen.)
> ______________, *bitte fangen Sie mit dem Vorlesen an. Gleichzeitig sollen Sie Ihre Zeitung so behandeln, als ob sie ein Musikinstrument wäre. Sie können das Papier beispielsweise zerknittern, Sie können es auch schütteln, und Sie können darauf tippen.* (Demonstrieren Sie jeden dieser Vorschläge.)

Sie können auch andere Möglichkeiten des »Musikmachens« vorschlagen, beispielsweise mit einem Stift auf das Papier schlagen, das Papier zu zwei Zylindern zusammenrollen, so daß es zwei Trommelstöcken ähnelt, und mit diesen auf einen Tisch oder Stuhl tippen. Sie können die Klienten dazu anspornen, selbst Einfälle zu entwickeln, und wenn sie Hilfe brauchen, können Sie ihnen entsprechende Vorschläge machen.

> *Ich möchte, daß Sie Ihren Text in einem Rhythmus lesen, der zu den Tönen Ihres Musikinstruments paßt, und daß Sie Ihr Zitat und den Rhythmus ständig wiederholen. Das könnte beispielsweise so aussehen.* (Führt selbst eine Demonstration vor und läßt anschließend das erste Gruppenmitglied beginnen. Sobald sich der Rhythmus gefestigt hat, können Sie ein zweites Gruppenmitglied einladen, mitzumachen.)____________, *ich möchte, daß Sie mit Ihrer*

Zeile und Ihrem Musikinstrument mitmachen. Versuchen Sie, das so zu machen, daß Sie beide ein wenig im Einklang sind.

Beziehen Sie auf diese Weise allmählich alle Gruppenmitglieder ein, so daß die ganze Gruppe zusammen »Musik macht«. Lassen Sie die Mitglieder eine Weile damit fortfahren, und besprechen Sie das Resultat anschließend mit allen. Meist fällt den Teilnehmern auf, daß der Inhalt der Worte völlig verschwindet und diese zu Geräuschen oder Klängen werden oder sich einfach in einen Spaß auflösen. Machen Sie die Teilnehmer darauf aufmerksam, daß diese Äußerungen anfangs sehr beeindruckend waren, und fragen Sie sie dann, wie sich das Erlebte auf ihre eigenen Gedanken auswirkt. Dies kann sie dazu bringen, eine neue Beziehung zu schwierigen Gedanken zu entwickeln (wenn wir Gedanken als bloße Klänge oder Geräusche erleben, verlieren sie die Macht über uns). Sie können die Übung eventuell noch einmal mit den Gedanken wiederholen, die den Gruppenmitgliedern tatsächlich Schwierigkeiten machen.

◆ ◆ ◆

Gehirn-Bingo (*Jill Stoddard 2013*)

Diese Übung wurde speziell für die Arbeit in Gruppen konzipiert. Man kann sie generell auf innere Erlebnisse anwenden oder sie den Bedürfnissen bestimmter Klientenarten anpassen, beispielsweise denjenigen von Klienten mit chronischen Schmerzen oder denjenigen von Opfern sexueller Traumatisierung im Militärdienst (Vorschläge für entsprechende Modifikationen folgen weiter unten). Man kann die Übung auch nutzen, um die Idee des Selbst als Kontext vorzustellen, die am Ende der Übung beschrieben wird.

Geben Sie zunächst allen Gruppenmitgliedern je eine Bingo-Karte, auf der oben und unten jeweils »B-I-N-G-O« geschrieben steht und dazwischen 25 Quadrate eingezeichnet sind. Geben Sie allen Teilnehmern außerdem jeweils einige unbeschriebene Karteikarten. Bitten Sie die Teilnehmer, auf jeder Karteikarte in einem kurzen Ausdruck, also nicht in vollständigen Sätzen, einen negativen Gedanken auszudrücken, und dazu Gedanken zu wählen, die immer wieder in ihrem Geist auftauchen (z. B. »Versager«, »Idiot«, »nicht gut genug«, »einsam«, »es nie zu etwas bringen«, »fett«, »häßlich«, »Alki«). Lassen Sie anschließend alle Teilnehmer in die Quadrate auf ihren Bingo-Karten die gleichen oder ähnliche Wörter oder Ausdrücke eintragen. Sie können den Gruppenmitgliedern zu diesem Zweck entweder gestatten, einander mitzuteilen, was sie auf ihre persönlichen Karten schreiben, so daß alle Wörter oder Ausdrücke in die freien Quadrate auf ihren Karten schreiben, von denen sie wissen, daß diese im Laufe des Spiels auftauchen werden; oder Sie lassen die Teilnehmer Wörter und Ausdrücke aufschreiben, die ihre Vermutungen aufgrund dessen, was sie schon über die anderen wissen, beinhalten. Beide Möglichkeiten sind von Nutzen, aber im ersten Fall ist die Wahrscheinlichkeit höher, daß jemand tatsächlich ein Bingo erreicht.

Sammeln Sie die Karteikarten mit den Gedanken anschließend ein, und stekken Sie sie in eine Kiste oder einen anderen Behälter. Spielen Sie mit den Karten Bingo, indem Sie jeweils eine aus der Kiste nehmen, die darauf vermerkten Wörter oder Ausdrücke vorlesen und die Gruppenmitglieder auf ihren persönlichen Karten vermerken lassen, ob der betreffende Gedanke darauf notiert ist. Wenn es dem ersten Teilnehmer gelungen ist, fünf Felder in einer Reihe in jeder beliebigen Richtung zu markieren, ruft er: »Bingo!« und ist der Gewinner. Sie können an die Gewinner kleine Preise vergeben – eventuell sogar eine chinesische Fingerfalle, ein klassisches ACT-Symbol für das Aufgeben des Kampfes um Kontrolle.

Sie können das Wort »BINGO« auch durch ein negativ besetztes Wort ersetzen, das der Klientengruppe, mit der Sie arbeiten, entspricht. Fordern Sie die Teilnehmer in diesem Fall auf, negative Worte und Ausdrücke zu notieren, die für ihr spezielles Problem charakteristisch sind. Hier ein paar Beispiele:

Schmerz für eine Gruppe von Klienten, die unter chronischen Schmerzen leiden und die Worte wie »sinnlos«, »hoffnungslos«, »gebrochen« und »Aua!« nennen könnten.

Vergewaltigung für eine Gruppe von Opfern sexueller Gewalt beim Militär, die Worte wie »unsicher«, »Opfer« und »verletzlich« nennen könnten.

Mörder oder ***Bombe*** für eine Gruppe von Militärangehörigen mit einer PTBS, die Worte wie »meine Schuld«, »hätte ich sein sollen« und »unsicher« nennen könnten.

Und schließlich können Sie mit Hilfe dieser Übung auch die Idee des Selbst als Kontext vorstellen, indem Sie darauf hinweisen, daß die Klienten (bzw. ihr Sein, ihre Identität oder ihr Selbstempfinden) der Bingo-Karte gleichen und daß diese Karte die variierenden Erlebnisse ihrer Gedanken beinhaltet, die existieren und sich auf der Oberfläche der Karte verändern.

Defusionsmetaphern

Im folgenden Abschnitt werden verschiedene Skripts vorgestellt, die mit Hilfe von Metaphern die Defusion fördern.

◆ ◆ ◆

Fliegenfischen (Richard Whitney 2013)

Diese Metapher zielt primär auf Fusion und Defusion, aber sie erinnert auch an die Probleme, die auftreten, wenn wir uns damit abmühen, innere Erlebnisse zu vermeiden. Außerdem unterstreicht sie, daß die Defusion uns helfen soll, mehr Flexibilität beim Bemühen, sich in eine als wertvoll eingeschätzte Richtung zu bewegen, zu entwickeln.

Haben Sie schon einmal vom Fliegenfischen gehört? Ein guter Fliegenfischer weiß genau, was Forellen am liebsten fressen. Er bindet Insektenimitate, die der bevorzugten Beute der Fische ähneln, an eine spezielle Angelleine. Fliegenfischer können diese Beutetiere so gut imitieren, daß die Forellen sie nicht von den realen Beuteinsekten unterscheiden können. Dann werfen die Fischer die »Fliegen« in den Bach, und die Forelle hält die Beute für echt, beißt hinein und hängt damit am Haken.

Unser Geist kann geschickten Fliegenfischern stark ähneln. Unsere Gedanken und Gefühle sind die ganz speziellen »Fliegen«, die unser Geist entwickelt – diejenigen, bei denen wir »anbeißen«. Unser Geist wirft sie in den Bach, und sie wirken auf uns so echt, daß wir zubeißen und prompt »am Haken hängen«.

Und sobald wir am Haken hängen, können wir noch so wild kämpfen, wir treiben den Angelhaken nur immer tiefer und festigen so unsere Gefangenschaft.

Auf unserer Reise im Fluß des Lebens begleiten uns an der Wasseroberfläche ständig Fliegen aller Art. Wenn wir allmählich lernen, diese Fliegen besser zu erkennen, so daß wir nicht mehr nach ihnen zu schnappen brauchen, hängen wir nicht mehr so oft »am Haken« und verfügen über mehr Flexibilität, so daß wir in Richtung unserer persönlichen Werte schwimmen können.

◆ ◆ ◆

Hände als Gedanken (Harris 2009/2011, S. 41 f.)

Dies ist sowohl eine Metapher als auch eine Übung, eine erlebensbasierte Darstellung von Fusion und Defusion.

Stellen Sie sich vor, Ihre Hände sind Ihre Gedanken. Halten Sie beide Hände mit aufwärts gerichteten Handflächen dicht nebeneinander, als ob es sich um die beiden Seiten eines geöffneten Buches handelte. Erheben Sie dann langsam und ruhig Ihre Hände zum Gesicht empor. Setzen Sie diese Bewegung so lange fort, bis Ihre Hände das Gesicht bedecken. Schauen Sie einige Minuten lang durch die Lücken zwischen Ihren Fingern Ihre Umgebung an, und stellen Sie fest, wie sich das auf Ihre Sicht der Welt auswirkt.

Wie wäre es, wenn Sie den ganzen Tag so herumlaufen würden – wenn Ihre Hände ständig Ihre Augen bedeckten? Wie stark würde Sie dies einschränken? Wieviel würde Ihnen dadurch entgehen? Wie würde es Ihre Fähigkeit beeinträchtigen, auf Ihre Umgebung zu reagieren? Dies ähnelt dem Zustand der Fusion: In ihm verstricken wir uns so stark in unsere Gedanken, daß wir zu vielen Aspekten unseres Erlebens im Hier und Jetzt den Kontakt verlieren, und unsere Gedanken haben einen so großen Einfluß auf unser Tun, daß unsere Fähigkeit, effektiv zu handeln, stark beeinträchtigt wird.

Bedecken Sie Ihre Augen nun noch einmal mit den Händen, aber führen Sie die Hände diesmal ganz langsam vom Gesicht nach unten. Achten Sie, während Ihre Hände langsam unter die Augen sinken, darauf, daß es Ihnen viel leichter fällt, zu mir und Ihrer Umgebung in Kontakt zu treten. Dieser Vorgang entspricht dem Defusionsprozeß. Wenn Sie die Hände senken, verschwinden Ihre Gedanken zwar nicht, aber wenn Sie eine gewisse Distanz von ihnen erreicht haben, können Sie sich stärker und gleichzeitig flexibler engagieren und so die Freiheit gewinnen, im Sinne dessen, was Ihnen wichtig ist, zu handeln.

◆ ◆ ◆

Der Geist als Geschichtenerzähler (Harris 2009/2011, S. 195f.)

Dies ist eine Metapher für die unablässige narrative Aktivität unseres Geistes, die auch seine Bewertungen, Regeln und Voraussagen einschließt. Andere Metaphern von Russ Harris (a. a. O., S. 196) vermitteln das gleiche. Dazu zählen eine Wortmaschine, die einen nie endenden Strom von Wörtern produziert, sowie ein verzogenes Kind, das seine Umgebung mit allen möglichen Forderungen tyrannisiert und Wutanfälle bekommt, wenn man ihm nicht gibt, was es will.

Der menschliche Geist ist der größte Geschichtenerzähler der Welt. Er hält nie inne, sondern weiß ständig eine neue Geschichte zu erzählen, und vor allem möchte er, daß wir ihm zuhören. Er möchte unsere volle Aufmerksamkeit, und er ist bereit, alles zu sagen, was ihm unsere Aufmerksamkeit sichert, selbst wenn das, was er zu sagen hat, schmerzhaft, widerwärtig oder beängstigend ist. Einige der Geschichten, die er uns erzählt, sind wahr; wir nennen sie Tatsachen. Aber die meisten seiner Geschichten sind keine Tatsachen, sondern Meinun-

gen, Überzeugungen, Ideen, Einstellungen, Annahmen, Urteile, Voraussagen usw. Sie beschreiben, wie wir die Welt sehen, was wir tun wollen, was wir für richtig oder falsch, für fair oder unfair usw. halten. Was wir hier unter anderem lernen wollen, ist zu erkennen, wann eine Geschichte uns nützlich ist und wann nicht. Falls Sie bereit sind, eine Übung auszuführen, möchte ich, daß Sie nun die Augen schließen und etwa dreißig Sekunden lang nichts sagen – sich einfach nur die Geschichte anhören, die Ihr Geist Ihnen in diesem Moment erzählt.

Verwenden Sie ein wenig Zeit darauf, dieses Erlebnis mit Ihren Klienten zu verarbeiten. Es geht nicht darum, mit ihnen darüber zu debattieren, ob das, was ihr Geist ihnen erzählt hat, wahr oder unwahr ist, sondern darum, Gedanken zu identifizieren, die nicht förderlich sind, weil sie die Klienten davon abhalten, zu tun, was ihnen wichtig ist.

Wenn Sie diese Metapher in einer Sitzung benutzt haben, können Sie später darauf zurückgreifen, indem Sie etwas sagen wie: »Das klingt, als hätte der große Geschichtenerzähler heute einmal wieder ein sehr dankbares Publikum!« Oder: »Sieh an, die Wortmaschine läuft heute einmal wieder zu Hochform auf!« Dies kann zu einem jederzeit nutzbaren Kürzel für einen Hinweis auf eine Fusion werden, wenn eine solche in einer Sitzung entsteht.

Zusammenfassung

Zu einer kognitiven Fusion kommt es, wenn der Inhalt unseres Geistes uns fesselt, weil wir ihn wörtlich nehmen, und wenn wir zulassen, daß unsere Handlungen von unseren Gedanken angetrieben werden, obwohl die Entscheidungen, die wir aufgrund dessen treffen, nicht mit unseren persönlichen Wertvorstellungen in Einklang stehen. Durch Defusion können wir uns von diesem inneren Selbstgespräch befreien, indem wir entweder zurücktreten und unsere Gedanken als von uns unabhängig beobachten oder indem wir die Sprache »entwörtlichen«. Dadurch verschwinden weder unsere Gedanken noch unser Unbehagen, aber es entsteht Raum, in dem wir neue, unseren Werten entsprechende Entscheidungen treffen können.

In diesem Kapitel wurden viele Metaphern und Übungen zum Thema Defusion vorgestellt. Sie können aber auch selbst weitere entwickeln. Defusionsübungen, die dem *Beobachten des Gedankenzugs* (Hayes 2005/2007, S. 104–107) oder der Übung *Blätter treiben auf einem Bach* (Hayes 2005/2007, S. 119–121) ähneln, lassen sich unter Verwendung jeder Bildvorstellung entwickeln, die Klienten hilft, im

Geiste still zu stehen, während sie das Vorüberziehen von Objekten beobachten, was ihnen die Möglichkeit gibt, Gedanken einzugrenzen und zu beobachten. Das innere Bild läßt sich auf die Bedürfnisse bestimmter Klienten abstimmen. Beispielsweise können Sie bei der Arbet mit Kindern das Bild eines Karnevalszugs benutzen. Erwachsene, die sich für Langstreckenlauf oder Fahrradfahren interessieren, können sich vorstellen, sie würden sich einen Marathonlauf oder die *Tour de France* anschauen. Es geht darum, die Klienten dazu anzuleiten, auftauchende Gedanken zu betrachten und sie außerhalb von sich zu lokalisieren. Dies ermöglicht ihnen, vom Geschehen zurückzutreten, sich von ihren Gedanken zu distanzieren und zuzuschauen, wie sie vorüberziehen. Jede Übung, die dieses Gefühl der Getrenntheit von den eigenen Gedanken und deren Beobachtung fördert, ist eine Defusionsübung. Ebenso ist jede Übung, die das Erleben sprachlicher Äußerungen als sinnleere Wörter und Geräusche fördert, so wie es bei der Deliteralisierung geschieht, gleichzeitig eine Defusionsübung. Wir empfehlen Ihnen, selbst einige Übungen dieser Art zu entwickeln. Dieser Aspekt therapeutischer Arbeit kann viel Freude machen!

Übungen und Metaphern, die auf kognitive Defusion zielen

Übungen und Metaphern in diesem Kapitel

- Blätter treiben auf einem Bach (Hayes 2005/2007, S. 119–121)
- Beobachten des Gedankenzugs (Hayes 2005/2007, S. 104–107)
- Fußbälle treten (John Robert-Clyde Helmer 2013)
- Boot auf dem Wasser (Benjamin Bryan 2013)
- Pickles, Pickles, Pickles (adaptiert nach Titchener 1916, S. 425)
- For S/He's a Jolly Good _______ (Ken Davis 2013)
- Sag es in einer anderen Sprache (Matthieu Villatte & Jean-Louis Monestès 2013)
- Tu nicht, was du sagst (Jean-Louis Monestès & Matthieu Villatte 2013)
- Die Identität einer Cartoon-Figur annehmen (Mark J. Stern 2013)
- Zeitungsnachrichten aus aller Welt (Jacqueline A-Tjak 2013)
- Gehirn-Bingo (Jill Stoddard 2013)
- Fliegenfischen (Richard Whitney 2013)
- Hände als Gedanken (Harris 2009/2011, S. 41 f.)
- Der Geist als Geschichtenerzähler (Harris 2009/2011, S. 195 f.)

Weitere Übungen

- Und/Aber-Vereinbarung (Hayes 1999/2004, S. 167 f.)
- Inhalte auf Karten (Hayes 1999/2004, S. 171 f.)
- Gedanken und Gefühle beschreiben (Hayes 2005/2007, S. 121–123)
- Identifizieren der Programmierung (Hayes 1999/2004, S. 152 f.)
- Benenne deine Gedanken (Hayes 2005/2007, S. 118 f.)
- Milch, Milch, Milch (Hayes 1999/2004, S. 162 f.)
- Vergegenständlichungs-Übung (Hayes 1999/2004, S. 180 f.)
- Soldaten bei einer Parade (Hayes 1999/2004, S. 167–171)
- Nehmen Sie Ihren Verstand auf einen Spaziergang mit (Hayes 1999/2004, S. 172 f.)
- Ihr Verstand ist nicht Ihr Freund (Hayes 1999/2004, S. 161 f.)

Weitere Metaphern

- Schlechte Tasse (Hayes 1999/2004, S. 179)
- Einen Platz zum Sitzen finden (Hayes 1999/2004, S. 161 f.)
- Wir sind in unseren Gedanken schwimmende Fische (Hayes 2005/2007, S. 90)

5 Gewahrsein des gegenwärtigen Augenblicks

mit Sheeva Mostoufi und Jessica Gundy Cuneo

Der ACT-Prozeß *Gewahrsein des gegenwärtigen Augenblicks* wurzelt in der Idee der Achtsamkeit. Eine Definition der Achtsamkeit ist in einer frühbuddhistischen Schrift, dem *Abhidamma Pitaka* (Kiyota 1978), zu finden. In Pali, der Sprache der frühesten buddhistischen Texte, wird Achtsamkeit *sati* genannt, was »erinnern« bedeutet (Analayo 2006). Konkreter ist *sati* ein Zustand des Sehens innerer und äußerer Erlebnisse, wozu Gedanken, Empfindungen, Emotionen, Handlungen und Umgebungen zählen, so wie sie im gegenwärtigen Augenblick wirklich sind (Chiesa & Malinowski 2011). Eine häufig zitierte moderne Definition der Achtsamkeit lautet: »Achtsamkeit ist eine bestimmte Art von Aufmerksamsein: absichtlich, im gegenwärtigen Augenblick und nicht-urteilend« (Kabat-Zinn 1994, S. 4).

Achtsamkeit definieren

In der westlichen Welt wird Achtsamkeit mit speziellen Meditationstechniken in Verbindung gebracht (Rapygay & Bystrisky 2009), zu denen die konzentrative Meditation und die Achtsamkeitsmeditation oder offenes Gewahrsein (Chiesa & Malinowski 2011) zählen. Bei der konzentrativen Meditation richtet man die Aufmerksamkeit auf ein bestimmtes Objekt, was hauptsächlich beruhigend auf den Geist wirken soll (Cahn & Polich 2006). Hingegen handelt es sich bei der Achtsamkeitsmeditation um ein offenes, nicht urteilendes Gewahrsein des inneren und äußeren Erlebens, und diese Meditationsform wird für ein aktiveres Erlebnis gehalten (Brown & Ryan 2004). Die Tradition des Zen-Buddhismus schätzt beide genannten Meditationsformen, und die Schüler erlernen zunächst die konzentrative Meditation, bevor sie beginnen, sich im offenen Gewahrsein zu üben, weil die Entwicklung anhaltender Aufmerksamkeit Übung erfordert (Brown & Ryan 2004). Sowohl die konzentrative Meditation als auch das offene Gewahrsein sind in moderne Definitionen der Achtsamkeit eingeflossen. Generell entspricht der Achtsamkeitsübung die Haltung offenen Gewahrseins, für die eine Orientierung auf Neugier, Offenheit und das Akzeptieren aller Aspekte des Erlebens im gegenwärtigen Augenblick charakteristisch ist.

Doch allen Erklärungsversuchen zum Trotz ist und bleibt es schwierig, Achtsamkeit zu definieren, weil schwer zu sagen ist, ob ihre Bestandteile Beschreibungen von Achtsamkeit oder deren Resultat sind (Brown & Ryan 2004). Ungeachtet aller Definitionsprobleme wird Achtsamkeit häufig als mentaler Zustand sowie als Konglomerat von Fertigkeiten verstanden, die man durch stetige Übung verbessern kann (Bishop et al. 2004).

Achtsamkeit und Gewahrsein des gegenwärtigen Augenblicks in der ACT

Die Einbeziehung der Achtsamkeit gibt der ACT eine Orientierung, durch die sie sich von vielen anderen psychologischen Ansätzen unterscheidet. Statt zielorientiert zu sein und zu versuchen, ein bewußtes Erlebnis zu steuern – beispielsweise durch Beurteilung eines Gedankens oder Deutung eines Problems –, nutzt die ACT Achtsamkeit, um Menschen zu helfen, ihres bewußten Erlebens im gegenwärtigen Augenblick gewahr zu sein, aus einer offenen und akzeptierenden Haltung heraus, die durch Techniken wie Akzeptieren, Defusion und Selbst-als-Kontext entwickelt werden kann (Wilson, Bordieri, Flynn, Lucas & Slater 2011). Wie in Kapitel 2 erläutert, wird Achtsamkeit in der ACT als Kombination der genannten zentralen Prozesse verstanden (Wilson & DuFrene 2009), wobei das Gewahrsein des gegenwärtigen Augenblicks die achtsamkeitsfördernden Prozesse unterstützt. Insgesamt zielen diese Strategien auf die Verbesserung der psychischen Flexibilität oder der Fähigkeit, angesichts eines Problems oder Hindernisses verschiedene Verhaltensoptionen zu haben (Zettle 2007).

Gewahrsein des gegenwärtigen Augenblicks ermöglicht es, dem eigenen aktuellen Erleben flexibel und absichtlich Aufmerksamkeit zu widmen (Wilson & DuFrene 2009). Die Klienten werden dazu angehalten, die Aufmerksamkeit auf das augenblickliche Erleben zu richten und es leidenschaftslos zu beobachten, statt sich in den Inhalt von vergangenen Ereignissen oder in auf die Zukunft bezogene Ängste oder Erwartungen zu verstricken. Auf diese Weise fördert die ACT laufend nicht urteilenden Kontakt zu sowohl inneren (psychischen) als auch äußeren Ereignissen im Augenblick ihres Erscheinens, wobei die direkte und unmittelbare Interaktion gefördert und die Auswirkungen der Sprache neutralisiert werden. Den Klienten soll ermöglicht werden, die Welt direkter zu erleben, so daß ihr Verhalten flexibler wird und in stärkerem Maße ihren Werten entspricht. Übungen zur Stärkung des Gewahrseins im gegenwärtigen Augenblick können zunächst die Form einfachen Beobachtens natürlicher Vorgänge wie des Atmens annehmen, wobei die Klienten einfach das Steigen und Fallen der Atembewegungen verfolgen. Diese Art von Übungen schon früh in einer Behandlung vorzustellen kann in verschiedener Hinsicht nützlich sein: Sie können helfen, Aufmerksamkeit und Gewahrsein über längere Zeit aufrecht zu erhalten, die Klienten auf komplexere Strategien der Förderung des Gewahrseins im gegenwärtigen Augenblick vorbereiten und sie zur Nutzung jener komplexen Strategien hinführen, die bei der Arbeit an Akzeptieren, Defusion und Selbst-als-Kontext zur Anwendung kommen.

Präsentation der Achtsamkeit

Achtsamkeit hat als Weg zum Streßabbau und zur Förderung der Lebensfreude viel Aufmerksamkeit auf sich gezogen, was hauptsächlich der entsprechenden Selbsthilfeliteratur zu verdanken ist. Außerdem werden Achtsamkeitstechniken zunehmend in Verbindung mit kognitiv-behavioralen Interventionen in der Psychotherapie genutzt. Deshalb wissen heute viele Klienten zumindest grundsätzlich, was mit Achtsamkeit gemeint ist. Einige tun Achtsamkeit wahrscheinlich als »New Age«-Phänomen ab oder halten sie für unvereinbar mit ihren religiösen Überzeugungen. Deshalb sollte man mit Klienten über ihre eventuellen Vorerfahrungen mit Achtsamkeit reden und auch entsprechende Mythen und irrige Vorstellungen zur Sprache bringen, weil diese sie daran hindern können, sich im Rahmen einer ACT-Behandlung der Achtsamkeitsübung zu widmen. Der Therapeut kann auf diese Weise Mißverständnissen entgegentreten, erklären, was Gewahrsein des gegenwärtigen Augenblicks und Achtsamkeit beinhalten, und im Sinne der ACT erklären, warum Achtsamkeit im Rahmen dieser Behandlung nützlich sein kann. Schließlich zielt Achtsamkeit im Rahmen der ACT auf eine Haltung der Offenheit, auf Akzeptieren und auf Engagement für ein bewußteres Leben; es geht also nicht nur darum, bestimmte Übungen grundsätzlich auszuführen.

Die Achtsamkeitsübung hat verschiedene mit der ACT konsistente positive Auswirkungen, die Sie Ihren Klienten bei der Vorstellung des ACT-orientierten Therapieansatzes beschreiben sollten. Am wichtigsten ist vielleicht, daß stetige Achtsamkeitsübung, die das Gewahrsein des gegenwärtigen Augenblicks einschließt, helfen kann, die Vergänglichkeit allen Erlebens von Augenblick zu Augenblick zu erkennen. Dieses Erkennen des Erlebensflusses kann die Bereitschaft, beunruhigende Gedanken, Emotionen und Körperempfindungen wie Wut, Angst und Streß zu tolerieren, fördern. Nicht-urteilendes Gewahrsein im gegenwärtigen Augenblick hilft auch, mit beunruhigenden Erlebnissen fertig zu werden, ohne sich dem zusätzlichen Schmerz aussetzen zu müssen, der durch den Kampf gegen sie entsteht. Ebenso kann Achtsamkeit uns helfen, Herausforderungen und schmerzhafte Erinnerungen zu akzeptieren, mit denen das Leben uns konfrontiert. Darüber hinaus kann die anhaltende Aufmerksamkeit und Konzentration, die die Achtsamkeitsübung fördert, dazu beitragen, auch auf alle anderen Aktivitäten und Bereiche im Leben zu fokussieren. Kurz gesagt, trägt die Achtsamkeitsübung im Rahmen des ACT-Ansatzes dazu bei, daß Klienten sich ihres Bedauerns wegen vergangener Vorfälle sowie ihrer Sorgen, Ängste und Befürchtungen hinsichtlich der Zukunft und anderer unangenehmer innerer Erlebnisse bewußt werden und sie akzeptieren, was ihnen letztlich die Identifikation ihrer persönlichen Werte ermöglicht und ihnen hilft, sich präsenter und flexibler engagiertem Handeln zu widmen.

Achtsamkeit und Entspannung

Bei Gesprächen mit Klienten über die positiven Auswirkungen von Gewahrsein des gegenwärtigen Augenblicks und anderen Achtsamkeitstechniken müssen Sie den Unterschied zwischen Achtsamkeit und Entspannung klar vor Augen haben. Häufig berichten Klienten, sie fühlten sich nach einer Achtsamkeitsübung entspannt, wobei sie Achtsamkeit und Entspannung möglicherweise verwechseln oder Entspannung für das Ziel halten. Man sollte deshalb klarstellen, daß Gefühle der Ruhe und Entspannung zwar aufgrund bestimmter Achtsamkeitsübungen auftreten können, aber nur eine Nebenerscheinung der Übung und nicht deren Ziel sind. Der Frieden, den sie infolge der Achtsamkeitsübung erleben können, besteht eher darin, mit allen Aspekten des Erlebens Frieden zu schließen: mit den positiven, den negativen (wozu auch Augenblicke des Leidens zählen) und den neutralen. Wenn Klienten berichten, sie fühlten sich nach einer Achtsamkeitsübung entspannt, sollten Sie die Betreffenden darauf aufmerksam machen, daß das, was sie erleben, lediglich eine Begleiterscheinung der Übung ist und nicht deren Ziel.

Andere Erwägungen bezüglich der Achtsamkeit

Abgesehen von falschen Vorstellungen und Mißverständnissen bezüglich der Achtsamkeit müssen Sie bei der Arbeit mit Klienten an der Entwicklung von Achtsamkeit noch einige andere Erwägungen im Blick behalten. Beispielsweise werden Klienten bei fast jeder Achtsamkeitsübung aufgefordert, die Augen zu schließen; doch haben bestimmte Klienten, unter ihnen insbesondere Traumatisierte, Schwierigkeiten, dieser Aufforderung nachzukommen, weil sie sich bei geschlossenen Augen nicht sicher fühlen. Und obwohl die Entwicklung der Fähigkeit, des gegenwärtigen Augenblicks gewahr zu sein, es erforderlich macht, dies sowohl in der Therapiesitzung als auch außerhalb von ihr zu üben, fällt es einigen Klienten sehr schwer, die Achtsamkeitsübung in ihre Alltagsaktivitäten einzubeziehen, und andere sind nicht bereit, sich mit Achtsamkeit anders als im Rahmen von Übungen in Therapiesitzungen unter Anleitung des Therapeuten zu befassen. Deshalb müssen Sie als Therapeut mit Ihren Klienten gemeinsam Strategien auswählen, die sich mit der Lebenssituation des Klienten vereinbaren lassen, und Sie müssen die Übungen nötigenfalls seiner persönlichen Situation anpassen. Die folgenden Empfehlungen sind geeignet, die positiven Wirkungen, in deren Genuß der Klient durch Achtsamkeitsübungen kommen kann, zu optimieren:

- Beziehen Sie den Klienten in die Anpassung der Übungen an seine persönlichen Bedürfnisse und Lebensumstände ein. Beispielsweise kann es nützlich sein, Übungen, die von einer Anleitung begleitet werden, insbesondere am Anfang zu verkürzen oder dem Klienten zu gestatten, sie mit offenen Augen auszuführen. Bei manchen Klienten ist es wichtig, die Achtsamkeitsübung mit regelmäßigen Alltagsaktivitäten zu verbinden, beispielsweise mit Gehen, Essen oder Kaffeekochen. Dies ist oft besonders nützlich, wenn Klienten starken Widerstand gegen diese Arbeit entwickeln.
- Legen Sie dem Klienten ans Herz, die Übungen regelmäßig auszuführen. Wie beim Erlernen aller Fertigkeiten ist auch bei der Entwicklung eines Gewahrseins des gegenwärtigen Augenblicks wiederholtes, stetiges Üben wichtig. Sie können zu Beginn jeder Therapiesitzung eine kurze Übung einfügen, die das Gewahrsein des gegenwärtigen Augenblicks fördern soll. Dies dient einerseits der Stärkung dieser Fertigkeit und macht den Klienten auch mit Übungen bekannt, die er außerhalb der Therapiesitzungen allein ausführen kann.
- Um das regelmäßige Üben zu Hause zu erleichtern, können Sie Ihren Klienten empfehlen, eine bestimmte Tageszeit für die Übung festzulegen oder sich durch eine bestimmte tägliche Aktivität daran erinnern zu lassen. Auch Formblätter können nützlich sein, weil sie den Klienten helfen, die Ausführung ihrer Hausaufgaben im Blick zu behalten und ihre häusliche Achtsamkeitsübung besser zu strukturieren. Zwei Beispiele für solche Formulare finden Sie in den Anhängen zu diesem Buch. Klienten können das Achtsamkeitstagebuch (Anhang A) zur Dokumentation ihrer Erlebnisse bei verschiedenen selbständig durchgeführten Übungen benutzen. Das ACT-Gedankenprotokoll (Anhang B) ist nützlich für eine spätere Phase des Therapieprozesses. Es hilft, Akzeptieren, Gewahrsein des gegenwärtigen Augenblicks und die Werteklärung mit der Achtsamkeitsübung in Alltagssituationen in Einklang zu bringen.

- Regen Sie Ihre Klienten dazu an, beim Üben zu Hause zu experimentieren. Dadurch können sie herausfinden, was für sie hinsichtlich des Inhalts der Achtsamkeitsübung und des Zeitpunkts, zu dem sie sich ihr widmen, am nützlichsten ist.
- Halten Sie nach Möglichkeiten Ausschau, das Gewahrsein des gegenwärtigen Augenblicks in Therapiesitzungen zu üben. Abgesehen von expliziten Achtsamkeitsübungen, die der Therapeut mit Instruktionen begleitet, gibt es in Therapiesitzungen viele Gelegenheiten, Klienten zu helfen, zu ihrem Erleben im gegenwärtigen Augenblick in Kontakt zu treten, insbesondere wenn in einer Sitzung an schmerzhaften Emotionen oder Erinnerungen gearbeitet wird. Die Klienten können sich in solchen Situationen auf das hin orientieren, was sie im gegenwärtigen Augenblick erleben, einschließlich der aktuellen Gefühle, Gedanken und Körperempfindungen.

Übungen, die das Gewahrsein des gegenwärtigen Augenblicks fördern

Zwar spielt das Konzept der Vergegenwärtigung des laufenden Erlebens in allen ACT-Interventionen eine wichtige Rolle, doch können spezifische Übungen helfen, das Gewahrsein des gegenwärtigen Augenblicks zu entwickeln. Grundsätzlich wird bei diesen Übungen ein bestimmtes Objekt der Aufmerksamkeit ausgewählt, beispielsweise der eigene Körper oder die Atmung, und es geht darum, die Aufmerksamkeit auf dieses Objekt gerichtet zu halten. Die Klienten sollen darauf achten, ob Gedanken und Gefühle auftauchen und ihre Aufmerksamkeit ablenken, und sie dann sanft wieder auf das Objekt der Aufmerksamkeit zurückzulenken. Solche Gewahrseinsübungen können so erweitert werden, daß sie zur Entwicklung eines vertieften Empfindens von Achtsamkeit führen, was das Gewahrsein der vielen Aspekte des gewählten Objekts ebenso einschließt wie das Erleben der Interaktion mit dem Objekt sowie der Gedanken und Gefühle, die in Zusammenhang mit dem Objekt und mit dem Erleben desselben auftauchen. Techniken, die das Gewahrsein des gegenwärtigen Augenblicks fördern, haben in der Regel die Form von Übungen, nicht von Metaphern. Die im folgenden beschriebenen Übungen dienen der Förderung des Gewahrseins im gegenwärtigen Augenblick, und sie werden manchmal in Verbindung mit Strategien benutzt, die auf die Förderung des Akzeptierens, der Defusion und des Selbst als Kontext zielen.

◆ ◆ ◆

Achtsames Gehen (*Niloofar Afari* 2010)

Es gibt viele Varianten achtsamen Gehens, von denen die meisten den buddhistischen Traditionen entstammen. Die Gehmeditation wird auch im Rahmen anderer Interventionen oft genutzt, so in der Achtsamkeitsbasierten Streßreduktion (Kabat Zinn 1991/1991), und sie wurde auch schon in anderen Publikationen in die ACT einbezogen (siehe z. B. *Schweigsames Gehen* in Hayes 2005/2007, S. 166; *Küsse die Erde mit deinen Füßen* in Walser & Westrup 2007, S. 164 f.). Bei diesen Übungen geht es in der Regel darum, die Aufmerksamkeit auf die Aktivität des Gehens zu richten. Bei der im folgenden vorgestellte Version steht die Veränderung des Gehmusters im Vordergrund. Man kann die Übung so modifizieren, daß dabei das Gewahrsein von Aspekten der äußeren Umgebung wie Temperatur, Helligkeit, Geräusche und Klänge, das Ambiente und innere Erlebnisse wie Gedanken und Gefühle einbezogen werden. Die Grundstruktur der Übung läßt sich auch auf jede andere Aktivität übertragen. Wie bei allen Übungen sollten Sie dem Klienten auch bei dieser genügend Zeit geben (normalerweise bis zu zehn Minuten), damit er die Übung wirklich erleben kann. Lassen Sie ihm anschließend auch Zeit, um über die Übung und darüber, was er dabei erlebt hat, zu reflektieren und dann zu berichten.

Die folgende Übung ermöglicht Ihnen, die Aufmerksamkeit zu fokussieren und mit Gewahrsein zu erleben, wie Sie gehen. Dabei gibt es kein Richtig oder Falsch. Was auch immer Sie erleben, ist genau richtig. Wenn Sie merken, daß Ihr Geist vom Erleben des gegenwärtigen Augenblicks und des Gehens abgelenkt wird, kehren Sie sanft zum Klang meiner Stimme und zum Gehen zurück. Das Abschweifen und Refokussieren ist ein wichtiger Aspekt des Erlernens von Achtsamkeit.

Schließen Sie die Augen, machen Sie es sich auf Ihrem Stuhl bequem, und atmen Sie ein paarmal tief. Versuchen Sie zu spüren, wo Ihr Rücken und Ihre Beine den Stuhl berühren. Richten Sie die Aufmerksamkeit auf Ihre Füße, und spüren Sie das Ruhen Ihrer Füße in den Schuhen. Spüren Sie auch, wie sich Ihre Zehen bewegen und wie es sich anfühlt, wenn die Zehen sich aneinander reiben.

Ich bitte Sie nun, Ihre Füße fest auf den Boden zu stellen, die Augen geschlossen zu halten, langsam aufzustehen, auf die Bewegungen Ihres Körpers zu achten, auf die Empfindungen in Ihren Beinen, während Sie sich in den Stand erheben, und auch die Druckgefühle in Ihren Knöcheln und Füßen zu registrieren. Atmen Sie, wenn Sie stehen, noch ein paarmal tief. Öffnen Sie dann die Augen, und heben Sie das rechte Bein an, um mit dem Gehen zu beginnen. Treten Sie ein wenig vor, und lassen Sie den rechten Fuß den Boden berühren. Spüren Sie, wie es sich anfühlt, wenn Ihr Fuß den Boden berührt, und wie Sie den Boden unter Ihren Füßen empfinden. Treten Sie hart oder weich auf? Berühren Sie den Boden zuerst mit der Ferse, dem Fußballen oder den Zehen? Berührt zuerst die Innenkante des Fußes oder die Außenkante den Boden?

Erheben Sie nun den linken Fuß, und verfolgen Sie, wie sich Ihr Körpergewicht auf den rechten Fuß verlagert. Verfolgen Sie auch, wie sich Ihre Beine bewegen. Welche Muskeln werden dabei angespannt oder entspannt? Achten Sie auch beim Vortreten des linken Fußes darauf, ob Sie den Boden zuerst mit der Ferse, dem Fußballen oder den Zehen berühren. Setzen Sie auf diese Weise Ihren Weg fort, und achten Sie dabei auf Empfindungen, die in Ihrem Körper auftauchen. Vielleicht werden Sie beim Gehen durch etwas, das Sie sehen, abgelenkt, oder Ihr Geist schweift ab, indem er Gedanken und Gefühle produziert. Sollte das passieren, lenken Sie die Aufmerksamkeit sanft zurück zum Klang meiner Stimme und zu den Empfindungen in Ihren Beinen und Füßen beim Gehen.

Nehmen Sie sich nun bitte eine Minute Zeit, um zu Experimentieren. Heben Sie Ihre Beine beim Gehen stärker an, und achten Sie auf Empfindungen in den Muskeln im Gesäß sowie in den Beinen und Füßen. Stellen Sie fest, ob sich Ihr Körper von einer Seite zur anderen bewegt, wenn Sie sein Gewicht verlagern. Treten Sie hart oder weich auf den Boden auf? Treten Sie bei jedem Schritt zuerst mit der Ferse, dem Ballen oder den Zehen auf? Setzen Sie die Innen- oder die Außenkante des Fußes zuerst auf?

Gehen Sie nun sehr langsam, und achten Sie auf die Absichtlichkeit Ihrer Bewegungen und jedes Schritts. Hat Ihr Körper Schwierigkeiten, die Balance zu halten? Verfolgen Sie die Bewegungen beider Füße. Rollen Sie Ihre Füße von der Ferse zu den Zehen hin oder von den Zehen zur Ferse hin ab?

Nachdem Sie ein paar Schritte langsam gegangen sind, können Sie die Gehgeschwindigkeit beschleunigen und dabei auf das Tempo Ihrer Schritte und die Empfindungen in Ihren Beinen und Füßen achten.

Wir nähern uns nun dem Ende dieser Achtsamkeitsübung, und ich möchte, daß Sie sich dessen bewußt werden, daß Sie die Art Ihres Gehens beeinflussen können. Sie können langsam oder schnell gehen. Sie können entscheiden, wie hoch Sie die Beine bei jedem Schritt heben, und Sie können die Richtung, in die Sie gehen wollen, festlegen. Und nun tun Sie langsam Ihren letzten Schritt, und dann stehen Sie still und ruhen sich dort, wo Sie stehen, aus. Atmen Sie einige Male tief, und kehren Sie mit Ihrem Gewahrsein in diesen Raum zurück.

◆ ◆ ◆

Gedanken beobachten (Megan Thompson Kates 2013)

Diese Übung wendet ein Gewahrsein der Art, wie es meist auf den Atem gerichtet wird, auf die Gedanken an. Auch diese Technik entstammt der Tradition der Achtsamkeitsmeditation, sie wurde hier aber für die ACT-Prozesse Gewahrsein des gegenwärtigen Augenblicks, Defusion und Selbst als Kontext modifiziert. Bei dieser und anderen Meditationsübungen ist es wichtig, Anleitungen mit sanfter Stimme zu sprechen und jeweils auf die Reaktionen des Klienten zu achten, also nicht nur ein Skript vorzulesen. Auch sollten Sie dem Klienten während der Übung immer wieder Zeit lassen, damit er sich vergegenwärtigen kann, was in ihm auftaucht. Die Übung dauert zwischen zehn und fünfzehn Minuten.

Wir werden bei dieser Übung einige Zeit auf das Beobachten verwenden. Schließen Sie die Augen, machen Sie es sich auf Ihrem Stuhl bequem, und atmen Sie ein paarmal tief. Nachdem Sie es sich auf Ihrem Stuhl bequem gemacht haben, können Sie die Augen aber auch sanft auf einen Punkt an der Wand richten.

Lassen Sie sich zunächst im gegenwärtigen Augenblick nieder, und machen Sie sich in Ihrem Körper heimisch. Achten Sie darauf, wie sich Ihre Füße auf dem Boden anfühlen und wie Ihr Körper auf dem Stuhl lastet … und lassen Sie sich von diesen Empfindungen in den gegenwärtigen Augenblick versetzen … in den Raum, in dem Sie sich befinden. Sie sind schon im gegenwärtigen Augenblick, und durch die Wahrnehmung dieser Empfindungen laden Sie Ihre Aufmerksamkeit – Ihren Geist – ein, mit Ihnen und Ihrem Körper den gegenwärtigen Augenblick zu erleben.

Nehmen Sie sich einen Moment Zeit, um Ihres Atems und der sanften Bewegung der Luft bewußt zu werden, die durch Ihre Nase, den Mund und die Lunge in Ihren Körper und wieder aus ihm heraus strömt. Sie können diese Empfindung im Bauch oder in der Brust spüren, weil das Ein- und Ausströmen der Luft beide steigen und fallen läßt. Machen Sie dieses Registrieren der Empfindungen zu einem Ankerpunkt, zu etwas, worauf Sie Ihre Aufmerksamkeit richten. Und nun versuchen Sie zu erkennen, wie sich Ihr Geist bewegt, während Sie Ihre Empfindungen beobachten, ohne etwas an ihnen zu verändern oder auf sie einzuwirken. Versuchen Sie festzustellen, ob die Aktivität Ihres Geistes offensichtlicher wird. Verfolgen Sie die Bewegungen Ihrer Gedanken und Ihres denkenden Geistes. Bleiben Sie bei diesem einen Punkt der Aufmerksamkeit, und lassen Sie die Gedanken kommen und gehen, so wie Sie es auch beim Fokussieren auf den Atem getan haben. Sie sitzen einfach da und verfolgen Ihre Gedanken, ähnlich wie Sie den Atem beobachtet haben.

Sobald ein Gedanke auftaucht, versetzen Sie sich in die Beobachterposition, indem Sie den Punkt finden, von dem aus Sie Ihr Denken einfach nur beobachten können. Nehmen Sie sich, sobald ein Gedanke aufgetaucht ist, einen Moment Zeit, und registrieren Sie den Gedanken nur. Sie brauchen ihn weder zu verändern noch zu beurteilen. Registrieren Sie einfach, daß ein Gedanke da ist. Sie können die Merkmale des Gedankens wahrnehmen, so wie Sie die mit dem Atem verbundenen Empfindungen registriert haben; und Sie können feststellen, ob der Gedanke für Sie mit einem Ton verbunden und ob er schwer oder leicht ist. Ist er dunkel oder hell? Bewegt er sich schnell oder langsam? Versetzt er Sie in die Zukunft oder in die Vergangenheit? Achten Sie auf Struktur und Ton des Gedankens und darauf, wie er sich anfühlt, und schauen Sie, wie es ist, nur seine Bewegung zu beobachten. Machen Sie Ihren Atem und die Empfindungen in Ihrem Körper zum Anker, zu dem Sie jederzeit zurückkehren können. Einfach nur beobachten ... ohne jedes Urteil ... neugierig ... und akzeptieren, daß der Geist Gedanken produziert und Sie diese beobachten, wie Sie Ihren Atem und Ihre Körperempfindungen beobachten.

Gedanken tauchen auf wie Wasserblasen oder Wolken, und Sie schauen zu, wie sie vorüberziehen. Sie brauchen keinem Gedanken zu folgen und sich nicht im Rausch oder in der Dynamik des Gedankenstroms zu verfangen. Achten Sie einfach auf den Augenblick, das Auftauchen des Gedankens, so wie der Atem spontan steigt und fällt, ohne daß wir etwas tun müßten. Wenn dann ein Gedanke auftaucht – was wahrscheinlich ist –, dann versuchen Sie, ihn als genau das zu registrieren, was er ist, so wie er in diesem Moment in Erscheinung tritt. Achten Sie auf die Eigenarten des Gedankens, so wie Sie auch die Besonderheiten der Atmung registriert haben, auf den Ton ... die Struktur ... die Geschwindigkeit ... die Richtung ... die damit verbundene Empfindung ... indem Sie die Bewegungen des Denkens beobachten, sein Steigen und Fallen. Machen Sie den Atem und Ihre Körperempfindungen zu einem Anker, zu dem Sie jederzeit zurückkehren können. Einfach beobachten ... ohne zu urteilen ... neugierig ... und indem Sie akzeptieren, daß Ihr Geist Gedanken produziert und Sie diese beobachten, so wie Sie auch Ihren Atem und Ihre Empfindungen beobachten.

Und nun lassen Sie zu, daß Sie zum Atem zurückkehren. Achten Sie auf die Bewegung der Luft, des Brustkorbs, des Bauches und aller anderen Bereiche, in denen die mit dem Atmen verbundenen Empfindungen für Sie besonders deutlich sind. Atmen Sie ein paarmal tief und bei jedem Atemzug ein wenig tiefer aus. Vergegenwärtigen Sie sich, wie die Luft Ihre Lunge völlig ausfüllt. Stoßen Sie die Luft beim Ausatmen wieder vollständig aus ... und atmen Sie ein und aus. Achten Sie auf die Empfindungen, die Sie in Ihren auf dem Boden ruhenden Füßen spüren, und auf die Empfindungen, die Sie in Ihrem Rücken an dem Punkt spüren, wo Ihr Rücken die Stuhllehne berührt. Während Sie sich bereit machen, mit Ihrem Gewahrsein wieder in diesen Raum zurückzukehren, können Sie sich selbst eine gewisse Dankbarkeit entgegenbringen, vielleicht weil Sie sich heute die Zeit genommen haben, mit Ihren Gedanken zusammen im gegenwärtigen Augenblick zu verweilen, vielleicht auch weil Sie die Zeit genutzt haben, um das Beobachten zu üben, oder weil Sie sich dafür entschieden haben, einfach zu registrieren, was Sie erleben. Sobald Sie sich bereit fühlen, können Sie die Augen öffnen und in diesen Raum zurückkehren.

◆ ◆ ◆

Eine Tüte mit Chips (Fiona Randall & Elizabeth Burnside 2013)

Diese Übung war in Großbritannien zunächst unter dem Namen *Crisp Packet* bekannt. Sie ist für Gruppen gedacht und soll hauptsächlich helfen, Klienten mit dem gegenwärtigen Augenblick in Kontakt zu bringen. Sie umfaßt aber auch Elemente wie Akzeptieren und Selbst als Kontext, weil die Art, wie Klienten reagieren, eine Funktion ihrer Beziehung zu einem Geräusch, nicht das Geräusch selbst, ist.

Fordern Sie die Gruppenmitglieder auf, die Augen zu schließen und gegenüber allem, was sie in den nächsten Augenblicken hören, offen zu sein. Sobald alle es sich auf ihrem Stuhl bequem gemacht und ein paarmal tief geatmet haben, können Sie eine Weile zwischen den Teilnehmern umhergehen, wobei Sie eine Chipstüte schütteln und damit rascheln, um Geräusche zu erzeugen. Die Klienten sollten aber nicht merken, daß die Geräusche von einer Chipstüte stammen.

Nachdem Sie etwa eine Minute lang mit der Chipstüte Geräusche produziert haben, fordern Sie die Klienten auf, die Augen zu öffnen und sich darüber zu äußern, wie sie die Situation empfunden haben. Sie können die Klienten bitten, Ihnen die erlebten Klänge, Geräusche und Empfindungen zu beschreiben. Oft berichten sie dann, die Übung habe weder negativ (»Es klang, wie wenn man mit Nägeln über eine Kreidetafel schrammt«) noch positiv (»Es klang wie ein Wasserfall«) auf sie gewirkt. Solche Kommentare können als Ausgangspunkt für ein Gespräch über den Unterschied zwischen nicht-urteilendem Gewahrsein und einer fast automatischen beurteilenden Haltung fungieren, die Menschen von ihrem Erleben entfernt. Außerdem können Sie Ihre Klienten im Rahmen der Auswertung dieser Übung auffordern, eine Verbindung zwischen ihrem Gewahrsein im gegenwärtigen Augenblick während der Übung und dem auf ihre Gedanken, Emotionen, Empfindungen und anderen privaten Ereignisse gerichteten Gewahrsein herzustellen.

◆ ◆ ◆

Dem Prozess folgen (*Manuela O'Connell 2013*)

Diese Übung nutzt den Atem, um das Gewahrsein ebenso wie das Akzeptieren, die Defusion und das Selbst als Kontext zu fördern. Sie ist nützlich, wenn man einen Klienten dazu bringen will, statt auf einen Aspekt eines Erlebnisses auf den gesamten Prozeß zu fokussieren. Besonders nützlich ist sie, wenn Klienten unter starker Angst oder sogar Panik leiden, und man kann mit ihrer Hilfe an allen Aspekten von Angst und Panik arbeiten.

Machen Sie es sich auf Ihrem Stuhl bequem, atmen Sie ein paarmal tief, und schließen Sie die Augen, sobald Sie dazu bereit sind. Sie können die Aufmerksamkeit aber auch auf einen Punkt an der Wand vor Ihnen richten. Machen Sie sich bewußt, wie Ihr Körper auf dem Stuhl lastet und wie Ihre Hände auf Ihrem Schoß oder Ihre Arme auf dem Stuhl ruhen. Achten Sie auf Geräusche, beispielsweise auf das Ticken der Uhr oder das Brummen der Klimaanlage. Richten Sie Ihr Gewahrsein auf Empfindungen im ganzen Körper, indem Sie nacheinander auf Ihre Füße, Beine, Oberschenkel, Ihr Gesäß, Ihren Rücken und Hals, Ihre Arme, Hände, Finger und Ihren Kopf fokussieren.

Vergegenwärtigen Sie sich anschließend die sich ständig verändernden Empfindungen, die mit der Atmung verbunden sind. Richten Sie Ihre Aufmerksamkeit auf den Bereich in Ihrem Körper, in dem Sie Ihre Atmung am stärksten und deutlichsten wahrnehmen. Manchmal ist das der Brustkorb, manchmal auch der Bauch. Achten Sie auf die Bewegungen, die durch das Atmen hervorgerufen werden. Richten Sie die Aufmerksamkeit sanft auf die Atmung und darauf, wie sie Ihren Körper bewegt. Sie brauchen nicht zu versuchen, die Atmung zu beeinflussen; lassen Sie Ihren Körper einfach selbständig atmen.

Nun möchte ich, daß Sie die Aufmerksamkeit auf die subtilen Empfindungen richten, die bei jedem Einatmen entstehen, wenn die Luft in den Körper strömt. Folgen Sie den mit dem Einatmen verbundenen Empfindungen, die sich ständig verändern. Bleiben Sie mit jeder Empfindung, die durch das Einströmen der Luft in den Körper entsteht, möglichst stark verbunden, vom Beginn des Einatmens bis zur vollständigen Füllung der Lunge mit Luft, Augenblick für Augenblick. Erforschen Sie offen und neugierig, wie sich jeder Augenblick des Einatmens anfühlt. Finden Sie in jedem Augenblick dieses Prozesses etwas Neues? Lassen Sie zu, daß er sich entfaltet. Bei jedem Einatmen haben Sie eine neue Chance, diese Empfindungen zu untersuchen, Augenblick für Augenblick.

Richten Sie Ihr Gewahrsein nun auf den Wendepunkt zwischen Einatmen und Ausatmen. Ist dies ein Augenblick? Ist es ein Prozeß? Wie fühlt es sich an? Fokussieren Sie Ihr Gewahrsein auf das sanfte Empfinden dieses Teils des Atemzyklus. Sie können bei jedem Atemzug aufs Neue zulassen, daß sich Ihre Aufmerksamkeit auf die Empfindungen konzentriert, die beim Übergang vom Einatmen zum Ausatmen entstehen. Lassen Sie dies einfach zu.

Richten Sie Ihre Aufmerksamkeit nun auf die Empfindungen, die beim Ausatmen entstehen. Bleiben Sie so gut wie möglich mit allen mit dem Ausatmen verbundenen Empfindungen in Kontakt, vom Einsetzen des Ausatmens bis zu dem Moment, in dem Sie den Drang verspüren, wieder einzuatmen, Augenblick für Augenblick. Was entdecken Sie, wenn Sie den Prozeß des Ausatmens verfolgen?

Richten Sie schließlich, so gut es Ihnen möglich ist, Ihr Gewahrsein auf den Wendepunkt zwischen Ausatmen und Einatmen, und achten Sie darauf, wie sich diese Empfindungsmuster verändern. Treten Sie zu diesem Moment, den es in jedem Atemzyklus gibt, in Kontakt. Seien Sie mit diesem Moment in Kontakt, und lassen Sie zu, daß sich die mit ihm verbundenen Assoziationen entfalten. Richten Sie das Gewahrsein anschließend auf den gesamten Atemprozeß. Verfolgen Sie ihn Augenblick für Augenblick, und folgen Sie den sich ständig verändernden Empfindungen im gesamten Atemzyklus.

Wir nähern uns nun dem Ende dieser Übung. Reflektieren Sie einen Augenblick über den gesamten Atemzyklus, vom Einatmen zum Ausatmen und zurück zum Einatmen. Versuchen Sie zu erkennen, ob dieser Atemzyklus der Angst (bzw. womit auch immer der Klient kämpft) *oder einem anderen Prozeß in Ihrem Leben ähnelt. Wie der Atemzyklus verändern sich auch Empfindungen der Angst von Augenblick zu Augenblick, und Sie können Ihre Aufmerksamkeit offen und neugierig auf den Zyklus der Angst richten, indem Sie einfach zulassen, daß er sich entfaltet.*

Sobald Sie sich bereit fühlen, können Sie begleitet vom Klang meiner Stimme in diesen Raum zurückkehren. Achten Sie auf die Geräusche in der Umgebung und die Temperatur im Raum. Stellen Sie sich vor, wie der Raum aussehen wird, wenn Sie die Augen öffnen. Und öffnen Sie dann die Augen.

Lassen Sie dem Klienten ein wenig Zeit, um über seine Erlebnisse während dieser Übung und über das Atmen als Metapher für andere Erlebnisse zu reflektieren. Die Reaktionen auf die Übung können helfen, andere Übungen auszuwählen, die stärker auf Akzeptieren, Defusion oder das Selbst als Kontext zielen.

◆ ◆ ◆

Reaktionen auf Trigger (*Jason Lillis 2013*)

Diese Übung wurde für Gewichtsreduktionsgruppen entwickelt, deren Teilnehmer mit ihren Eßgelüsten kämpfen. Sie ähnelt in verschiedener Hinsicht dem *Urge-Surfing* genannten Ansatz, der häufig im Rahmen achtsamkeitsbasierter Rückfallprävention bei Suchtproblemen genutzt wird (Bowen & Marlatt 2009). Die Übung fokussiert das Gewahrsein auf Begierden, Verlangen, Gedanken und Gefühle angesichts einer begehrten Speise, bezieht sich aber auch auf den Unterschied zwischen dem Lösen von Problemen in der äußeren Welt und sinnlosen Bemühungen um Kontrolle bei inneren Erlebnissen. Die Übung läßt sich problemlos für die Arbeit mit Einzelklienten, für das Verlangen nach anderen Substanzen und für andere Verhaltensweisen modifizieren.

Besorgen Sie sich zunächst einen Becher mit Eiscreme (oder einer anderen oft begehrten Speise). Füllen Sie das Eis in eine Schüssel um, gehen Sie mit dieser langsam durch den Raum, und sorgen Sie dafür, daß alle Gruppenmitglieder es sehen und riechen. Fragen Sie die Teilnehmer nach ihren Gedanken, Gefühlen und Begierden beim Anblick der Eiscreme. Verteilen Sie in der Gruppe Stifte und Papier, und fordern Sie alle Anwesenden auf, einige ihrer Gedanken, Gefühle und Begierden zu notieren. Bitten Sie die Gruppenmitglieder anschließend, über einige Beispiele zu berichten. Bezeichnen Sie das, was gesagt wird, als Gedanken, Emotionen oder Begierden. Zählen Sie einige Beispiele für jede dieser Kategorien auf, damit die Klienten lernen, die Unterschiede zwischen ihnen zu erkennen. Sie können das mündlich tun oder die Beispiele auf einer Tafel in drei Spalten notieren oder beides. Benutzen Sie anschließend das folgende Skript zur Erforschung verschiedener Arten des Umgangs mit Begierden, wobei Sie den Gruppenmitgliedern mit der Metapher einer Welle helfen können, darüber nachzudenken, daß sie Begierden auch einfach erleben können, ohne auf sie einzuwirken, während sie anschwellen und wieder abklingen.

> *Eine Möglichkeit, äußere Trigger zu vermeiden, besteht darin, sie buchstäblich wegzuwerfen.* (Werfen Sie die Eiscreme in einen Abfallbehälter.) *Wo ist die Eiscreme jetzt? Sie befindet sich nicht mehr vor Ihren Augen, sondern schmilzt im Abfall. Wir haben es also geschafft, diesen Trigger definitiv loszuwerden.*
>
> *Wie steht es mit Gedanken, Gefühlen und Begierden? Können Sie die auch einfach wegwerfen? Haben Sie das schon einmal versucht?* (Bitten Sie die Teilnehmer, Beispiele zu nennen, um sie mit einem Kontrollversuch in Kontakt zu bringen – mit dem Versuch, ihre Gefühle zu verändern, zu beeinflussen oder zu beseitigen.) *Und wie haben Sie in Ihrem Alltagsleben versucht, mit*

Ihren Gedanken und Gefühlen fertig zu werden? Was meinen Sie, was Sie mit ihnen tun müßten oder was Sie mit ihnen tun können müßten? Wie haben Sie mit ihnen fertig zu werden versucht, wenn sie aufgetaucht sind? (Einleiten eines Gesprächs über die Grenzen der Möglichkeiten, Dinge zu beeinflussen, wenn es sich um innere Erlebnisse handelt.) *Was wäre, wenn wir diese Erlebnisse nicht einfach wegwerfen könnten, wenn wir nichts mit ihnen zu tun haben wollten? Könnten wir versuchen, anders mit ihnen umzugehen?*

Ich möchte Sie nun bitten, etwas anderes auszuprobieren. Nehmen Sie sich kurz Zeit, um sich Begierden zu vergegenwärtigen, die Sie beim Anblick eines Bechers mit Eiscreme oder einer anderen Speise verspüren. Stellen Sie sich vor, Sie nehmen die begehrte Speise in die Hand, führen sie zum Mund und essen sie. Versuchen Sie, sie zu schmecken, bevor sie in Ihrem Körper verschwindet.

Verfolgen Sie, welche Gedanken Ihnen durch den Sinn gehen und welche Emotionen und physischen Empfindungen bei Ihnen auftauchen, und atmen Sie. Welche Empfindungen spüren Sie? Wenn Sie das Gefühl haben, von Begierden und Empfindungen überwältigt zu werden, können Sie jederzeit zum Beobachten des Atems zurückkehren. Denken Sie daran, daß allein Sie darüber entscheiden, ob Sie der Begierde, etwas Bestimmtes zu essen, nachgeben oder nicht. Fahren Sie einfach fort zu beobachten, was in Ihrem Körper und Geist geschieht.

Falls Sie mit einem Verlangen in Kontakt kommen, so versuchen Sie, nicht damit zu ringen, sondern das Verlangen einfach zuzulassen. Stellen Sie sich vor, Sie können den Raum um Ihr Verlangen erweitern und es zulassen, ohne ihm nachgeben zu müssen.

Und nun stellen Sie sich vor, Ihr Verlangen, etwas zu Bestimmtes essen, ist eine Welle im Meer, und Sie sind ein Surfer, der auf der Welle des Verlangens reitet, wobei Ihr Atem als Surfbrett fungiert. Sie reiten auf der Welle des Verlangens zu essen, vom Augenblick ihres Auftauchens an und während sie aufsteigt, und Sie bleiben darauf, bis die Welle den Gipfel erreicht, und behalten dabei das Gleichgewicht, bis die Welle des Verlangens ganz von selbst wieder abebbt. Sie reiten auf der Welle des Verlangens und bleiben darauf, statt sich von ihr überwältigen zu lassen.

Betrachten Sie Ihr Verlangen neugierig und interessiert. Wann haben Sie ein Verlangen schon jemals einfach zugelassen und sich angeschaut, statt darauf zu reagieren? Wo spüren Sie es in Ihrem Körper? Versuchen Sie festzustellen, wo in Ihrem Körper Sie das Verlangen spüren, und verfolgen Sie, wie es sich in Ihrem Körper äußert.

Stellen Sie sich die Speise, die Sie begehren, weiter vor. Und vergegenwärtigen Sie sich, wie Sie gegenüber diesem Verlangen einfach präsent bleiben können, statt impulsiv darauf zu reagieren. Achten Sie auf die Gedanken, die Ihnen durch den Sinn gehen, und auf die Empfindungen in Ihrem Körper. Begegnen Sie dem Verlangen mit Präsenz. Versuchen Sie, ihm Raum zu geben, ohne ihm nachzugehen oder sich von ihm zu einer Handlung antreiben zu lassen.

◆ ◆ ◆

Seifenblasen (Jessica Gundy Cuneo 2013)

Diese aktive Übung hilft, auf den gegenwärtigen Augenblick zu fokussieren. Gleichzeitig unterstützt sie Bemühungen, des eigenen Denkprozesses gewahr zu werden, sich im Loslassen zu üben, und sich durch Defusion von Gedanken zu lösen. Ganz besonders eignet sie sich für Kinder und Jugendliche. Man kann sie in der Einzeltherapie wie auch bei der Arbeit mit Gruppen nutzen. Man braucht dazu eine Seifenblasenlösung und für jeden Teilnehmer einen Seifenblasenzauberstab. Die Übung auszuführen dauert 20 bis 30 Minuten, und man sollte es möglichst im Freien tun, damit die Teilnehmer genügend Platz zum Produzieren von Seifenblasen haben.

Fordern Sie die Klienten auf, es sich im Freien bequem zu machen und mit der Produktion von Seifenblasen zu beginnen. Falls Sie mit einem Einzelklienten arbeiten, können Sie selbst Seifenblasen produzieren und den Klienten dabei zuschauen lassen. Im Falle der Arbeit mit einer Gruppe können die Klienten abwechselnd selbst Seifenblasen produzieren und den Produktionsprozeß beobachten.

Lassen Sie die Klienten zu Beginn der Übung einfach nur beobachten, wie jede einzelne Seifenblase langsam emporsteigt und davonschwebt. Fordern Sie die Klienten unabhängig davon, ob sie selbst Seifenblasen produzieren oder deren Produktion beobachten, auf, auf alle Aspekte dessen, was sie erleben, zu achten. Bitten Sie diejenigen, die Blasen produzieren, den Prozeß, der zur Produktion jeder einzelnen Blase führt, zu verfolgen (vom Eintauchen des Seifenblasenzauberstabs in die Seifenlösung über das Einatmen bis zum Ausatmen beim Blasen). Hingegen sollen diejenigen, die die Produktion der Seifenblasen beobachten, verfolgen, wie die Blasen entstehen, wie sie emporsteigen, wieder hinabsinken und schließlich verschwinden. Alle Teilnehmer sollen außerdem darauf achten, wann ihr Geist abschweift, und ihn dann bewußt wieder auf die Übung richten. Nachdem die Klienten die Blasen fünf bis zehn Minuten lang beobachtet haben, können Sie sie auffordern sich vorzustellen, daß jede Seifenblase einen Gedanken, ein Gefühl, eine Erinnerung oder eine physische Empfindung enthält, mit der die Klienten in einem bestimmten Augenblick konfrontiert sind. Instruieren Sie die Gruppe, die Seifenblasen aus einer Haltung des Akzeptierens heraus und im Gewahrsein ihrer inneren Empfindungen zu beobachten. Fahren Sie auf diese Weise fünf bis zehn Minuten lang fort.

Bei der Nachbesprechung sollte darauf hingewiesen werden, daß es sich nicht um eine zielorientierte Übung handelt und folglich nicht um ein bestimmtes Resultat geht. Während manche Klienten positiv auf die Übung reagieren, werden andere durch sie mit unangenehmen inneren Erlebnissen konfrontiert. Initiieren Sie ein Gespräch darüber, daß die Übung für jeden Teilnehmer eine ganz individuelle Bedeutung hat, und instruieren Sie die Klienten, auf den Unterschied zwischen einem Zustand anhaltenden Gewahrseins in jedem Augenblick und völligem Absorbiertsein vom Inhalt des Geistes inklusive persönlicher Erzählungen zu achten.

◆ ◆ ◆

Werte-Parade (*Matthew Boone 2010*)

Die Werte-Parade ist eine Abwandlung der Etiketten-Parade *(Label Parade)*, einer Übung, die erstmals von Walser und Westrup (2007, S. 126–131) vorgestellt wurde; ein Auszug aus der hier beschriebenen modifizierten Form ist auch in einem Kapitel von Boone und Canicci (2013, S. 73–76) zu finden. Während die ursprüngliche Übung hauptsächlich der Förderung des Selbst als Kontext diente, geht die hier vorgestellte abgewandelte Form auf die Elemente des Gewahrseins privater Ereignisse ein und stellt außerdem den Zusammenhang zu den persönlichen Werten her. Die Übung ist für Gruppen gedacht, und sie sollte in einem fortgeschritteneren Stadium der Therapie genutzt werden, weil sie ein hohes Maß an Bereitschaft erfordert und fast die Zeit einer ganzen Sitzung in Anspruch nehmen kann.

Hängen Sie während der Vorbereitung der Übung im ganzen Raum DIN-A4-Blätter an die Wände, auf denen jeweils die Bezeichnung für einen Lebensbereich vermerkt ist, beispielsweise »Freunde«, »Familie«, »Arbeit«, »Schule«, »Umgebung«, »Spiritualität«, »Spaß«, »Gesundheit« usw. Fordern Sie die Gruppenmitglieder zu Beginn der Übung auf, sich einen Übungspartner zu suchen und mit diesem zu vereinbaren, wer als Partner jeweils der Sprecher und wer als Zuhörer fungieren soll. Geben Sie dann jedem Paar einen Stapel Namenskarten, auf denen etwas steht wie: »Hallo, Mein Name ist …«. Und geben Sie der Gruppe insgesamt anschließend eine Anleitung folgender Art:

> *Ich werde Sie im Rahmen dieser Übung auffordern, abwechselnd als Sprecher oder Zuhörer zu fungieren. In den nächsten fünf bis zehn Minuten interviewt der Zuhörer den Sprecher. Als Sprecher fragen Sie Ihren Partner nach einer*

für ihn schwierigen Situation. Anschließend erforschen Sie gemeinsam die verschiedenen inneren Erlebnisse, die Ihnen beiden in Zusammenhang mit der schwierigen Situation in den Sinn kommen. Weil Sie als Sprecher später einen Teil der Informationen, die Sie zusammengetragen haben, der ganzen Gruppe mitteilen werden, sollten Sie sich für etwas entscheiden, über das Sie offen reden wollen.

Als Zuhörer sollten Sie sich klar machen, welche Qualitäten Ihnen bekannte, besonders gute Zuhörer haben. Versuchen Sie, sich im Sinne dieser Qualitäten zu verhalten, während Sie der Person vor Ihnen vorsichtig Fragen stellen. Bemühen Sie sich, einerseits neugierig, aber andererseits auch mitfühlend zu sein. Achten Sie darauf, ob sich in Ihnen ein innerer Drang regt, ein Problem zu lösen, und geben Sie diesem Drang nicht nach. Bleiben Sie einfach bei dem, was Sie hören, und stellen Sie weiter Fragen. Notieren Sie während dessen jedes separate innere Erlebnis, von dem Sie hören, auf einem Namensschild. Sie können Dinge aufschreiben wie »Furcht«, »Ich werde versagen«, »Oh nein, nicht schon wieder!«, »Schuld«, »Erinnerung an frühere schwierige Situationen«, »Herz schlägt schnell«, »schweres Gefühl«, »Schmetterlinge im Bauch«, »Das kann ich nicht gut« usw. Jedes innere Erlebnis erhält ein eigenes Namensschild. Geben Sie die Schilder, nachdem Sie alle beschrieben haben, dem Sprecher, der sie sich gut sichtbar ansteckt. Zuhörer können folgende Fragen stellen:

> *Beschreiben Sie kurz eine schwierige Situation, die Sie erlebt haben, in der Ihnen Gedanken, Gefühle und andere innere Erlebnisse hinderlich werden können.*
>
> *Welches innere Erlebnis kommt Ihnen zuerst in den Sinn – etwas wie ein Gedanke, ein Gefühl, eine physische Empfindung, eine Erinnerung oder ein inneres Bild?*
>
> *Was taucht dann auf?*
>
> *Und was danach?*

Die Sprecher reden so lange weiter, bis sie alles beschrieben haben, was Ihnen zu dem Thema einfällt. Anschließend tauschen die Übungspartner auf meine Aufforderung hin die Rollen. Ich komme zu jedem Übungspaar und leiste Hilfe, wenn jemand nicht weiterkommt. Falls Sie als Sprecher beim Reden signifikante Emotionen spüren, sollten Sie einige der Erlebnisse erwähnen, damit sie auf die Namensschilder geschrieben werden können.

Als Therapeut demonstrieren Sie am besten zunächst kurz, was die Gruppenmitglieder tun sollen. Das können Sie entweder zusammen mit einem Co-Gruppenleiter oder mit einem Gruppenmitglied, das die Rolle des Sprechers übernimmt, tun. Stellen Sie Ihrem Übungspartner die obigen Fragen. Notieren Sie private Erlebnisse, über die der Sprecher berichtet, auf Namensschildern, und geben Sie diese dem Sprecher, oder befestigen Sie sie an seinem Körper. Nachdem Sie diesen Teil der Übung vorgeführt haben, können Sie die Gruppenmitglieder auffordern, selbst damit zu beginnen. Lassen Sie den Paaren jeweils fünf bis zehn Minuten Zeit, und geben Sie ihnen dann das Zeichen zum Rollentausch; beobachten Sie das Engagement der Gruppe, um zu entscheiden, wann die Zeit für den Rollentausch gekommen ist. Diese Phase der Übung sollte in zwanzig oder weniger Minuten abgeschlossen werden.

Sobald alle Gruppenmitglieder einige Namensschilder tragen, bitten Sie sie, schweigend durch den Raum zu gehen und vor den an den Wänden hängenden Begriffen jeweils kurz innezuhalten.

> *Ich möchte Sie nun alle bitten aufzustehen. Nehmen Sie sich einen Moment Zeit, um sich klar zu machen, wo Sie stehen, und sich dessen bewußt zu werden, was Sie in diesem Augenblick empfinden. Sobald Sie sich bereit fühlen, können Sie schweigend durch den Raum gehen, wobei Sie vor jedem der DIN-A4-Blätter an den Wänden einen Augenblick innehalten.*

Die Gruppenmitglieder sollen erleben, wie es ist, auf etwas zuzugehen, das ihnen wichtig ist, und gleichzeitig mit ihren schmerzhaften privaten Erlebnissen in Kontakt zu bleiben und sie in die Situation hinein mitzunehmen. Nachdem alle etwa zehn Minuten lang im Raum umhergegangen sind, bitten Sie die Teilnehmer, sich zu setzen und sich über das Erlebte auszutauschen. Die Klienten berichten häufig, daß die Gespräche ihnen die Möglichkeit gegeben haben, sich darin zu üben, sich selbst und anderen gegenüber präsent zu sein und starke Emotionen auszudrücken. Außerdem erwähnen sie oft, wie schwer oder leicht es ihnen gefallen ist, sich einer bestimmten Bezeichnung zu nähern, während es ihnen bei anderen eher leicht fiel. So erleben sie metaphorisch, wie sie sich auf das, was ihnen wichtig ist, zubewegen, während sie ihren Schmerz in sich tragen, und gleichzeitig können sie Bereiche identifizieren, in denen ihnen engagiertes Handeln als möglich erscheint.

Für den Therapeuten kann es wichtig sein, selbst an dieser Übung teilzunehmen, damit er zu verstehen lernt, was die Gruppenmitglieder erleben, und um zu demonstrieren, daß wir als Menschen alle mit dem Schmerz ringen, den das Leben mit sich bringt. Sie selbst können die Übung gegebenenfalls mit einem Co-Gruppenleiter ausführen. Gibt es keinen Co-Gruppenleiter, können Sie die Namensschilder auch schweigend für sich selbst entwickeln, ohne die Gruppe über deren Inhalt zu informieren.

◆ ◆ ◆

Pusteblume (*Amber Guzman 2013*)

Bei dieser Übung geht es um das Gewahrsein der Körperbereiche, in denen Klienten Schmerz oder Unbehagen empfinden; sie kann aber auch für die Arbeit an emotionalem Schmerz benutzt werden. Die Übung soll die Aufmerksamkeit auf schmerzhafte innere Erlebnisse lenken. Der Vergleich schmerzhafter emotionaler oder körperlicher Erlebnisse mit dem In-den-Wind-Blasen der Samen einer Löwenzahnblüte, einer Pusteblume, diente dazu, die Bereitschaft des Klienten zu stärken, seine Aufmerksamkeit auf seine schmerzhaften Erlebnisse zu richten und dadurch zu lernen, ihr An- und Abschwellen besser wahrzunehmen.

Für diese Übung sollen Sie sich ein inneres Erlebnis vergegenwärtigen, das Sie als unangenehm empfinden oder von dem Sie sich wünschen, daß es verschwindet. Die Gefühle Wut, Furcht, Angst und Traurigkeit sind oft an bestimmten Stellen im Körper zu spüren. Bei körperlichen Schmerzen können Sie mit Sicherheit den Körperbereich benennen, in dem Sie den Schmerz am deutlichsten spüren. Fokussieren Sie nun auf den Körperbereich, in dem die Empfindung, die Sie sich vergegenwärtigen, am stärksten ist.

Schließen Sie zunächst die Augen, und nehmen Sie eine bequeme Haltung ein. Atmen Sie tief, und richten Sie die Aufmerksamkeit auf den Atemrhythmus … Identifizieren Sie beim Atmen einen Körperbereich, in dem Sie ein unangenehmes Gefühl oder einen Schmerz empfinden. Das kann ein schnell und heftig pochendes Herz sein, ein Gefühl der Anspannung im Brustkorb, ein Kribbeln in den Gliedmaßen, Schmerzen irgendwo im Körper, Kopfschmerzen, ein Spannungsgefühl im Kopfbereich oder in bestimmten Muskeln, Bauchschmerzen oder Übelkeit … Wo immer in Ihrem Körper Sie Schmerz und Unbehagen empfinden, fokussieren Sie auf diesen Bereich. Stellen Sie sich vor, daß der Teil Ihres Körpers, in dem Sie das Unbehagen empfinden, der Kopf einer Pusteblume ist, rund, flauschig und mit weißen Samenkörnern bedeckt. Stellen Sie sich dort, wo Sie Ihr Unbehagen lokalisieren, eine große flauschige Pusteblume vor.

Atmen Sie in den Körperbereich, in dem Sie den Schmerz oder das Unbehagen spüren. Stellen Sie sich beim Einatmen vor, daß die Pusteblume Ihr Unbehagen verkörpert … Und blasen Sie die Atemluft beim Ausatmen auf die Pusteblume und ihre Samen, die Ihr Unbehagen enthalten, das dann vom Wind zerstreut wird.

Fokussieren Sie weiter auf den schmerzenden oder Unbehagen verursachenden Körperbereich, fahren Sie fort, ein- und auszuatmen, und achten Sie bei jedem Atemzug auf die Samen der Pusteblume mit Ihrem inneren Erleben, und schauen Sie, wie sie vorüberfliegen. (Lassen Sie dem Klienten fünf Minuten Zeit, um dies umfassend zu erleben. Sie können ihn ein oder zweimal daran erinnern, indem Sie die obigen Instruktionen wiederholen.) *Nun können Sie sanft die Augen öffnen und in den Raum zurückkehren.*

◆ ◆ ◆

Bereitschaft mit einem Avatar (Matthew Boone 2010)

Diese Übung enthält Elemente, die aus *ACT leicht gemacht* von Russ Harris (2009/2011) stammen und die auch in einem Kapitel über ACT bei der Arbeit mit Gruppen (Boone & Canicci 2013) erwähnt werden. Es handelt sich um eine spielerische Möglichkeit, neue Beziehungen zu schmerzhaften Gedanken und Gefühlen zu entwickeln, wobei auch Gewahrsein des gegenwärtigen Augenblicks, Akzeptieren, Defusion, Selbst als Kontext und Werte eine Rolle spielen, und zwar auf eine über die Therapiesituation hinausgehende Art.

Die Alternative zu allen Bemühungen, einen Gedanken oder ein Gefühl zu kontrollieren, zu verändern, zu reparieren, zu vergrößern oder zu verkleinern, ist Bereitschaft. Man kann Bereitschaft auf verschiedenste Arten beschreiben: als Seinlassen unserer Gedanken und Gefühle, wie sie sind, unabhängig davon, ob sie angenehm oder schmerzhaft sind; als Sich-Öffnen und Raum-Schaffen für unsere Gedanken und Gefühle; als Aufgeben des Kampfes mit ihnen; als Kommen-und-Gehenlassen der Gedanken und Gefühle, so wie sie es ihrer Natur gemäß ohnehin tun; oder einfach als Präsent-Sein im gegenwärtigen Augenblick.

Weil dies ein wenig abstrakt klingen mag, möchte ich Sie bitten, eine Übung auszuführen, durch die das, was ich meine, ein wenig konkretisiert wird. Eine nützliche Art, sich dem Zustand der Bereitschaft anzunähern, besteht darin, einen Gedanken oder ein Gefühl in einem Objekt zu repräsentieren und mit diesem Objekt bereitwillig zu handeln. Das mag ein wenig merkwürdig klingen, kann aber sehr nützlich sein.

Ich möchte, daß Sie folgendes tun: Wählen Sie ein Objekt, das ein schwieriges Gefühl oder einen problematischen Gedanken von Ihnen repräsentieren soll. Das kann ein Ball, ein Stein, ein Plüschtier, eine Karteikarte oder was auch immer sonst sein. (Ein kleines Plüschtier kann sehr nützlich sein, weil es den meisten Menschen schwerfällt, gegen etwas zu kämpfen oder etwas zu unterdrücken, das niedlich ist.)

Behandeln Sie das gewählte Objekt – in Verbindung mit dem Gedanken oder Gefühl, auf den oder das Sie fokussieren – im Laufe der nächsten Woche wie etwas Willkommenes, das Sie nicht zu vertreiben brauchen. Dies können Sie auf eine der im folgenden beschriebenen Weisen zum Ausdruck bringen: Sie können das Plüschtier bei der Arbeit, beim Studium, beim Essen und ganz generell bei allem, was Sie tun, bei sich tragen. Es kann sich in Ihrer Tasche, auf einem Tisch neben Ihnen oder in Ihrer Hand befinden.

Interagieren Sie gelegentlich auf einladende und liebevolle Weise mit ihm. Beispielsweise können Sie es sanft wie etwas Kostbares halten oder es in Ihrer Nähe haben, als ob es Ihr Kumpel wäre, während Sie am Computer arbeiten. Falls Sie sich tatsächlich für ein Plüschtier entscheiden, können Sie dieses auch streicheln.

Achten Sie während der Woche genau darauf, ob bei Ihnen irgendein Drang, sich des Objekts zu versichern, es zu reparieren oder zu verändern, aufkommt. Nehmen Sie es hin und wieder in die Hand, und vergegenwärtigen Sie sich, daß es sich von Ihnen unterscheidet und Sie nicht ganz und gar ausmacht, ebensowenig wie Ihr schwieriges Gefühl oder Ihr problematischer Gedanke dies tut. Beachten Sie, daß Ihr Gewahrsein des Objekts kommt und geht, so wie das Gewahrsein Ihres Gefühls oder Gedankens. Machen Sie sich bewußt, daß Sie das Objekt einfach da sein lassen können, aber auch sehr intensiv darauf fokussieren können, ebenso wie auf Ihr Gefühl oder Ihren Gedanken.

Behandeln Sie Ihr Objekt wie einen geladenen Gast. Sie können auch etwas sagen wie: »Komm herein, Traurigkeit, und setz dich hin.« Denken Sie daran, daß Sie das Objekt nicht mögen und auch nicht besonders herzlich empfangen müssen. Ganz gleich, wo Sie es aufbewahren, geben Sie ihm Raum.

Bedenken Sie stets, daß Präsenz weder zielorientiert noch auf ein bestimmtes Resultat aus ist. Es geht schlicht darum, bei dem zu sein, was im Augenblick in Erscheinung tritt. Es geht nicht um irgend etwas Ausgefallenes. Wir versuchen nur, auf eine etwas andere Art mit Gedanken und Gefühlen zu interagieren. Beachten Sie, daß wir nicht versuchen, Ihre Gedanken und Gefühle zu verändern; es geht uns um die Veränderung Ihrer Beziehung zu Ihren Gedanken und Gefühlen. Wir arbeiten daran, daß Sie eine Fertigkeit entwickeln, die Ihnen ermöglichen wird, im gegenwärtigen Augenblick ein Gefühl zu erleben und gleichzeitig das zu tun, was Ihnen wichtig ist.

◆ ◆ ◆

Musik, Achtsamkeit und Defusion (Levin Schwartz 2013)

Sich in achtsamem Zuhören zu üben kann bei der Arbeit sowohl am Gewahrsein des gegenwärtigen Augenblicks als auch an der Defusion von Nutzen sein.

Musik aus der ACT-Perspektive zu hören kommt insbesondere Klienten zugute, die Kreativität und die Künste schätzen. Außerdem kann Musik die Arbeit in einer Therapie beflügeln, weil die betreffenden Klienten beim Anhören von Musik besonders ansprechbar sind. Dies zu erleben kann uns an frühere Erlebnisse und Situationen erinnern und auch starke Emotionen wie Freude oder Traurigkeit hervorrufen. Die Übung fördert die Fähigkeit, die Komplexität der inneren Erlebnisse zu beobachten, die beim Hören von Musik auftreten.

Bei der hier beschriebenen Übung kann man verschiedene Arten von Musik nutzen, und man sollte sich genau überlegen, für welche man sich entscheidet. Besondere Vorsicht ist bei Musikstücken mit Texten geboten, weil die Worte das Erleben des Klienten beeinflussen können, indem sie seinen Geist in die verschiedensten Richtungen schweifen lassen. Es folgt eine Zusammenstellung von Musikstücken, die sich im Rahmen dieser Übung oft als sehr nützlich erwiesen haben.

Johann Sebastian Bach, Orchestersuite Nr. 3 in D-Dur (BWV 1068)

Ben E. King, »Stand by Me«

Bill Frisell, »Cold, Cold Heart«

George Winston, »Cloudy This Morning«

John Lennon und Yoko Ono, »Happy Xmas (War Is Over)«

Johnny Cash, »Folsom Prison Blues«

Otis Redding, »That's How Strong My Love Is«

Yo-Yo Ma, Mark O'Connor und Edgar Meyer, »Appalachia Waltz«

Wir werden heute an einer Übung arbeiten, die uns eine andere Möglichkeit eröffnet, uns den Ort zu vergegenwärtigen, wo wir das, was wir erleben, in aller Ruhe und ohne Urteile betrachten können. Sie werden ein Musikstück hören, und ich möchte, daß Sie nur auf die Klänge und das, was Sie im gegenwärtigen Augenblick erleben, achten. Um dazu fähig zu sein, konzentrieren sich manche Klienten auf ein bestimmtes Instrument und achten nur auf dieses. Andere empfinden es als nützlich, ausschließlich auf die Empfindungen in ihrem Körper zu achten, etwa auf den Atem, den Puls und andere körperliche Phänomene. Ich möchte, daß Sie sich beim Hören der Musik auf Ihr einzigartiges Erleben konzentrieren. (Lassen Sie dem Klienten dafür einige Minuten Zeit.)

Bedenken Sie, daß beim Musikhören viele Empfindungen, Gedanken, Erlebnisse, Bewertungen und Urteile auftauchen können. Das liegt im Wesen unseres Geistes – es entspricht dem, worauf wir programmiert sind, und es geschieht ständig. Achten Sie auf Gedanken, Emotionen, Bewertungen und Beurteilun-

gen, die in Reaktion auf die Musik bei Ihnen auftauchen. Sie werden vielleicht feststellen, daß Reflexionen über Ihr Leben, Ihre persönliche Geschichte, kulturspezifische Erlebensweisen oder Ihre aktuelle Stimmungslage es Ihnen ermöglichen, sich mit dem, was Sie hören, zu identifizieren. Achten Sie, während Sie sich die Musik anhören, auf die verschiedenen Schichten des Erlebens. (Geben Sie dem Klienten Gelegenheit, dies bis zum Ende des Musikstücks zu versuchen.)

(Helfen Sie dem Klienten nach dem Anhören des Musikstücks, das Erlebte zu verarbeiten.) *Und nun richten Sie Ihr Gewahrsein sanft auf den gegenwärtigen Augenblick, indem Sie sich die Geräusche im Raum anhören. Achten Sie auf die Druckempfindungen in Ihrem Körper, wo er mit dem Stuhl, auf dem Sie sitzen, und dem Boden in Kontakt ist. Vergegenwärtigen Sie sich Ihre Anwesenheit im Raum.* (Beschreiben Sie den Raum.) *Wenn Sie bereit sind, können Sie sich wieder in den Raum begeben, indem Sie Ihre Augen sich langsam öffnen lassen.*

Das Merkblatt in Anhang C kann Ihnen helfen, diese Übung entweder in einer Einzeltherapie oder in einer Gruppensitzung zu benutzen. Das Gespräch mit dem Klienten kann thematisieren, wie schnell unser inneres Erleben uns vom Kontakt mit dem gegenwärtigen Augenblick wegführen kann. Die folgenden Fragen helfen, Klienten dazu zu bringen, über ihre Erlebnisse zu reden:

Welche Klänge oder körperlichen Empfindungen haben Sie im Raum erlebt?

Welche Gedanken oder Emotionen haben Sie bemerkt, während Sie die Musik angehört haben?

Welche Bewertungen oder Urteile haben Sie beim Anhören der Musik bei sich entdeckt?

Welche Geschichte ist bei Ihnen aufgetaucht? Ist Ihnen beim Anhören der Musik eine Erinnerung gekommen?

Zusammenfassung

ACT ist ein erlebensbasierter Interventionsansatz, der häufig Übungen nutzt, um die Aufmerksamkeit des Klienten auf den gegenwärtigen Augenblick zu fokussieren, ganz gleich, ob die Ereignisse und Erlebnisse, die er beim Hören registriert, innerlich oder äußerlich stattfinden. Die für das Gewahrsein des gegenwärtigen Augenblicks erforderlichen Fertigkeiten zu entwickeln ist entscheidend, wenn man das Interesse von Klienten für ihre Erlebnisse wecken, ihre Bereitschaft stärken und bei ihnen wertebasiertes Handeln fördern will. Wir haben in diesem Kapitel verschiedene Übungen vorgestellt, die genutzt werden können, um das Gewahrsein im gegenwärtigen Augenblick zu fördern. Dabei ging es schwerpunktmäßig um Übungen, welche die Verbindung zu Akzeptieren, Defusion und Selbst als Kontext in den Vordergrund stellen.

Grundsätzlich geht es bei vielen ACT-Übungen – ganz gleich, auf welchen zentralen ACT-Prozeß sie zielen – um Präsenz im gegenwärtigen Augenblick, was sie als Achtsamkeitsübungen nützlich macht. Beispielsweise ist die in Kapitel 7 beschriebene Version der *Sweet-Spot*-Achtsamkeitsübung eine wunderbare Möglichkeit, eine Sitzung zu beginnen, insbesondere wenn sich die Arbeit später Werten zuwenden soll, denn dies ist die Hauptzielrichtung der *Sweet-Spot*-Übung. Im übrigen ist die Literatur über Achtsamkeit sehr umfangreich, sowohl im ACT-Rahmen als auch außerhalb davon. In zahlreichen Büchern und auf vielen Websites werden Achtsamkeitsübungen beschrieben, die sich mit dem ACT-Ansatz vereinbaren oder sich problemlos so modifizieren lassen, daß sie den ACT-Prinzipien entsprechen.

Übungen, die auf Gewahrsein im gegenwärtigen Augenblick zielen

Übungen in diesem Kapitel

- Achtsames Gehen (Niloofar Afari 2010)
- Gedanken beobachten (Megan Thompson Kates 2013)
- Eine Tüte mit Chips (Fiona Randall & Elizabeth Burnside 2013)
- Dem Prozeß folgen (Manuela O'Connell 2013)
- Reaktionen auf Trigger (Jason Lillis 2013)
- Seifenblasen (Jessica Gundy Cuneo 2013)
- Werte-Parade (Matthew Boone 2010)
- Pusteblume (Amber Guzman 2013)
- Bereitschaft mit einem Avatar (Matthew Boone 2010)
- Musik, Achtsamkeit und Defusion (Levin Schwartz 2013)

Weitere Übungen

- Achte beim Lesen auf deine Füße (Hayes 2005/2007, S. 173)
- Sei, wo du bist (Hayes 2005/2007, S. 164 f.)
- Spielerisches Einsortieren (Hayes 2005/2007, S. 167)
- Tee trinken (Hayes 2005/2007, S. 169 f.)
- Achtsam essen (Hayes 2005/2007, S. 171)
- Rosinen essen (Hayes 2005/2007, S. 168)
- Einfach Sitzen (Hayes 2005/2007, S. 175–179)
- Klassische Musik hören (Hayes 2005/2007, S. 171)
- Bewußtheit Ihres Erlebens praktizieren (Hayes et al. 1999/2004, S. 179 f.)
- Schweigsames Gehen (Hayes 2005/2007, S. 166)
- Deine Gedanken im Zeitverlauf verfolgen (Hayes 2005/2007, S. 152–154)

6 Das Selbst als Kontext und die Kunst, sich in eine bestimmte Perspektive zu versetzen

Einer der vielen normalen Entwicklungsschritte, die Menschen im Laufe ihrer Kindheit bewältigen, ist die Fähigkeit, sich in eine bestimmte Perspektive zu versetzen. Durch Erfahrung lernen wir, den Unterschied zwischen Ich und Du, hier und dort sowie jetzt und damals zu erkennen. Diese verbalen Beziehungen sind deiktischer Natur bzw. werden durch Demonstration vermittelt (Hayes et al. 1999/2004, S. 196 f.), weil dabei keine Objekte involviert sind und sie nur bezogen auf eine beobachtende Perspektive aufgezeigt und verstanden werden können. Wir werden uns in diesem Kapitel mit zwei Perspektiven befassen, in die Menschen sich hinsichtlich ihrer selbst versetzen können: das konzeptgebundene Selbst oder Selbst als Inhalt und das beobachtende Selbst oder Selbst als Kontext.

Das konzeptgebundene Selbst oder Selbst als Inhalt

Als Therapeuten können wir neue Klienten in der ersten Therapiesitzung bitten, uns ein wenig über sich selbst und den Grund ihres Kommens zu berichten. Was wir dann hören, sind Geschichten der Klienten über sich: Urteile, Bewertungen, Gedanken, Bilder, Gefühle, Regeln, Erinnerungen, Körperempfindungen, Rollen und Impulse, die ihr Selbstempfinden oder das, was sie ihre Identität nennen könnten, zum Ausdruck bringen. Beispielsweise könnte ein Klient sagen: »Ich bin depressiv. Ich kann nicht arbeiten, und meine Freunde meiden mich. Meine Familie versteht mich nicht. Ich war seit meiner Kindheit immer anders als alle. Schon damals habe ich nirgendwo hineingepaßt, und heute geht es mir immer noch so.« In der ACT bezeichnen wir dies als narrative Sammlung von »Ich bin«-Aussagen des konzeptgebundenen Selbst.

Die interpersonalen Interaktionen, die Grundlage unseres Erlebens, führen unvermeidlich zur Konstruktion dieser Geschichten oder Identitäten. Schon sehr früh werden wir gefragt: »Was willst du einmal werden, wenn du erwachsen bist?« Auch im Rahmen von Vorstellungsgesprächen und beim Kennenlernen potentieller Partner heißt es immer wieder: »Erzählen Sie mir etwas über sich.« Bestimmte »Ich bin«-Aussagen mögen als harmlos erscheinen; für eine von uns (JS) zählen dazu Aussagen wie »Ich bin Psychologin«, »Ich bin Professorin«, »Ich bin eine Frau« und »Ich bin eine Mutter«. Aber die gleichen verbalen Konstrukte, aus denen diese scheinbar harmlosen Bezeichnungen resultieren, können für uns auch zu heimtückischen Fallen werden. Nehmen wir an, ich (JS) habe eine Geschichte konstruiert, derzufolge eine erfolgreiche, ehrgeizige Freiberuflerin täglich viele Stunden arbeiten muß, während das für liebende Mütter nicht gilt. Versteht man diese Geschichte wörtlich, so besagt sie, daß ich nicht gleichzeitig eine erfolgreiche Freiberuflerin und eine gute Mutter sein kann! Das Statement wird jedoch erst dann wirklich zum Problem, wenn sowohl die Rolle der liebevollen Mutter als auch die der ehrgeizigen Freiberuflerin für mich wichtige persönliche Werte repräsentieren, die realen Entscheidungsmöglichkeiten jedoch vom Festhalten an der Perspektive des konzeptgebundenen Selbst bzw. vom Inhalt seiner Geschichten (Gedanken, Gefühle, Regeln usw.) bestimmt werden.

Bezogen auf das Beispiel der Klientin weiter oben können wir somit sagen, daß sie, wenn sie auf ihr konzeptgebundenes Selbst fixiert ist, sich wahrscheinlich von ihren Freunden, ihrer Familie und ihren Arbeitskollegen isoliert hat, obwohl ihr enge Beziehungen in diesen Bereichen sehr wichtig sind. Und bezogen auf meine persönliche Situation kann ich entweder auf wichtige Aspekte meiner Karriere verzichten oder mich so intensiv bemühen, sowohl eine gute Freiberuflerin als auch eine gute Mutter zu sein, daß ich mich verausgabe und meine Reserven erschöpfen. In beiden Fällen wird das Selbstempfinden oder Identitätsempfinden vom Inhalt der Gedanken, Gefühle, Vorstellungsbilder, Erinnerungen und Geschichten (d. h., durch das Selbst als Inhalt) bestimmt, und das konzeptgebundene Selbst wird zur treibenden Kraft, die Verhaltensentscheidungen zugrunde liegt.

Vielleicht haben Sie selbst schon einmal gehört, daß sich Klienten übermäßig stark mit ihren Symptomen oder mit ihrer Pathologie identifizierten, indem sie sagten: »So bin ich nun einmal«, wenn es um Depression, chronische Schmerzen, Panikattacken, Agoraphobie oder eine andere Diagnose ging. Dann leuchten bei einem ACT-Therapeuten alle Warnleuchten auf. *Hier geht es um das Haften am konzeptgebundenen Selbst!* Leider ist die Situation nicht immer so eindeutig zu erkennen, denn das Haften an einem positiv wahrgenommenen konzeptgebundenen Selbst kann sich ebenso negativ auswirken. Beispielsweise kann es sein, daß ein Klient, der sich stolz als gütig, großzügig und nie wütend beschreibt, niemals Grenzen setzt und nie seine eigene Position verteidigt, selbst wenn dies eindeutig berechtigt wäre. Es ist grundsätzlich wichtig, nach »Ich bin«-Aussagen Ausschau zu halten – positiven, negativen und neutralen –, weil das Festhalten an solchen Aussagen zu psychischer Unflexibilität führen kann.

Wir werden uns nun noch ein weiteres Beispiel genauer anschauen. Angenommen, ein neuer Klient kommt zu Ihnen und sagt: »Ich bin Polizist.« Diese »Ich bin«-Aussage mag auf den ersten Blick neutral und harmlos wirken.

Anschließend erzählt Ihr Klient Ihnen mehr über sich: »Polizisten müssen immer darauf achten, was hinter ihrem Rücken geschieht …« Das Haften an dieser Aussage mag immer noch als plausibel erscheinen, sofern es sich um einen Polizisten im Dienst handelt, der auf seine eigene Sicherheit, die seines Kollegen und die der Bevölkerung, die er beschützen soll, bedacht ist.

Dann gelingt es Ihnen, noch ein wenig mehr zutage zu fördern: »Polizisten müssen immer darauf achten, was hinter ihrem Rücken geschieht, auch wenn sie nicht im Dienst sind; denn man kann nie wissen, welche Gefahr in der Umgebung lauert. Polizisten müssen grundsätzlich auf der Hut und für jede Gefahr gewappnet sein. Wir dürfen nie Emotionen zeigen, denn dadurch würden wir Schwäche erkennen lassen, und das würde bedeuten, daß wir verletzbar sind. Wir dürfen uns nie eine Blöße geben und uns nie verletzlich zeigen.«

Wenn Sie weiter graben, werden Sie merken, daß hinter dieser Geschichte und der »Ich bin«-Aussage, mit der sie begann, noch wesentlich mehr steckt. Nachdem Sie die ganze Geschichte gehört haben, wird Ihnen klar, daß der Mann zu Ihnen gekommen ist, weil seine Frau drauf und dran ist, ihn zu verlassen, und weil seine beiden Kinder keinen Kontakt zu ihm haben und sich durch die Grenzen, die er ihnen steckt, unterdrückt fühlen. Der Polizist verhält sich in seinem Privatleben distanziert, er zeigt wenig Zuneigung und entscheidet aufgrund seiner Gefahreneinschätzung darüber, wie er sich verhält. Er verbietet seiner Frau und seinen Kindern, Dinge zu tun und Orte aufzusuchen, wenn dies auch nur mit dem geringsten Risiko verbunden ist. Als ACT-Therapeut wissen Sie, daß dieser Klient an einem Selbstkonzept festhält, durch das bei ihm eine sehr starke psychische Inflexibilität entstanden ist.

Wenn Sie die psychische Flexibilität eines solchen Klienten verbessern und ihm aus seiner psychischen Erstarrung heraushelfen wollen, müssen Sie seine vom Selbst als Konzept oder Selbst als Inhalt geprägte Sicht in eine vom Beobachter-Selbst oder Selbst als Kontext geprägte Sicht verwandeln. Dies ermöglicht ihm, sein Leben so zu erleben, wie es ist, und flexibler auf Geschehnisse zu reagieren.

Das Beobachter-Selbst oder Selbst als Kontext

Während das Selbst als Konzept aus dem sich ständig verändernden Inhalt der Gedanken, Gefühle, Erinnerungen usw. resultiert, ist das Selbst als Kontext die stabile, unveränderliche Perspektive, aus der heraus man denkt, fühlt, sich erinnert usw. Das Selbstempfinden, das auf dem Selbst als Kontext beruht, reicht über den Inhalt innerer Erlebnisse hinaus. Aus dieser Perspektive sind nicht unsere Gedanken, Empfindungen, Emotionen und Erinnerungen das, was uns definiert, sondern wir sind nur der Schmelztiegel, in dem sie sich manifestieren.

Ebenso sind Sie, die Leser dieses Buches, nicht identisch mit Ihren Geschichten und Ihrer Geschichte, so wie Sie nicht eins mit den Wörtern sind, die Sie auf dieser Buchseite lesen, oder mit dem Stuhl oder Sessel, auf dem Sie momentan sitzen. Natürlich ist es wesentlich leichter, den Unterschied zwischen Ihnen und Ihrem Sofa zu beobachten, als den Unterschied zwischen Ihnen und Ihren inneren privaten Ereignissen zu erkennen. Die ACT versucht, den Wechsel vom Selbst als Konzept zum Beobachter-Selbst zu fördern und damit die Erkenntnis, daß es ein Selbst gibt, das beobachtet und die innere und äußere Welt erlebt und sich trotzdem von den Gedanken, Gefühlen, Erinnerungen, Körperempfindungen, Impulsen und Rollen eines Menschen unterscheidet.

Um sich dies klarzumachen, sollten Sie sich jetzt ein wenig Zeit nehmen und an die im folgenden aufgeführten Situationen zurückdenken. Je nachdem, wie alt Sie sind, werden Sie sich vielleicht nicht an alle diese Ereignisse erinnern, aber soweit Sie sich daran erinnern, sollten Sie versuchen, sie sich möglichst genau ins Gedächtnis zu rufen und sie so zu sehen, als befänden Sie sich in der betreffenden Situation: Der Tag, an dem John F. Kennedy erschossen wurde, die erste Apollo-Mondlandung, die Explosion des Space-Shuttles *Challenger*, Prinzessin Dianas Tod, der 11. September 2001 und Michael Jacksons Tod … Und nun erinnern Sie sich an etwas, das Sie in Ihrem letzten Urlaub getan haben, und versuchen Sie, es so zu betrachten, wie Sie es zum Zeitpunkt des Geschehens gesehen haben. Und nun vergegenwärtigen Sie sich, was Sie in diesem Moment tun, während Sie dieses Buch lesen. Versuchen Sie festzustellen, ob es unabhängig von allen Veränderungen Ihrer Gedanken, Gefühle, Empfindungen, Erinnerungen und Rollen ein stabiles, konsistentes, allumfassendes »Ich« gab, das sich hinter Ihren Augen befand und die Welt gesehen und erlebt hat – ein »Ich«, das all die Gedanken und Geschichten bewahrte, aber andererseits von ihnen getrennt war. Dies ist das »Ich«, das Sie während Ihres ganzen Lebens gewesen sind.

Der ACT-Prozeß Selbst als Kontext versetzt Klienten in die Beobachterperspektive und ermöglicht ihnen dadurch, das Leben so zu erleben, wie es sich entfaltet. Es geht bei diesem Prozeß darum, das Haften am Selbst als Konzept zu verringern und so die Flexibilität zu erzeugen, die Menschen brauchen, um sich für auf ihren persönlichen Werten basierende Handlungen entscheiden zu können, statt daß sie Handlungen präferieren, die auf Geschichten über das Selbst basieren. Mit Hilfe der Beobachterperspektive können Klienten außerdem einen Ort kreieren, von dem aus sie gefahrlos zu unangenehmen oder unerwünschten inneren

Erlebnissen in Kontakt treten können. Das bedeutet nicht, daß mit dem Wechsel in die Beobachterperspektive alles Unbehagen verschwindet; aber das alle temporären Erscheinungen transzendierende, stabile und unveränderliche Selbstempfinden (das Ich, das Sie seit Ihrer Geburt bis zum gegenwärtigen Augenblick waren und sind) braucht nicht durch den Inhalt von Gedanken und das Erleben von Emotionen bedroht zu werden. Das Beobachter-Selbst registriert Gedanken und Gefühle; erzeugt sie jedoch nicht. Es kann weder urteilen noch beurteilt werden, denn es beobachtet die Dinge nur, so wie sie im gegenwärtigen Augenblick sind.

Kehren wir zum Beispiel des Polizisten zurück, und stellen wir uns vor, seine Tochter bittet ihn um Erlaubnis, nach dem Abitur eine Party zu besuchen. Hält er an seinem Selbst als Konzept fest, erlaubt er ihr dies wahrscheinlich nicht – nachdrücklich und ohne auch nur die geringste Diskussion zuzulassen: Basta! Und nun stellen Sie sich vor, wie anders er reagieren könnte, wenn er einen Schritt vom Geschehen zurücktreten und seine Gedanken und Gefühle über Angst, Schwäche, Verletzlichkeit und Schutz aus einer gewissen Distanz betrachten würde. Statt sich von seiner inhaltlichen Fixierung gängeln zu lassen und ihr zu erlauben, über sein Verhalten zu bestimmen, könnte er eine Entscheidung im Sinne seines persönlichen Wertes, ein liebevoller und unterstützender Vater zu sein, treffen. Er könnte den Partybesuch seiner Tochter dann immer noch ablehnen, aber die Interaktion mit ihr würde wahrscheinlich völlig anders verlaufen.

Selbst-als-Kontext-Übungen

Sich vom Selbst als Inhalt zu lösen und sich dem Selbst als Kontext zuzuwenden bedeutet nicht, daß man eine neue Identität entwickeln muß. Es geht vielmehr um ein Selbstempfinden, das sowohl von verbalen Definitionen als auch von räumlichen und zeitlichen Einschränkungen unabhängig ist. Nicht die Geschichte soll verändert, sondern das Haften an ihrem Inhalt aufgelöst werden.

Der Kontakt zum Beobachter-Selbst muß durch Erleben hergestellt werden. Die *Beobachter-Übung* (Hayes et al. 1999/2004, S. 204–207) ist eine wichtige Selbst-als-Kontext-Übung, die den Klienten mit seinen Körperempfindungen, Erinnerungen, Rollen, Emotionen und Gedanken in Kontakt bringen soll, ihm helfen soll, sie alle wahrzunehmen und zu erkennen, daß er der Wahrnehmende ist. Indem der Klient seines Wahrnehmens bewußt wird, entwickelt er ein von seinem inneren Erleben unabhängiges Selbstempfinden.

Jede Achtsamkeits- oder Defusionsübung fördert das Bewußtsein der eigenen Wahrnehmung. Im Grunde kann man jede Übung auf das Selbst als Kontext beziehen, indem man ihr die Anweisung hinzufügt, »darauf zu achten, wer wahrnimmt«, oder »wahrzunehmen, daß Sie wahrnehmen« (Harris 2009/2011, S. 286). Dies kann in jedem Kontext geschehen, ganz gleich, ob es um die Wahrnehmung der Farben eines Regenbogens, die Temperatur des Wasser beim Duschen, das Hören musikalischer Rhythmen oder das Beobachten vorüberziehender Gedanken geht. Viele grundlegende ACT-Übungen kann man um eine Selbst-als-Kontext-Komponente erweitern. Beispielsweise wird die klassische Übung *Fahrgäste im Bus* (Hayes et al. 1999/2004, S. 166 f.) oft benutzt, um Bereitschaft, Defusion und Bewegung in Richtung wertebasierten Handelns zu demonstrieren. Das Selbst als Kontext kann in diese Übung einbezogen werden, indem man den Busfahrer als den Teil des Klienten darstellt, der alle diese Erlebnisse wahrnimmt (Luoma, Hayes & Walser 2007/2009, S. 198).

Natürlich gibt es auch spezifisch auf das Selbst als Kontext zielende Übungen. Einige unserer Favoriten in diesem Bereich werden im folgenden beschrieben.

◆ ◆ ◆

Sprechen und Zuhören (*Harris* 2009/2011, S. 287)

Diese Übung hilft Klienten, schnell und effektiv, sich in die Beobachterperspektive zu versetzen. Dies ist ein guter Ausgangspunkt, wenn man die Voraussetzungen für das Selbst als Kontext schaffen will.

> *Hören Sie sich in den nächsten dreißig Sekunden schweigend an, was Ihr Geist zu sagen hat. Falls Ihre Gedanken stocken, hören Sie einfach weiter zu, bis sie wieder einsetzen.* (Es folgt eine Pause von dreißig Sekunden.) *Nun haben Sie gesehen: Ein Teil Ihres Geistes spricht – das denkende Selbst –, und ein anderer Teil Ihres Geistes hört – das Beobachter-Selbst.*

◆ ◆ ◆

Beobachter-Selbst mit Werten (*Matthew Boone* 2011)

Diese Übung ist eine Abwandlung der ursprünglichen Beobachter-Übung der ACT (Hayes et al. 1999/2004, S. 204–207). Sie soll helfen, ein erlebensbasiertes Empfinden des Selbst als Kontext zu entwickeln und es mit den persönlichen Werten zu verbinden. Deshalb sollte man die Übung nutzen, nachdem man mit dem Klienten ein Gespräch über persönliche Werte geführt hat. Das folgende Skript bezieht sich auf eine Gruppensituation, läßt sich aber leicht für die Arbeit mit Einzelklienten modifizieren. Bei der Arbeit mit einer Gruppe lassen Sie die Teilnehmer zunächst Zweier- oder Dreiergruppen bilden. Für diese Übung brauchen Sie Karteikarten und Stifte.

Wir werden heute das Beobachter-Selbst erforschen – eine neue Sicht dessen, wer Sie sind und was Sie denken und fühlen. Dazu müssen wir uns zunächst mit Werten beschäftigen, so wie wir sie in dieser Gruppe definiert haben. Ihre persönlichen Werte bestimmen Ihre Entscheidungen darüber, wie Sie sein oder handeln wollen.

Zunächst werden Sie mit einem Übungspartner darüber reden, wie Sie in einem für Sie wichtigen Lebensbereich im bestmöglichen Fall sind, beispielsweise in einem der Bereiche Ausbildung, Arbeit, Freundschaften, Liebesbeziehungen, Freizeitgestaltung oder Gesundheit. Sie können aber auch andere, in dieser Aufzählung nicht erwähnte Lebensbereiche wählen. Entwerfen Sie für Ihren Gesprächspartner ein anschauliches Bild. Beschreiben Sie sich mit Verben und handlungsorientierten Adjektiven. Bezüglich Ihrer Ausbildung könnten Sie sich beispielsweise als »hart arbeitend und wißbegierig« bezeichnen.

Lassen Sie der Gruppe fünf bis zehn Minuten Zeit für den Austausch. Anschließend sollte die ganze Gruppe wieder zusammenkommen und über den Verlauf der Übung sprechen. Bitten Sie die Teilnehmer, ein paar Beispiele zu beschreiben. Falls Teilnehmer Beispiele nennen, die auf als Werten maskierten Gefühlen basieren – Wörter wie »geduldig« oder »ruhig« –, erinnern Sie die Betreffenden daran, daß es sich in ihrem Beispiel um Gefühle handelt, die wir – im Gegensatz zu Werten – nicht nach Belieben wählen können, und fordern Sie die Teilnehmer dann auf, die Beispiele so umzuformulieren, daß sie sich auf Werte beziehen, beispielsweise »ruhig handeln« oder »geduldig handeln«. Geben Sie anschließend jedem Gruppenmitglied eine Karteikarte und einen Stift.

Versuchen Sie, in wenigen Worten zu beschreiben, wie Sie im besten Fall sein können. Schreiben Sie dies auf eine Seite der Karteikarte. Drehen Sie die Karte anschließend auf die Rückseite, aber schreiben Sie noch nichts darauf. Vergegenwärtigen Sie sich einen Gedanken, ein Gefühl oder eine Kombination aus Gedanken und Gefühlen, die Sie daran hindern, sich von Ihrer besten Seite zu zeigen. Das kann ein Urteil über Sie selbst, aber auch Streß oder Ungeduld sein. Vielleicht leiden Sie auch unter einer starken Furcht. Wählen Sie etwas, womit Sie heute auf eine neue Art interagieren wollen. Wenn Ihnen etwas eingefallen ist, dann beschreiben Sie es auf Ihrer Karteikarte entweder in Worten oder –

falls Sie nicht möchten, daß Ihr Nachbar das Geschriebene lesen kann – markieren Sie es durch ein Symbol, beispielsweise ein »X«.

Danach werden wir an einer erlebensbasierten Übung arbeiten, in der es um Achtsamkeit und Visualisation geht. Wir beginnen mit Achtsamkeit. Setzen Sie sich bequem hin, die Füße flach auf dem Boden, die Hände im Schoß oder auf den Knien, Kopf und Hals aufrecht, aber nicht starr. Halten Sie Ihre Karteikarte so in einer Hand, daß sich die Beschreibung des Gefühls oben befindet. Lassen Sie zu, daß sich Ihre Augen sanft schließen.

Versetzen Sie sich in den gegenwärtigen Augenblick, indem Sie Ihren Atem verfolgen. Nehmen Sie sich einen Moment Zeit, um zu Ihrer Atmung in Kontakt zu treten, die Ihrem Körper Luft zuführt und sie wieder daraus entfernt. Beobachten Sie im Geiste, wie Ihre Brust und Ihr Bauch sich heben und senken … Achten Sie auf Körperempfindungen beim Ein- und Ausatmen … Lassen Sie den Atem einfach geschehen, so gut Ihnen dies möglich ist.

Wenden Sie die Aufmerksamkeit nun Ihrem auf dem Stuhl lastenden Körper zu. Und achten Sie auf Berührungs- oder Druckempfindungen in Bereichen, in denen Ihr Körper mit dem Stuhl in Kontakt ist … Achten Sie auf die vielfältigen Empfindungen in diesen Bereichen. Und beachten Sie, wie sich das Steigen und Fallen Ihrer Atmung auch in diesen Bereichen auswirkt. Nun wenden Sie die Aufmerksamkeit Ihren Füßen in den Schuhen zu … Werden Sie der vielfältigen Empfindungen dort gewahr. Und beachten Sie, daß sich die Empfindungen in verschiedenen Bereichen des Fußes sehr unterschiedlich anfühlen – an den Fußballen, am Spann, an den Fersen. Und nun wackeln Sie ein wenig mit den Zehen. Es gibt eine Instanz hinter Ihren Augen, die all dies beobachtet, während Sie es erleben … Ein Ich, das mit dem Erleben nicht identisch ist. Es gibt einerseits dieses Ich, und es gibt andererseits Ihr Erleben. Ich nenne den beobachtenden Teil von Ihnen das »Beobachter-Selbst«. Fahren Sie einige Augenblicke lang damit fort, aus dieser Perspektive Ihre Füße in Ihren Schuhen wahrzunehmen.

Und nun wenden Sie die Aufmerksamkeit wieder Ihrer Atmung zu. Achten Sie darauf, wie sich Ihr Brustkorb beim Ein- und Ausatmen hebt und senkt. Und achten Sie darauf, wer es ist, der wahrnimmt. Hinter Ihren Augen gibt es ein Ich, das beobachtet, wie der Atem in Ihren Körper hinein und wieder aus ihm heraus strömt … Ein Ich, das sich von dem, was Sie erleben, unterscheidet. Da sind Sie, und dieses Erleben der Atmung ist auch da … Dies ist das Beobachter-Selbst. Beobachten Sie Ihre Atmung eine Zeitlang aus dieser Perspektive.

Vergegenwärtigen Sie sich nun all die Rollen, die Sie in Ihrem Leben spielen. Stellen Sie sich in diesen Rollen vor … als Vater oder Mutter, als Kind, Bruder oder Schwester, als Mitarbeiter, Kollege, Partner, Freund, Nachbar. (Modifizieren Sie die Liste nach Möglichkeiten so, daß sie optimal auf die Klienten in der Gruppe paßt.) *Zwar sind Sie in jeder dieser Rollen ein wenig anders, doch in ihnen allen befindet sich das immer gleiche Ich … Machen Sie sich das bewußt.*

Blicken Sie nun auf Ihr Leben zurück, und machen Sie sich bewußt, wie sehr sich Ihr Körper verändert hat. Würden wir uns ein Bild aus Ihrer Kindheit anschauen und es mit Ihnen, so wie Sie jetzt sind, vergleichen, sähen wir viele Unterschiede … Jede Zelle in Ihrem Körper wurde mittlerweile ersetzt, und trotzdem handelt es sich nach wie vor um das gleiche Ich. Wenn Sie als Kind »ich« gesagt haben, ging es um das gleiche Ich, das Sie auch meinen, wenn Sie heute über »Ich« sprechen. Dieser Teil von Ihnen war immer da … Er hat sich nie verändert … Dies ist das Beobachter-Selbst.

Nun denken Sie an Ihr Leben zurück, und stellen sich die Millionen von Dingen vor, die Sie in der Vergangenheit erlebt haben … Vergegenwärtigen Sie sich die Millionen von Gedanken und Gefühlen, die in Ihnen aufgetaucht sind, ihr Kommen und Gehen, die Sie wie Ebbe und Flut Ihr ganzes Leben lang begleitet haben … Einige waren schmerzhaft, andere angenehm. Ihre Gedanken und Gefühle haben sich ständig verändert, doch Sie sind gleich geblieben … Sie waren die ganze Zeit über da und haben beobachtet ... Dies ist das Beobachter-Selbst.

Öffnen Sie allmählich wieder die Augen, und schauen Sie auf die Karte in Ihren Händen. Stellen Sie sich vor, daß sich das auf der Karte beschriebene Erlebnis tatsächlich in Ihrer Hand befindet, wie auch immer Sie dies verstehen mögen … Spüren Sie sein Gewicht in Ihrer Hand. Und nehmen Sie sich nun einen Moment Zeit, um wahrzunehmen, wer dies wahrnimmt … Es gibt eine Instanz hinter Ihren Augen, die das Erlebnis, das Sie in Händen halten, beobachtet … Ein Ich, das sich von dem Erlebnis, das Sie in Händen halten, unterscheidet. Dies ist das Beobachter-Selbst.

Wir werden nun unser Gespräch mit der ganzen Gruppe fortsetzen.

Die Teilnehmer werden über viele Erlebnisse berichten. Wenn Sie mit der Gruppe über das Erlebte sprechen, sollten Sie auf folgende Punkte hinweisen:

Das Beobachter-Selbst ist nicht das »wahre« Selbst, sondern nur eine Perspektive bezüglich Ihrer Gedanken und Gefühle, in die Sie sich versetzen können, um die Freiheit zu gewinnen, sich für an Ihren persönlichen Werten orientierte Handlungen zu entscheiden.

Beachten Sie, daß der Gedanke oder das Gefühl auf der einen Seite Ihrer Karteikarte und die Werte auf der anderen Seite zwei Teile des gleichen Ganzen sind. Es ist nicht möglich, das eine ohne das andere zu bekommen. Sie können nur tun, was Ihnen wichtig ist, wenn Sie den damit verbundenen Schmerz annehmen. Nehmen Sie den Schmerz weg, ist es gleichzeitig auch um den Wert geschehen.

◆ ◆ ◆

Fusion mit Selbstbeurteilungen
(Luoma, Hayes & Walser 2007/2009, S. 199f.)

Diese Übung leitet Klienten dazu an, Selbstbeurteilungen (oft »Ich bin«-Aussagen) objektiv zu betrachten – positive wie negative – und sich klar zu machen, daß es sich dabei nur um Worte handelt, statt die Beurteilungen unkritisch für »wahr« zu halten. Insofern fördert die Übung die Loslösung vom konzeptgebundenen Selbst. Der Therapeut bahnt der Unterscheidung zwischen Beschreibung und Beurteilung den Weg. Im folgenden Beispieldialog beschreibt er zunächst einen Stift. Sie können aber auch ein anderes alltägliches Objekt aus Ihrem Büro dafür wählen.

Therapeut: *(Hält einen Stift hoch.)* Dieser Stift ist weiß, mit schwarzen Buchstaben beschrieben und hat eine schwarze Kappe. Die Spitze ist aus Metall und enthält schwarze Tinte. Einverstanden?

Klient: Ja.

Therapeut: Nehmen wir nun einmal an, daß ich sage, dies ist der beste Stift auf der ganzen Welt; es gibt keinen besseren Stift. Einverstanden?

Klient: Na ja, ich weiß nicht. Ich besitze auch einen verdammt guten Stift.

Therapeut: Gut. Sie sehen daran, wie sich eine Beschreibung von einer Beurteilung unterscheidet. »Bester Stift auf der Welt« ist nichts, was sich *in* diesem Stift befindet. Es handelt sich vielmehr um etwas, das ich über den Stift sage, um eine von mir entwickelte Beurteilung des Stifts. Sie existiert nicht innerhalb des Stifts. Ebenso ist »wertlos« eine Beurteilung, die nicht in Ihnen existiert. *(Benutzen Sie an dieser Stelle einen Inhalt, der für den betreffenden Klienten wichtig ist.)* Sie ist nur etwas, das Sie über sich selbst sagen. Sie hat nichts damit zu tun, ob Sie ein Ganzes sind oder nicht. Sie sind der Kontext für den Gedanken »Ich bin wertlos«, nichts weiter. Die Tatsache, daß Sie diesen Gedanken produzieren, bedeutet nicht automatisch, daß er wahr oder unwahr ist.

◆ ◆ ◆

Ich kann unmöglich ... (Jill Stoddard 2007)

Festhalten am Selbst als Konzept beinhaltet oft auch die Fusion mit Begründungen. Mit anderen Worten: »Weil ich ______________________ (fügen Sie ein Symptom, eine Rolle oder eine Geschichte ein) bin, kann ich nicht ______________________ (fügen Sie eine wertebasierte Handlung ein). Die Übung *Ich kann unmöglich ...* stellt diese Sicht experientiell in Frage. Besonders gute Dienste leistet sie bei ängstlichen Klienten, die meist viele Gründe dafür zu nennen wissen, weshalb sie Menschen, Orte oder Situationen, vor denen sie Angst haben, meiden. Führen Sie mit Ihrem Klienten zunächst ein kurzes Gespräch darüber, was genau ihm besonders zu schaffen macht.

Therapeut: John, Sie haben ein paarmal gesagt: »Ich möchte wirklich mehr mit anderen Menschen zusammen sein, aber dafür bin ich einfach zu ängstlich.« Habe ich das richtig verstanden?

Klient: Ja. Ich bin unbeholfen und schüchtern. Ich komme mit anderen nicht zurecht.

Therapeut: Das klingt, als wäre da überhaupt nichts zu machen. Wären Sie bereit, mit mir etwas auszuprobieren?

Klient: Ja, klar. Warum nicht? Was habe ich denn zu verlieren?

Therapeut: Sehr gut. Ich freue mich, daß Sie dazu bereit sind. Erheben Sie bitte einmal Ihre rechte Hand *(Erheben Sie auch selbst die rechte Hand.)* Und nun sprechen Sie mir nach: »Ich kann meine rechte Hand nicht erheben ... *(Lassen Sie den Klienten nach jedem Ihrer Sätze wiederholen, was Sie gesagt haben.)* Ich bin völlig unfähig, meine rechte Hand zu erheben ... Ich kann meine rechte Hand unmöglich in der Luft halten ... Wenn ich meine rechte Hand noch eine einzige Sekunde länger hochhalten muß, sterbe ich vielleicht ...«

Sie können die Übung mit anderen Handlungen fortsetzen, sogar mit so merkwürdigen Dingen wie beispielsweise auf einem Fuß zu hüpfen (vorausgesetzt, der Klient ist nicht behindert oder verletzt). Sie können auch den *Ententanz* oder eine modifizierte Version des Kinderspiels *Simon sagt* spielen, indem Sie dem Klienten die Anweisung »Simon sagt, klatscht *nicht* in die Hände« geben und ihn dann trotz dieser Anweisung in die Hände klatschen lassen. Spielen Sie mit dieser Übung, und gestalten Sie sie so, daß sie für einen bestimmten Klienten optimal geeignet ist.

Am Ende der Übung können Sie mit dem Klienten darüber sprechen, daß Haften am konzeptgebundenen Selbst zu psychischer Inflexibilität führt und bewirkt, daß er sich von Werten entfernt, die ihm wichtig sind, was oft in Form von Begründungen geschieht. Wenn Klienten sich als vom Inhalt ihrer inneren Erlebnisse getrennt sehen können, wird es ihnen möglich, auf eine bestimmte Weise zu denken und auf eine andere zu handeln.

◆ ◆ ◆

Das konzeptgebundene Selbst auf dem Prüfstand

(Jill Stoddard 2013)

Diese Übung wurde für eine Gruppensituation entwickelt. Man kann sie aber auch für andere Behandlungssituationen modifizieren. Sie soll zeigen, was Menschen zu tun bereit sind, um ihr konzeptgebundenes Selbst zu verteidigen, und wie sinnlos und kostspielig dieser Kampf für sie ist. Außerdem ist dies eine Defusionsübung, weil das Spielen der Rolle des Verteidigers von Gedanken zu einer Trennung von deren Inhalt führt. Die Übung kann ihren Zweck nur erfüllen, wenn die Gruppenmitglieder einander ziemlich gut kennen; deshalb sollte man sie erst in späteren Gruppensitzungen verwenden.

Man braucht für die Übung einige Freiwillige. Suchen Sie zunächst jemanden, der bereit ist, sein konzeptgebundenes Selbst auf den Prüfstand zu bringen. Bitten Sie anschließend einen anderen Teilnehmer, als »Staatsanwalt« zu fungieren, und einen dritten, die Rolle des Verteidigers zu übernehmen. Lassen Sie den ersten der drei Freiwilligen eine große Zahl von »Ich bin«-Aussagen sammeln, positive wie negative, die er aufschreibt und sowohl dem Staatsanwalt als auch dem Verteidiger übergibt. (Dies simuliert den Vorgang der Beweiserhebung.) Fordern Sie den »Staatsanwalt« auf, alle Argumente dafür anzuführen, daß die »schlechte« Identität zutreffend und die »gute« falsch ist. Der Verteidiger soll die gegenteilige Position vertreten. Ermahnen Sie beide, ihr inneres Empfinden für »Gesetz und Ordnung« zu nutzen. Sie können Einspruch erheben (»Spekulation!«), darum bitten, sich der Richterbank nähern zu dürfen, Zeugen aufrufen usw. Das Gruppenmitglied, dessen Identität untersucht wird, fungiert gleichzeitig als Richter und kann dementsprechend äußern: »Stattgegeben!«, »Abgelehnt!«, »Mißachtung des Gerichts!«, »Nehmen Sie das ins Protokoll auf!«, »Kommen Sie zur Richterbank!«, »Kommen Sie in die Konsultationsräume!« Die übrigen Gruppenmitglieder bilden die Jury. Wenn die Gruppe sehr groß ist, können einige Mitglieder als Leumundszeugen oder Sachverständige fungieren.

Versuchen Sie, die Situation so zu gestalten, daß sie allen Beteiligten Freude macht. Je besser es Ihnen gelingt, die Gruppenmitglieder zu engagierter Mitarbeit zu bewegen, um so unwichtiger wird der Inhalt. Sobald die Anwälte ihre Schlußplädoyers halten und die Jury sich bereit machen muß, ein Urteil zu fällen, geben Sie den Jury-Mitgliedern die Anweisung, daß ihr Urteil darüber, wer diese Person ist, einstimmig und über jeden Zweifel erhaben sein muß. Letztlich dürfte es für die Jury unter diesen Voraussetzungen unmöglich sein, eine Entscheidung zu treffen. Die Person, deren Identität auf dem Prüfstand steht, ist möglicherweise alles und nichts von dem, was für und gegen sie vorgebracht wurde. Und so wie in einem Gerichtssaal Anwälte, Richter und Vertreter der Anklage eine Art Kampf austragen, haben wir Menschen unsere eigenen inneren Erlebnisse – Gedanken und Gefühle –, und manchmal verstricken wir uns in einen inneren Kampf, den niemand gewinnen kann. Wir brauchen aber nicht in der Realität der Anwälte und Richter zu leben; wir können auch einem Gerichtssaal ähneln. Wir können in engem Kontakt zu allen genannten Elementen stehen und sie enthalten und müssen trotzdem nicht der Inhalt unserer »Ich bin«-Aussagen sein.

Selbst-als-Kontext-Metaphern

Einige Metaphern können zu veranschaulichen helfen, daß es ein Selbst gibt, das Gedanken und Gefühle erlebt, aber separat von diesen Inhalten existiert. Die bekannteste unter ihnen ist wahrscheinlich die *Schachbrett-Metapher* (Hayes et al. 1999/2004, S. 201 f.), die den Kampf der beiden Parteien bei einem Schachspiel mit dem ständigen Kampf zwischen »guten« und »schlechten« Gedanken und Gefühlen vergleicht. Entscheidend an dieser Metapher ist die Anweisung, aus der Perspektive der Schachfiguren in diejenige des Schachbretts zu wechseln, engen Kontakt zu den auftauchenden Gedanken und Gefühlen zu halten, aber aus dem Kampfgetümmel herauszutreten und den Schachfiguren Raum zu geben.

◆ ◆ ◆

Klassenraum (*Jill Stoddard 2013*)

Die Klassenraum-Metapher ähnelt der Schachbrett-Metapher (Hayes et al. 1999/2004, S. 201 f.), da auch sie den Wechsel der Perspektive vom Selbst als Inhalt zum Selbst als Kontext fördern soll. Dabei kann man das Klassenraum-Szenario mit Schülern, Lehrer und Klassenraum zu einer Ballspielmannschaft samt Trainer und Spielfeld, zu Soldaten mit einem kommandierenden Offizier auf einem Schlachtfeld, zu einem Verkäuferteam samt Leiter und Büro oder zu einem Gerichtssaal mit Anwälten und einem Richter abwandeln. Entscheiden Sie sich für einen Kontext, der für den Klienten, mit dem Sie aktuell arbeiten, relevant ist. Wann immer Sie die Möglichkeit sehen, eine Metapher abzuwandeln, um sie bei der Arbeit mit einem bestimmten Klienten besser nutzen zu können, sollten Sie dies tun.

Stellen Sie sich einen Klassenraum voller Schüler vor. Einige sind »Problem«-Schüler, die ihrem Lehrer Widerworte geben, Kaugummis unter die Pulte kleben und »simsen«, wenn der Lehrer gerade nicht hinschaut. Andere sind »gute« Schüler, die aufmerksam den Unterricht verfolgen, gute Zensuren erzielen und sich beim Lehrer einschmeicheln. Wieder andere sind »durchschnittliche« Schüler, die relativ unauffällig an ihren Pulten sitzen. Außerdem gibt es vorn im Raum den Lehrer, der alle Schüler beurteilt, die Problem-Schüler auffordert, den Mund zu halten, aufzupassen und »gut« zu sein, und die guten Schüler lobt und ihnen Goldsterne auf ihre Arbeiten klebt.

Ihre Gedanken und Gefühle gleichen den Schülern im Klassenraum: Einige sind negativ, andere positiv und wieder andere neutral. Außerdem gibt es eine Instanz in Ihnen, die Ihre Gedanken und Gefühle beurteilt. Wahrscheinlich versucht sie, die negativen Gedanken zum Schweigen zu bringen und die positiven festzuhalten, indem sie ihnen einen Goldstern anheftet. Es gibt in dieser Metapher aber noch ein weiteres Element: den Klassenraum, in dem sich die Schüler und der Lehrer befinden. Der Raum ist in engem Kontakt mit ihnen allen und gleichzeitig von ihnen getrennt. Er ist der Kontext, in dem sie enthalten sind. Vielleicht sind Sie also gar nicht die Schüler oder der Lehrer – die Gedanken, Gefühle oder Beurteilungen –, sondern der Klassenraum – der Behälter, der alle diese Erlebnisse einfach nur enthält.

◆ ◆ ◆

Himmel und Wetter (Harris 2009/2011, S. 282)

Wie andere das Selbst als Kontext betreffende Metaphern fördert auch diese die Defusion und die Beobachter-Perspektive, aber gleichzeitig auch die Etablierung eines sicheren Ortes, von dem aus Klienten zu ihren schmerzhaften Gedanken und Emotionen in Kontakt treten können.

Ihr Beobachter-Selbst gleicht dem Himmel, Gedanken und Gefühle hingegen gleichen dem Wetter, das sich ständig verändert. Doch so schlecht das Wetter auch sein mag, es kann dem Himmel nicht schaden. Das heftigste Gewitter, der stärkste Orkan und der schwerste Schneesturm können dem Himmel nichts an-

haben. Und so schlecht das Wetter auch ist, der Himmel gibt ihm immer Raum. Und früher oder später verändert es sich wieder.

Obwohl wir manchmal vergessen, daß der Himmel existiert, ist er trotzdem da. Zeitweise können wir ihn auch nicht sehen, weil Wolken ihn verdunkeln. Doch wenn wir hoch genug über die Wolken aufsteigen, erreichen wir selbst bei den dicksten und dunkelsten Gewitterwolken früher oder später den klaren Himmel, der sich grenzenlos und rein in alle Richtungen erstreckt. Sie können lernen, diesen Teil von sich immer besser zu erschließen: einen inneren sicheren Ort, von dem aus Sie schwierige Gedanken und Gefühle beobachten und ihnen Raum geben können.

◆ ◆ ◆

Prinz und Bettler (Janina Scarlet 2013)

Diese Metapher demonstriert die Kontinuität einer Identität oder eines Selbstempfindens, das selbst dann stabil bleibt, wenn sich die Umstände (z. B. Rollen) sowie innere Erlebnisse (z. B. Gedanken und Gefühle) verändern.

Stellen Sie sich einen Prinzen und einen Bettler vor, die genau gleich aussehen, aber unterschiedliche Kleidung tragen und in unterschiedlichen Behausungen wohnen. Nehmen wir an, daß sich beide eines Tages treffen und für einen Tag die Rollen tauschen. Der Prinz zieht die Kleider des Bettlers an, der Bettler die des Prinzen. Dann geht der Prinz in übel riechender Kleidung durch die Stadt und wird von den Bewohnern ebenso schlecht behandelt wie vorher der Bettler. Der Bettler hingegen trägt kostbare Kleider und weiß die köstlichen Speisen, die man ihm gibt, zu schätzen und teilt sie bereitwillig mit anderen Bettlern. Der Prinz in Bettlerkleidung stiehlt einem kleinen Mädchen Brot; er fühlt sich berechtigt, es sich zu nehmen. Er spricht herablassend mit anderen Bettlern und will nicht mit ihnen essen. Obwohl der Prinz und der Bettler andere Kleidung als gewohnt angelegt haben und von ihren Mitmenschen anders als sonst behandelt werden, bleiben sie diejenigen, die sie tatsächlich sind.

◆ ◆ ◆

Ablegen der Rüstung (David Gillanders 2013)

Diese Metapher ist besonders nützlich bei der Arbeit mit traumatisierten Klienten, die an einem auf Zurückhaltung und Mißtrauen basierenden Selbstkonzept festhalten, aber ungeachtet dessen Nähe und Intimität in Beziehungen für wichtige Werte halten. Die Arbeit mit ihr soll demonstrieren, daß die Rüstung ihren Zweck nicht mehr erfüllt.

Ihr Leben als Kind scheint ein so heftiger Kampf gewesen zu sein, daß Sie sich eine starke Rüstung zulegen mußten, um sich zu verteidigen. So wurden Sie zu einem ständig kämpfenden Ritter und haben deshalb Ihre Rüstung nie abgelegt. Sie haben gelernt, sich in Ihrer Rüstung so wohl zu fühlen, daß sie für Sie zu einer Art zweiter Haut wurde und Sie völlig vergaßen, daß Sie sie trugen. Das hat tatsächlich verhindert, daß Sie verletzt wurden.

Schauen Sie sich Ihr momentanes Leben an. Befinden Sie sich mit den Menschen in Ihrer Umgebung immer noch in einem Kampf? Könnte es sein, daß der Krieg vorüber ist und Sie trotzdem weiter in dieser sperrigen Rüstung umherstolpern? Wie frei können Sie sich bewegen? Welchen Preis zahlen Sie für Ihre Rüstung? Sie schützt Sie zwar auch weiterhin vor Verletzungen, aber verhindert sie nicht gleichzeitig auch, daß Sie das Gefühl, gehalten und geliebt zu werden, erleben können? Wie wäre es für Sie, diese Rüstung, die nicht mehr zu Ihren Bedürfnissen zu passen scheint, abzulegen?

◆ ◆ ◆

Muntu (Jill Stoddard 2013)

Diese Metapher bezieht sich auf ein stabiles Selbstempfinden, das vom Körper samt seinen Gedanken und Gefühlen unabhängig ist. Die Inspiration dazu lieferte eine Passage aus Barbara Kingsolvers Buch *Die Giftholzbibel* (1998/2012). Die Metapher eignet sich besonders für die Arbeit mit Klienten, die gerne reisen oder sich für andere Kulturen und Sprachen interessieren.

In der Kikongo-Sprache, die in der Demokratischen Republik Kongo gesprochen wird, ist »bantu« das Wort für »Menschen«. Seine Einzahl ist »muntu«. Aber »muntu« bezieht sich nicht wie das Wort »Mensch« oder »Person« nur auf Lebende, sondern auch auf Wesen, die noch nicht geboren sind, und auf die bereits toten. Muntu ist ein transzendentes Selbst, das stabil und unverändert vor dem Leben, während des Lebens und nach dem Leben existiert. Nach Auffassung der Kongolesen bezeichnet muntu ein im Körper existierendes Selbst, das aber von diesem getrennt ist. Dieses Selbst schaut durch die Augen in die Welt und beobachtet nur, was geschieht. Es verstrickt sich nicht in bestimmte Resultate, weil es nicht von ihnen betroffen ist und nicht sterben kann. Es wechselt schlicht von einer Existenz als Seele in einen Körper und wieder zurück.

Dies ähnelt dem ACT-Konzept des Selbst als Kontext: eines stabilen, unveränderlichen Selbst, das den Inhalt der Gedanken und Gefühle transzendiert – eines Selbst, das diese Elemente erlebt und enthält, aber nicht durch sie definiert wird.

◆ ◆ ◆

ANTHROPOLOGE (Jill Stoddard 2013)

Diese kurze Metapher kann zur Veranschaulichung der Beobachter-Perspektive genutzt werden.

Stellen Sie sich vor, Sie sind Anthropologe, untersuchen aber nicht die kulturellen Praktiken der Menschen an irgendeinem entlegenen Ort, beispielsweise auf Attu-Island in den Aleuten, sondern beobachten die Praktiken, die in Ihrem eigenen Kopf, Körper und Leben wichtig sind – Ihre Gedanken, Gefühle, Körperempfindungen, Erinnerungen und Rollen. Um ein guter Anthropologe zu sein, müssen Sie sich mit Hilfe Ihrer Beobachtungsmethoden wertvolle Informationen verschaffen, ohne sich in das, was Sie untersuchen, einzumischen oder darauf einzuwirken. Ihre Arbeit basiert auf einem ethischen oder wissenschaftlichen Ansatz, der Ihnen unabhängige und unparteiische Untersuchungen ermöglicht. Als Anthropologe werden Sie nicht eins mit den Objekten Ihrer Untersuchung, sondern müssen ein von ihnen distanzierter Beobachter bleiben.

Zusammenfassung

Der Begriff Selbst als Kontext bezeichnet ein Selbstempfinden, das vom Inhalt innerer Erlebnisse unabhängig ist. Gemeint ist damit die Vorstellung, daß wir nicht unsere Gedanken, Gefühle, Empfindungen, Erinnerungen, Geschichten und Rollen sind, sondern das Gefäß, das alle diese Elemente enthält. Zu diesem Selbstempfinden können wir am besten mit Hilfe der Beobachter-Perspektive in Kontakt treten: durch Gewahrsein unseres Gewahrseins oder durch Beobachtung des Beobachtens. Aus dieser Haltung heraus können wir gefahrlos zu unangenehmen oder unerwünschten inneren Erlebnissen in Kontakt treten. So gewinnen wir die Freiheit und Flexibilität, uns in Richtung wertebasierten Handelns zu bewegen.

Übungen und Metaphern, die auf Selbst als Kontext und die Aneignung einer Perspektive zielen

Übungen und Metaphern in diesem Kapitel

- Sprechen und Zuhören (Harris 2009/2011, S. 287)
- Beobachter-Selbst mit Werten (Matthew Boone 2011)
- Fusion mit Selbstbeurteilungen (Luoma, Hayes & Walser 2007/2009, S. 199 f.)
- Ich kann unmöglich … (Jill Stoddard 2007)
- Das konzeptgebundene Selbst auf dem Prüfstand (Jill Stoddard 2013)
- Klassenraum (Jill Stoddard 2013)
- Himmel und Wetter (Harris 2009/2011, S. 282)
- Prinz und Bettler (Janina Scarlet 2013)
- Ablegen der Rüstung (David Gillanders 2013)
- Muntu (Jill Stoddard 2013)
- Anthropologe (Jill Stoddard 2013)

Weitere Übungen

- Erfahren, etwas nicht zu sein (Hayes 2005/2007, S. 148 f.)
- »Geistige Gegensätze«-Übung (Hayes et al. 1999/2004, S. 200 f.)
- Beobachter (Hayes et al. 1999/2004, S. 203–207)
- Suchen Sie sich eine Identität aus … irgendeine Identität (Hayes et al. 1999/2004, S. 207 f.)
- Deine eigene Geschichte noch einmal erzählen (Hayes 2005/2007, S. 139–142)

Weitere Metapher

- Schachbrett-Metapher (Hayes et al. 1999/2004, S. 201 f.)

7 Werte

Ein an den eigenen Werten orientiertes Leben zu führen ist die Essenz aller Bestrebungen der ACT. Werte sind im Sinne dieses Ansatzes die Orientierungen, die ein Mensch für wichtig und bedeutsam hält. Werte sind Handlungsweisen und Qualitäten des Handelns und werden deshalb in Form von Verben und Adverbien wie beispielsweise »großzügig geben« oder »liebevoll in Kontakt treten« zum Ausdruck gebracht. Werte sind keine Dinge, die wir besitzen und die wir in Form von Substantiven und Adjektiven ausdrücken wie »ein teures Auto« oder »ein hübsches Gesicht« (Hayes 2005/2007). Luoma und Kollegen beschreiben den Vorgang des Wertens und Wertschätzens sehr eingehend: »Im Grunde handelt es sich jedesmal um einen Akt der Wertschätzung, wenn wir etwas tun, das der Verwirklichung einer Absicht entspricht. Wir schätzen *(to value)* verschiedene Eigenschaften von Resultaten; wir schätzen bestimmte Lebensweisen; wir schätzen Ideale; wir schätzen, was für eine Art von Freund, Liebhaber, Partner, Vater/Mutter, Kind, Arbeiter wir sind. Diese impliziten, bestimmten Absichten entsprechenden Eigenschaften jeder zielgerichteten Handlung werden durch die Aktivität der Entscheidung für die betreffende Qualität zu einem Wert erhoben« (2007/2009, S. 217). Typisch für ein von Werten bestimmtes Leben sind Erfülltheit, Zielgerichtetheit und lebendiges Engagement.

Werte sind persongebunden. Was Ihnen wichtig ist, muß nicht unbedingt auch Ihrem Partner wichtig sein, und was die Eltern eines Klienten, eine religiöse Gruppierung oder die Gesellschaft schätzen, ist nicht unbedingt auch dem Klienten selbst wichtig. Um diesen Unterschied herauszuarbeiten, können Sie fragen: »Wenn niemand wüßte, daß Sie dies tun, wäre es dann trotzdem wichtig für Sie?« Werte sind auch insofern beständig, als es nicht möglich ist, sie ein für alle Male zu erreichen oder zu vollenden. Beispielsweise können Sie die liebevolle Beziehung zu Ihren Kindern nicht ein für alle Male endgültig besiegeln.

Was Werte nicht sind

Manche Klienten haben Vorstellungen über Werte, die der Arbeit an Werten hinderlich werden können. Deshalb empfiehlt es sich, zu Beginn dieser Arbeit zunächst zu erklären, was Werte im Sinne der ACT sind und was nicht.

Werte sind keine inneren Zustände

Wenn Klienten versuchen, sich über ihre persönlichen Werte klar zu werden, sagen Sie oft Dinge wie »Ich schätze es, mich ruhig zu fühlen« oder »Ich schätze es, frei von Schmerzen zu sein«. Natürlich ist das nicht Sinn und Zweck dieser Arbeit, weil wir über Gefühle keine Kontrolle haben. Tatsächlich sind Bemühungen, sich ruhig oder frei von Schmerzen zu fühlen, oft genau das, was Klienten dazu veranlaßt, in einer unerträglichen Lebenssituation zu verharren (z. B. indem sie alles vermeiden, was bei ihnen Angst oder Schmerz hervorruft, selbst wenn das Vermiedene sehr wichtig ist). Bezeichnet ein Klient einen Gefühlszustand als einen Wert, können Sie ihm helfen, den Wert, der diesem Gefühl zugrunde liegt, zu erkennen, indem Sie ihn etwas fragen wie: »Was haben Sie, wenn Sie sich ruhig (frei von Schmerzen usw.) fühlten, getan, das Sie jetzt nicht tun? Was würden Sie in diesem Zustand nicht tun, das Sie jetzt tun? Und wie wären Sie gerne, während Sie diese Dinge tun oder nicht tun?« Dadurch wird die Aufmerksamkeit wieder auf das Verhalten gerichtet, und außerdem könnte dies Einblick in einige Erlebensvermeidungsmuster des Klienten verschaffen.

Läßt der Klient sich nicht davon abbringen, daß er etwas wertschätzt wie »sich friedlich fühlen«, müssen Sie sich wahrscheinlich erneut schon vorher behandelten ACT-Konzepten zuwenden, insbesondere dem Aspekt der Kontrolle oder des Kampfes als Problem, der kreativen Hoffnungslosigkeit sowie dem Akzeptieren und der Bereitschaft. Die Übungen in diesem Buch können eine erlebensbasierte Rückschau auf die genannten anderen zentralen Konzepte ermöglichen, und wir sind der Meinung, daß dies zu einem wesentlich fundierteren Verständnis führt als jede didaktische Erklärung. Um Klienten zu helfen, Werte in einem umfassenderen Zusammenhang zu sehen, können Sie sich mit ihnen zusammen Anhang D anschauen, der eine lange Liste von Wörtern enthält, die Menschen häufig zur Beschreibung von Werten verwenden.

Werte haben nichts damit zu tun, wie andere Menschen uns behandeln

Klienten können Werte im Sinne eines Wunsches, geliebt, respektiert oder als Mitglied einer Gruppe akzeptiert zu werden, zum Ausdruck bringen. Doch über alle diese Dinge entscheiden andere Menschen, wohingegen sich Werte nur auf die Entscheidung auswirken, die der Betreffende bezüglich seines eigenen Verhaltens trifft. Zwar kann ein Mensch durch bestimmte Arten zu handeln die Wahrscheinlichkeit erhöhen, daß er geliebt, respektiert oder in einer Gruppe akzeptiert wird, aber eine Garantie dafür, daß er dies auch tatsächlich erreicht, kann ihm niemand geben. Die Werte, für die sich ein Klient entscheidet, sollten spiegeln, wofür er wirklich einstehen will, indem er beispielsweise durch sein Handeln Mitgefühl, Ehrlichkeit oder Selbstsicherheit zum Ausdruck bringt – eben die persönlichen Eigenschaften, die ihm wichtig sind; sie sollten also nicht das beinhalten, was er selbst gern von anderen bekommen würde. Entspricht das Resultat einer wertebasierten Handlung, bei der andere Menschen eine Rolle spielen, nicht den Wünschen, die mit dem betreffenden Wert verbunden sind, erkennt der ACT-Therapeut eventuell auftauchende schmerzhafte Gefühle an und empfiehlt dem Klienten, die Situation so, wie sie ist, zu akzeptieren, und trotzdem fortzufahren, im Sinne seiner persönlichen Werte zu handeln.

Werte sind keine Ziele

Ziele kann man erreichen; das entspricht ihrem Wesen. Man kann sie auf einer To-do-Liste abhaken. Beispiele für Ziele sind das Erreichen eines Master-Abschlusses in Sozialarbeit, das Kaufen von Blumen für einen geliebten Menschen oder das Lesen eines leichten Romans. Auf einem den eigenen Werten entsprechenden Weg, den man einschlägt, können Ziele sehr nützlich sein. Wenn ein Klient es als wichtig ansieht, anderen zu helfen, ein liebevoller Partner zu sein oder sich zu erholen, können die oben genannten Ziele ihn darin bestärken, das, was ihm wichtig ist, im Auge zu behalten.

Gefährlich an Zielen ist, daß die Reise auf dem als wertvoll eingeschätzten Weg nach ihrem Erreichen zum Stillstand kommen kann. Um den eigenen Werten gemäß zu leben, müssen Klienten permanent im Sinne ihrer Werte handeln und sich ständig als wertvoll eingeschätzten Handlungen widmen. Beispielsweise schenkt José seiner Frau Blumen (womit er ein Ziel erreicht), um ein liebevoller Ehemann zu sein (ein Wert). Doch damit, daß er dieses Ziel erreicht hat, ist sein Bemühen, ein liebevoller Ehemann zu sein, nicht ein für alle Male erledigt. Weil einer von Josés Werten darin besteht, ständig und zuverlässig ein liebevoller Ehemann zu sein, kann dieses Bemühen niemals zum Abschluß gelangen. José muß Möglichkeiten finden, den Pfad eines liebevollen Ehemanns verläßlich und dauerhaft beschreiten zu können. An einem Tag kann er seiner Frau Blumen schenken. Am nächsten Tag kann er sich vornehmen, achtsam und liebevoll zu ihr in Kontakt zu treten.

Die Funktion von Werten in der ACT

Die Sprache des Geistes macht es Menschen oft durch mentale Hindernisse oder Gedanken unmöglich, ein Leben zu führen, das sie als sinnvoll empfinden. Schenken wir solchen Gedanken Glauben, versinken wir in kognitiver Fusion und Erlebensvermeidung. Dadurch entsteht zwangsläufig eine Distanz zwischen uns und unseren Werten. Menschen neigen dazu, eine auf ihren Werten basierende Lebensweise auf einen Zeitpunkt zu verschieben, zu dem ihre Gedanken und Gefühle »repariert« worden sind. Beispielsweise kann jemand sich vornehmen, erst dann mit potentiellen Partnern auszugehen, wenn er stark abgenommen hat, obwohl ihm eine intime Beziehung sehr wichtig ist. Oder jemand beschließt, sich erst dann an eine berufliche Präsentation heranzuwagen, wenn er sich als Experte sicherer fühlt, obwohl seine berufliche Karriere ihm sehr wichtig ist.

In der ACT geht es nicht darum, innere private Ereignisse zu »reparieren« oder zu verändern, sondern es geht um die Veränderung von Verhalten. Werte liefern die entscheidenden Anhaltspunkte für die Entwicklung einer Strategie, die solche Veränderungen ermöglicht. Sie geben Aufschluß darüber, was für eine Art von Mensch wir sein wollen, wie wir leben wollen, wer wir sind und wofür wir einstehen wollen. Werte inspirieren alles, was wir in der ACT tun. Akzeptieren und Bereitschaft, Defusion, Gewahrsein des gegenwärtigen Augenblicks und Selbst als Kontext dienen alle dazu, ein höheres Maß an Flexibilität hinsichtlich des Lebens im Einklang mit den persönlichen Werten zu fördern. Das Handeln im Sinne der eigenen Werte oder engagiertes Handeln ist das Thema des nächsten Kapitels.

Übungen zur Identifikation und Klärung der persönlichen Werte

Eine Anzahl erlebensbasierter Übungen wurde entwickelt, um Klienten zu helfen, sich über ihre persönlichen Werte klar zu werden. Wir stellen nun einige dieser Übungen, die sich bei unserer Arbeit als besonders nützlich erwiesen haben, vor.

◆ ◆ ◆

Prime-Time Nachrichten-Story
(Stephen Sheets & Jill Stoddard 2013)

Dies ist eine Übung in zwei Teilen, die mit geschlossenen Augen ausgeführt wird. Im ersten Teil geht es darum festzustellen, wie die Klienten momentan leben. Im zweiten Teil soll geklärt werden, wie sie im Idealfall gern leben würden. Diskrepanzen zwischen diesen beiden Aspekten liefern einen Ansatzpunkt für die Werteklärung. Wie bei jeder Übung, die mit geschlossenen Augen ausgeführt wird, können Sie die Klienten auch in diesem Fall zunächst auf ihren Atem fokussieren lassen oder darauf, wie sie sitzen, um ihnen zur Präsenz im gegenwärtigen Augenblick zu verhelfen, bevor sie mit dem Visualisieren beginnen. Das hier beschriebene Beispiel bezieht sich auf den amerikanischen Nachrichtenmoderator Brian Williams; Sie können sich aber auch auf jeden anderen bekannten Nachrichtensprecher oder Talkmaster beziehen, der Prominente interviewt.

> *Ich möchte, daß Sie die Augen schließen und sich bemühen, meiner Stimme zuzuhören und sich das folgende Szenario so lebhaft wie möglich vorzustellen: Brian Williams präsentiert Ihre Lebensgeschichte vom Anfang Ihres Lebens bis zum heutigen Tag. Die Präsentation schließt einen kurzen Dokumentarfilm ein, in dem alle in Ihrem Leben wichtigen Menschen und Ereignisse vorkommen, und Sie werden interviewt werden. Die Sendung soll darstellen, was für eine Art von Mensch Sie sind, wofür Sie einstehen, welche Rollen Sie gespielt haben und welche Ziele Sie haben. Die Präsentation soll Ihr Leben rekapitulieren.*
>
> *Stellen Sie sich vor, wie diese Geschichte verlaufen würde. Was würden Sie Brian Williams darüber sagen, was für ein Mensch Sie sind, wie Ihr Leben bisher verlaufen ist und welche Entscheidungen Sie getroffen haben? Was würden Sie ihm über die Rollen, die Sie gespielt haben, sagen? Welche Art von Ehepartner, Vater/Mutter, Freund, Kind, Bruder/Schwester, Arbeiter, Student oder Vorgesetzter sind Sie gewesen?* (Erwähnen Sie an dieser Stelle alle Rollen, die für den Klienten von Bedeutung sind.) *Was konnten Sie darüber sagen, wie Sie in Ihrem bisherigen Leben mit Schmerz, Angst oder Depression umgegangen sind und wie diese Dinge Ihr Leben beeinträchtigt haben?* (Führen Sie auch hier Beispiele an, die für den betreffenden Klienten relevant sind.) *Was würden Sie über die Dinge sagen, die für Sie am wichtigsten sind?*
>
> *Nehmen Sie sich nun ein wenig Zeit, um sich die Highlights Ihres Lebens und entsprechende Erläuterungen zu vergegenwärtigen … Sobald Sie sich bereit fühlen, können Sie in den Raum zurückkehren, die Augen öffnen und mir sagen, was Sie gesagt, gehört und gesehen haben.*

Notieren Sie alles, was der Klient Ihnen mitteilt, wobei Sie dem, was er erlebt hat, Anerkennung zollen und insbesondere auf offensichtliche Schwierigkeiten oder auf Erlebensvermeidung sowie auf mangelnde Klarheit hinsichtlich seiner persönlichen Werte eingehen. Dann folgt der zweite Teil der Übung.

Ich möchte Sie nun bitten, die Augen noch einmal zu schließen. Diesmal sollen Sie sich vorstellen, Sie würden zu einem Zeitpunkt in der Zukunft in vielen Jahren versetzt, und Brian Williams' Nachfolger würde den weiteren Verlauf Ihres Lebens in einer neuen Sendung porträtieren. Diese Geschichte beginnt dort, wo die vorige endete, und es handelt sich um eine Darstellung dessen, wie Sie in völligem Einklang mit dem, was Ihnen besonders wichtig war, gelebt haben. Stellen Sie sich auch jetzt wieder die Highlights der Erzählung dieses neuen Lebensabschnitts vor. Was würde in der Sendung über Ihre Werte gesagt werden, darüber, was für ein Mensch Sie gewesen sind, was für ein Leben Sie geführt und welche Entscheidungen Sie getroffen haben? Was könnte darüber gesagt werden, wie Sie mit Schmerz, Angst und Depression umgegangen sind? Was könnte man über Ihren Umgang mit den Dingen, die Ihnen am wichtigsten waren, sagen?

Nehmen Sie sich ein wenig Zeit, um sich den zukünftigen weiteren Verlauf Ihres Lebens vorzustellen und Unterschiede zwischen der Geschichte Ihres Lebens bis heute und dem weiteren Verlauf Ihrer Lebensgeschichte zu erkennen. Sobald Sie sich bereit fühlen, können Sie in diesen Raum zurückkehren, die Augen öffnen und mir sagen, was Sie gehört und gesehen haben.

Lassen Sie dem Klienten ein wenig Zeit, um über dies alles nachzudenken, und beginnen Sie dann mit ihm ein Gespräch, wobei Sie alle wichtigen Informationen, die er Ihnen gibt, notieren. Nutzen Sie diese neuen Informationen, um Ihr Bild von seinen persönlichen Werten zu verfeinern und die Diskrepanzen zwischen dem Punkt, an dem er momentan real steht, und dem, was er erreichen möchte, zu konkretisieren.

◆ ◆ ◆

Gedankenlesemaschine (Harris 2009/2011, S. 324)

Die Gedankenlesemaschine ist eine schnell ausführbare und einfache Übung, die Klienten helfen soll, über ihre persönlichen Werte nachzudenken, indem sie sich vorstellen, daß sie sich aus der Perspektive eines Menschen, der ihnen nahesteht, sehen.

Stellen Sie sich vor, ich habe eine Gedankenlesemaschine, die auf den Geist eines Ihnen sehr nahestehenden Menschen eingestellt ist, so daß Sie alle Gedanken des Betreffenden verfolgen können. Nachdem Sie sich auf den anderen eingestimmt haben, stellen Sie fest, daß er über Sie nachdenkt: darüber, wofür

Sie einstehen, welche Stärken Sie haben, was Sie ihm bedeuten und welche Rolle Sie in seinem Leben spielen. Was würden Sie in einer idealen Welt, in der Sie als der Mensch, der Sie wirklich sein wollen, leben, diese andere Person denken hören?

◆ ◆ ◆

Helden (Rob Archer 2013)

Die Helden-Übung ist eine wunderbare Möglichkeit, Klienten beim Entdecken persönlicher Eigenschaften, die ihnen wichtig sind, zu helfen und dies als Einstieg in ein Gespräch über Werte zu nutzen.

> *Denken Sie einmal über Ihre Helden nach. Rekapitulieren Sie zunächst, welche Menschen in Ihrem Leben eine unmittelbare Rolle gespielt haben: Mitglieder Ihrer Ursprungsfamilie, Freunde, Lehrer, Trainer, Teamkollegen usw. Und nun denken Sie an Menschen, die Sie indirekt inspiriert haben: Autoren, Künstler, Prominente und sogar fiktive Personen. Wer von all diesen Menschen wären Sie am liebsten? Wählen Sie eine Person aus, die Sie sehr bewundern.* (Lassen Sie dem Klienten Zeit, darüber nachzudenken.) *Denken Sie nun an alles, was Sie an dieser Person besonders bewundern – nicht an ihre Lebenssituation, sondern an ihre persönlichen Qualitäten –, und notieren Sie diese. Anschließend können Sie sich Ihre Notizen noch einmal durchlesen und darüber nachdenken, wie Sie das Notierte in persönliche Werte übersetzen können.*

Sprechen Sie mit dem Klienten über die Eigenschaften, die er mit seiner Heldenfigur verbindet. Er könnte Dinge genannt haben wie »ehrgeizig«, »selbstlos«, »großzügig«, »umsichtig«, »gütig«, »mitfühlend«, »kreativ« usw. Fragen Sie ihn, in welcher Hinsicht er dieser Heldenfigur zu ähneln oder nicht zu ähneln meint und wie er ihr ähnlicher werden zu können glaubt. Helfen Sie ihm zu erkennen, in welchen Lebensbereichen (z. B. Freundschaften, Familie, Beruf usw.) er bereit ist, an der Entwicklung der Qualitäten, die seinen Helden kennzeichnen, zu arbeiten. Dies kann zu einer Diskussion über Hindernisse führen sowie darüber, wie der Klient andere ACT-Prozesse wie Akzeptieren, Gewahrsein des gegenwärtigen Augenblicks, Defusion und Selbst als Kontext nutzen könnte, um durch die Beseitigung von Hindernissen einem Leben im Sinne seiner persönlichen Werte näher zu kommen. In Anhang E finden Sie ein Arbeitsblatt, das Sie bei dieser Übung benutzen können. Sie können aber auch selbst ein Arbeitsblatt dazu entwickeln.

◆ ◆ ◆

Sweet-Spot (*Wilson & DuFrene* 2009, S. 203–209)

Diese Übung eignet sich besonders für den Beginn der Arbeit an den persönlichen Werten, weil sie die Urteile neutralisiert, die oft ins Spiel kommen, wenn man Klienten einfach nur fragt, was ihnen wichtig ist. Außerdem kann sie die Verbindung zwischen Therapeut und Klient stärken, insbesondere wenn man sie als Achtsamkeitsübung versteht oder wenn der Therapeut über einen angenehmen Augenblick aus seinem Leben berichtet. In den folgenden beiden Skripten geht es im ersten Fall um ein Gespräch bei offenen Augen, im zweiten um eine Achtsamkeitsübung bei geschlossenen Augen. Beide Versionen der Übung dienen der Vorbereitung eines Gesprächs über die Identifikation persönlicher Werte.

Diskussionsskript

Wir haben viel über Ihre Symptome, Probleme und schwierigen Gedanken und Gefühle geredet sowie über Ihre Bemühungen, diese Gedanken und Gefühle zu vermeiden. Ich glaube, ich fange an, Ihre Schmerzen und Ihr Ringen zu verstehen. Ich möchte heute aber über etwas völlig anderes mit Ihnen sprechen. Ich möchte einen Augenblick in Ihrem Leben kennenlernen, in dem es Ihnen gelungen ist, sich aus dem ständigen Kampf mit Ihren Gedanken und Gefühlen zu lösen, und sei es auch nur für einen kurzen Augenblick. Es braucht sich dabei nicht um etwas besonders Aufsehenerregendes zu handeln – obwohl auch das in Ordnung wäre. Wählen Sie irgendeinen Augenblick – groß oder klein, unbedeutend oder wichtig, aus neuester Zeit oder aus ferner Vergangenheit –, in dem Sie sich wirklich präsent, engagiert oder lebendig fühlten.

Vielleicht haben Sie das Gefühl, sich in einem kleinen mentalen Ping-Pong-Spiel zu befinden, während Sie versuchen, den »richtigen« oder »besten« Augenblick zu wählen. Versuchen Sie sich in solch einem Fall aus Ihrem inneren Kampf zu lösen und sich mit dem erstbesten positiven Moment zufrieden zu geben, der Ihnen in den Sinn kommt. (Sie können hier ein persönliches Beispiel einfügen; aber wenn Sie das tun, sollten Sie sich voll und ganz darauf einlassen und innerlich jedes Detail erleben, während Sie es beschreiben.) *Geben Sie mir ein Zeichen, wenn Sie einen solchen Augenblick gefunden haben.*

Okay, nehmen Sie sich nun ein wenig Zeit, um sich wirklich alle Einzelheiten des gewählten Augenblicks zu vergegenwärtigen, indem Sie allen Sinnesempfindungen nachspüren. Was haben Sie gesehen, und wie ist es in Erscheinung getreten? War jemand bei Ihnen? Wie sind Ihnen eventuell anwesende andere Menschen erschienen? Welche Arten von Geräuschen, Gerüchen oder Ge-

schmäcken haben Sie in der Situation wahrgenommen? Wie haben Sie sich gefühlt? Sobald Sie das Bild vollständig vor Augen haben, möchte ich Sie bitten, mir die Einzelheiten Ihres glücklichen Augenblicks so mitzuteilen, daß es mir zu verstehen hilft, daß Sie sich in diesem Augenblick sehr glücklich und frei fühlten.

Manchmal jagen Klienten durch diese Übung, als mußten sie in einem Protokoll für die Polizei über Fakten berichten. Ihre Aufgabe besteht darin, präsent zu sein und darauf zu achten, wo sich der Klient in die Erklärung verstrickt und nicht genug zum Ausdruck bringt. Fordern Sie ihn dann auf, einen Gang herunterzuschalten und gründlicher auf die Details einzugehen. Es geht darum, daß er sich erneut in das Erlebnis hineinversetzt und zu der damals erlebten positiven Atmosphäre in Kontakt tritt. Dies kann noch stärker zur Geltung kommen, wenn die Übung als Achtsamkeitsübung mit geschlossenen Augen ausgeführt wird, wie wir es weiter unten beschreiben.

Sobald der Klient seinen Sweet-Spot-Moment beschrieben hat, sollten Sie ihm spiegeln, was Ihnen aufgrund seines Berichts aufgefallen und als wichtig erschienen ist. Beispielsweise berichtete eine Klientin, sie habe einmal mit guten Freunden ein Wettrennen veranstaltet und dabei gesiegt. In unserem anschließenden Gespräch kamen Themen wie Erfolge, körperliche Gesundheit und gemeinsame Erlebnisse zur Sprache.

Die Erlebnisse, über die Klienten berichten, können auch Gelegenheit geben, auf Augenblicke des Akzeptierens, der Defusion oder engagierten Handelns zu achten, insbesondere im Hinblick auf Dinge, die sie nicht mitteilen. Im Fall der Klientin, die mit Freunden ein Wettrennen veranstaltete, könnte der Therapeut auf einige der schwierigen oder schmerzhaften Dinge hinweisen, die diese Frau ertragen haben muß, um das Rennen gewinnen zu können: Muskelschmerzen, Verletzungen, Training trotz umfangreicher beruflicher Verpflichtungen, Laufen bei schlechtem Wetter, Bewältigung von Zweifeln an der eigenen Fähigkeit durchzuhalten, Angst, den Ort des Rennens nicht zu finden und nicht rechtzeitig dort einzutreffen, usw. Der Therapeut könnte sagen: »Ich bin mir sicher, daß alle diese Dinge für Sie nicht leicht waren, und doch sind diese Einzelheiten in Ihrer Schilderung nicht vorgekommen. Mein Eindruck ist, daß die Würdigung Ihrer körperlichen Leistung und das Mitteilen dessen, was Sie im Wettstreit mit Ihren Freunden erreicht haben, für Sie so wichtig war, daß Sie bereit waren, einige dieser Herausforderungen auszuhalten und zu akzeptieren. Außerdem scheinen Sie vielleicht sogar teilweise gerade wegen dieser Schwierigkeit in der Lage gewesen zu sein, aus solchen Augenblicken etwas Positives abzuleiten. Ich frage mich, ob das in anderen Bereichen Ihres Lebens auch so ist.«

Achtsamkeitsskript

Ich werde Sie jetzt gleich bitten, die Augen zu schließen, während ich Sie durch eine Übung geleite, in der Sie Ihre Aufmerksamkeit auf einen besonders angenehmen und freudigen Augenblick in Ihrem Leben richten sollen. Das kann ein sehr simpler Moment sein. Ich werde Ihnen ein Beispiel dazu nennen.

Wählen Sie selbst ein Beispiel aus, und vertiefen Sie sich wirklich in sämtliche Details Ihrer Schilderung. Das folgende Beispiel soll zeigen, wie ein Therapeut sein eigenes Erleben nutzen kann, um einem Klienten zu helfen, einen Sweet-Spot zu entdecken.

Ich saß auf dem Schaukelstuhl im Kinderzimmer, und der warme, acht Monate alte Körper meiner kleinen Tochter kuschelte sich in meinen Schoß. Sie roch nach frisch gebadetem Baby und ruhte mit ihrem kleinen Körper auf meinem, während ich ihr eine Gute-Nacht-Geschichte vorlas und wir gemeinsam schaukelten. Plötzlich tauchte mit einem unerwarteten »Buh!« an der Tür des Kinderzimmers das Gesicht meines Mannes auf. Das Kind quietschte und zappelte vergnügt, und ich saß einfach da und schaute den beiden liebsten Menschen in meinem Leben bei einem köstlich albernen Guckguck-Spiel zu. In diesem Moment dachte ich: Das ist meine Familie. *Diese Zeitspanne von zwei Minuten war in sich absolut perfekt und köstlich zu erleben.*

Ich bitte Sie nun, an eine ähnlich perfekte und köstliche Situation aus Ihrem Leben zu denken. Sie braucht der von mir geschilderten nicht ähnlich zu sein. Es kann sich wirklich um etwas sehr Einfaches handeln. Aber denken Sie an etwas ganz Bestimmtes. Beispielsweise könnte es Ihr erster Schluck Kaffee am Sonntagmorgen sein, wenn Sie sich hinsetzen, um in Ruhe die Zeitung zu lesen. Auch der Anblick eines Sonnenuntergangs oder das Paddeln eines Kajak – was immer Ihnen in den Sinn kommt. Wenn Sie Ihren Kindern beim Spiel zuschauen, gibt es manchmal Situationen, in denen ihnen nicht bewußt ist, daß Sie sie sehr intensiv beobachten. Vielleicht ist das Ihr Sweet-Spot. Aber was immer es sein mag, ich möchte Sie einladen, sich in diesen köstlichen Augenblick hineinzuversetzen. Später werde ich Sie auffordern, die Augen wieder zu öffnen und zu berichten, was Sie in jenem Moment erlebt haben – dem Geschehen eine Stimme zu geben.

Wahrscheinlich werden Sie mit einem Problem konfrontiert werden, wenn Sie sich zu erklären versuchen. Vielleicht denken Sie, Ich kann nicht so richtig erklären, wie ich das erlebt habe; deshalb kann sie gar nicht verstehen, was daran für mich so wunderbar war. *Sie werden dieses Problem dann lösen wol-*

len. Sollten Sie dies bemerken, haben Sie die gleiche Aufgabe vor sich, wie wenn Sie beispielsweise während der Sitzmeditation merken, daß Sie dabei sind, eine Einkaufsliste zusammenzustellen. Ihre Aufgabe besteht dann darin, dies zur Kenntnis zu nehmen und den Fokus anschließend wieder sanft auf den Atem zu richten. Geben Sie diesem köstlichen Augenblick Ihres Lebens stimmlichen Ausdruck, lassen Sie ihn aus sich herausströmen, als hätten Sie ein Glas mit Wasser gefüllt und würden dieses Wasser ausgießen. Wenn Sie merken, daß dies für Sie in irgendeiner Weise mühsam ist, dann registrieren Sie das einfach, und werden Sie still. Kehren Sie schließlich zu Ihrem Bemühen zurück, Ihrem köstlichen Augenblick Ausdruck zu geben.

Meine Aufgabe besteht darin, Ihren Augenblick größter Freude zu würdigen, während Sie ihm Ausdruck verleihen. Vielleicht verstehe ich nicht völlig, weshalb dieser Augenblick für Sie so wichtig war, aber ich werde ihn auf die gleiche Weise würdigen, wie ich einen Sonnenuntergang erleben könnte. Man braucht ihn nicht zu beurteilen oder sich auf die physikalischen Gesetze der Lichtbrechung zu verstehen. Es reicht, einfach das Erlebte zu würdigen.

Setzen Sie sich nun bequem, und lassen Sie zu, daß sich Ihre Augen sanft schließen. Nehmen Sie zunächst die verschiedenen Geräusche im Raum wahr. Stellen Sie sich vor, daß Sie eine Art Checkliste haben. Beginnen Sie mit den markantesten Geräuschen, und stellen Sie sich, während Sie diese wahrnehmen, vor, daß Sie sie von der Liste streichen. Versuchen Sie anschließend, den leiseren, subtileren Geräusche zu lauschen. Und atmen Sie.

Richten Sie die Aufmerksamkeit dann auf Ihren Körper. Machen Sie sich allmählich bewußt, wo Ihr Körper zum Boden und zu dem Stuhl, auf dem Sie sitzen, Kontakt hat. Und atmen Sie. Achten Sie insbesondere auf die kleinen Bereiche, in denen Sie eine Berührung spüren, auf die Stelle auf Ihrem Rücken, die den Stuhl berührt. Versuchen Sie, sich diesen Bereich genau vorzustellen. Versuchen Sie auch, die winzigen Details zu identifizieren, an denen Sie erkennen, daß ein bestimmter Körperbereich den Stuhl berührt und ein anderer nicht. Und atmen Sie.

Und nun stellen Sie sich vor, daß sich vor Ihnen ein Aktenschrank befindet. Sie können die Schublade öffnen, hineingreifen und ein Bild hervorholen – ein Bild von Ihnen selbst in dem köstlichen Moment, an den Sie sich erinnert haben. Lassen Sie zu, daß Sie dieses Bild aus der Schublade nehmen. Spüren Sie es in Ihren Händen. Schauen Sie Ihr Gesicht auf dem Bild an. Achten Sie auf Ihren Blick auf dem Bild und auf die Einzelheiten der abgebildeten Situation. Und nun stellen Sie sich vor, daß Ihr Gewahrsein eine Art Flüssigkeit ist, die Sie in Ihr Porträt auf dem Bild gießen können. Stellen Sie sich vor, daß Sie in diesem Moment anfangen, Ihr Gewahrsein in die Haut des Ich auf dem Bild zu gießen. Versuchen Sie, sich in den betreffenden Augenblick an jenem Ort hineinzuversetzen. Stellen Sie sich vor, daß Sie dort die Augen öffnen und sehen, was zu sehen ist. Lassen Sie sich wahrnehmen, was Sie dort auf Ihrer Haut spüren. Falls Sie im Freien sind, spüren Sie vielleicht eine leichte Brise. Falls Sie mit jemandem zusammen sind, spüren Sie vielleicht die Wärme der Haut des anderen Menschen auf Ihrer eigenen oder den Duft seines Haars. Lassen Sie sich diesen Augenblick einatmen, als würde Sie jeder Atemzug mit jener Köstlichkeit erfüllen, als könnte jede Zelle Ihres Körpers spüren, was es für Sie bedeutet, in diesem Augenblick zu verweilen. Nehmen Sie sich ein wenig Zeit, um dieses Erlebnis zu genießen, und lassen Sie sich von seiner Köstlichkeit allmählich wie von einer Flüssigkeit erfüllen. (Lassen Sie dem Klienten nun ein wenig Zeit.)

Ich bitte Sie nun, ganz allmählich die Augen wieder zu öffnen. Wenn Sie sich bereit fühlen, können Sie zu sprechen beginnen und zum Ausdruck bringen, was Sie in jenem Augenblick erlebt haben. Lassen Sie mich jenen köstlichen Augenblick wirklich hören, spüren und sehen, und verweilen Sie mit mir bei ihm.

Bringen Sie die Übung zum Abschluß, indem Sie Ihrem Klienten dafür danken, daß er Ihnen das Erlebte mitgeteilt hat. Fragen Sie ihn, wie dieses Erlebnis für ihn war. In diese Übung können Sie Elemente verschiedener zentraler ACT-Prozesse einbeziehen. Sie können auch ein Gespräch über die Wirkung der Übung auf das Gefühl der Verbundenheit zwischen dem Klienten und Ihnen führen.

◆ ◆ ◆

Schreiben Ihrer Autobiographie (Mark J. Stern 2013)

Wie die Übung *Prime-Time Nachrichten-Story* wird auch die Übung *Schreiben Ihrer Autobiographie* mit geschlossenen Augen und in zwei Teilen ausgeführt. Der erste dient dazu herauszufinden, wie der Klient im Idealfall leben möchte. Der zweite Teil beschäftigt sich damit, wie er im Augenblick tatsächlich lebt. Die Diskrepanzen zwischen diesen beiden Aspekten herauszuarbeiten wäre eine Orientierung für die Arbeit an den persönlichen Werten.

Wenn Sie eine Autobiographie lesen, gewinnen Sie einen Eindruck davon, wer die Person, die sie geschrieben hat, war, wie sie gelebt hat und was ihr wichtig war. Indizien für die persönlichen Werte des Autors und für seine Prioritäten sind in einer Autobiographie überall zu finden. Ich würde mit Ihnen gern an einer Übung arbeiten, in der Sie sich Ihre eigene Autobiographie vorstellen.

> *Ich möchte, daß Sie die Augen schließen, tief atmen und sich vorstellen, daß ein langes und erfülltes Leben hinter Ihnen liegt – ein Leben, das seinen Sinn gehabt hat. Stellen Sie sich vor, daß Sie der Mensch gewesen sind, der Sie sein wollten, und daß Sie sich für das einsetzen konnten, was Ihnen wichtig war. Und nun schreiben Sie Ihre eigene Lebensgeschichte in Form einer Autobiographie auf. Was würden Sie in diesem Buch über sich selbst zum Ausdruck bringen wollen? Was würden Sie Ihren Lesern gern über sich mitteilen?*
>
> *Im Augenblick geht es mir darum, daß Sie auf das allgemeine Bild Ihres Lebens und dessen, wie Sie darin geworden sind, fokussieren, nicht auf die Details dessen, wie es zu alldem gekommen ist.* (Wenn sich ein Klient nicht ganz sicher ist, was Sie meinen, können Sie ein Beispiel anführen; es ist aber wichtig, daß sich der Klient selbst etwas ausdenkt.) *Wenn Ihre Leser beispielsweise in Ihrem Buch erfahren, daß Sie sich in den letzten dreißig Jahren viel Mühe gegeben haben, sich gut zu ernähren, regelmäßig zum Fitness-Training zu gehen oder mit einer Krankheit gut umzugehen, können sie den Eindruck gewinnen, daß Ihre Gesundheit für Sie immer ein hoher Wert war. Welche anderen Werte würden Sie gern in Ihrer Autobiographie erwähnen, weil Sie stolz darauf sind?*

Bitten Sie den Klienten, einige Werte und die mit diesen verbundenen Verhaltensweisen aufzulisten. An dieser Liste können Sie mit dem Klienten in einer Therapiesitzung arbeiten oder ihm auftragen, die Liste zu Hause zusammenzustellen. Falls Sie ihn die Liste als Hausaufgabe zusammenstellen lassen, können Sie ihm das Merkblatt aus Anhang F mitgeben.

> *Nun möchte ich, daß Sie die Augen wieder schließen. Fangen Sie an, sich Ihre Autobiographie vorzustellen, so wie Sie sie heute schreiben würden. Welche Botschaften oder Werte würden Sie darin erwähnen? Was würden Sie über sich selbst als die Person, die Sie sind, schreiben, über Ihre Entscheidungen und darüber, wie Sie gelebt haben?*

Noch einmal: Sie können mit dem Klienten zusammen in einer Therapiesitzung an dieser Übung arbeiten oder ihn die Übung zu Hause ausführen lassen, wozu er das Arbeitsblatt aus Anhang F benutzen kann.

Nachdem er die beiden Autobiographien fertig gestellt hat, können Sie das Resultat mit ihm besprechen und ihn auf Diskrepanzen zwischen der Person, die er gern sein würde, und der Person, die er momentan ist, hinweisen. Daraus kann sich ein Gespräch über engagiertes Handeln, über Dinge, die es behindern, und über die Nutzung von ACT-Strategien einschließlich der in diesem Buch vorgestellten Übungen und Metaphern zur Überwindung dieser Hindernisse im Dienste wertebasierten Handelns entwickeln.

◆ ◆ ◆

Zehn Schritte auf dem Weg zum Erproben eines Wertes

(*Dahl, Plumb, Stewart & Lundgren* 2009, S. 164–165)

Diese Übung ist für die Arbeit mit Klienten zu empfehlen, die keine besonders klare Vorstellung von ihren persönlichen Werten haben. Statt sich darüber klar werden zu müssen, welche Werte ihnen wichtig sind, bevor sie sich für eine bestimmte Art zu handeln entscheiden, können sie im Rahmen der Übung mit verschiedenen Werten experimentieren und sich eine Weile im Einklang mit ihnen verhalten. So können sie aus direkter eigener Erfahrung lernen, wie es sich anfühlt, sich verbindlich im Einklang mit einem frei gewählten Wert zu verhalten, was ihnen zu erkennen hilft, welche Werte ihnen persönlich besonders wichtig sind.

Bevor man mit Klienten an dieser Thematik arbeitet, empfiehlt es sich, an Bereitschaft, Defusion oder dem Loslassen der (vermeintlichen) Notwendigkeit, sofort den »richtigen« Wert zu wählen, zu arbeiten. Am besten gibt man dies den Klienten für mindestens eine oder zwei Wochen oder auch noch länger als Hausaufgabe auf. So können sie sich daran gewöhnen, im Einklang mit einem Wert zu handeln, bevor sie entscheiden, ob sie sich weiter in Richtung dieses Wertes bewegen wollen oder ob sie einen anderen Wert bevorzugen. Es folgt eine Liste der erforderlichen Schritte jeweils in Verbindung mit einem Skript für die Beschreibung des Schritts.

1. ***Wählen Sie einen Wert aus.*** *Wählen Sie eine Orientierung, die Sie schätzen und die Sie gern mindestens eine Woche lang erproben würden. Es sollte sich um einen Wert handeln, den Sie repräsentieren können und der Ihnen wichtig ist. Es geht hier nicht um einen Versuch, andere Menschen zu verändern oder sie durch Manipulation zu einer Veränderung zu bewegen.*

2. ***Achten Sie auf Reaktionen.*** *Achten Sie auf alle Anhaltspunkte dafür, daß dies ein »guter« Wert ist oder daß dieser Wert Ihnen wirklich wichtig ist. Registrieren Sie alle Gedanken als das, was sie sind. Denken Sie stets daran, daß es Aufgabe Ihres Geistes ist, Gedanken hervorzubringen. Lassen Sie ihn dies tun, während Sie sich weiter der Übung widmen.*

3. ***Stellen Sie eine Liste zusammen.*** *Nehmen Sie sich einen Moment Zeit, um ein paar Verhaltensweisen zusammenzustellen, die zu dem gewählten Wert in einer Beziehung stehen.*

4. ***Wählen Sie ein Verhalten.*** *Wählen Sie von dieser Liste ein Verhalten oder eine Gruppe von Verhaltensweisen, die Sie zwischen dieser und der nächsten Sitzung oder in einem längeren Zeitraum ausführen können, und verpflichten Sie sich dazu, dies zu tun.*

5. ***Achten Sie auf Urteile.*** *Achten Sie auf alle Gedanken darüber, ob der gewählte Wert gut ist oder nicht, ob er Ihnen Freude machen wird oder ob Sie wirklich in der Lage sein werden, die Handlung, zu der Sie sich verpflichtet haben, auszuführen.*

6. ***Entwickeln Sie einen Plan.*** *Notieren Sie, wie Sie diesen Wert in sehr naher Zukunft (heute, morgen, an diesem Wochenende usw.) zum Ausdruck bringen wollen. Denken Sie an alles, was Sie planen oder vorbereiten müssen, beispielsweise jemanden anrufen, das Haus reinigen oder eine Verabredung wahrnehmen. Entscheiden Sie, wann Sie dies tun wollen – je schneller desto besser.*

7. ***Tun Sie einfach, was Sie tun wollen.*** *Auch wenn andere Menschen von diesem Wert betroffen sind, sollten Sie ihnen nicht sagen, was Sie tun. Stellen Sie fest, was passiert, wenn Sie diesen Wert umzusetzen versuchen, ohne andere über Ihr Experiment zu informieren.*

8. ***Verpflichtung.*** *Nehmen Sie sich fest vor, Ihren Plan jeden Tag in die Tat umzusetzen. Achten Sie auf alles, was während dessen passiert.*

9. ***Führen Sie über Ihre Reaktionen Tagebuch.*** *Zu den Dingen, auf die Sie achten und die Sie in Ihrem Tagebuch vermerken sollen, zählen die Reaktionen anderer Menschen auf Sie, alle Gedanken, Gefühle oder Körperempfindungen, die vor, während oder nach Ihrer Aktivität auftreten, und wie Sie sich fühlen, wenn Sie diese das zweite (bzw. fünfte, zehnte oder hundertste) Mal ausführen. Achten Sie auf Urteile, die diese Handlung, Ihren Wert oder die von Ihnen geschätzte Orientierung als »gut« oder »schlecht« darstellen, sowie auf Urteile über andere oder über Sie selbst, die sich auf Ihr Bemühen, im Sinne des gewählten Wertes zu leben, beziehen. Danken Sie Ihrem Geist für diese Gedanken, und versuchen Sie herauszufinden, ob es Ihnen möglich ist, die Urteile Ihres Geistes über Ihre Aktivität nicht für bare Münze zu nehmen.*

10. ***Reflektieren.*** *Bringen Sie Ihr Tagebuch in Ihre nächste Therapiesitzung mit, damit wir über Ihre Erlebnisse sprechen und das weitere Vorgehen planen können.*

◆ ◆ ◆

Wertetabelle (*Jill Stoddard 2013*)

Die Wertetabelle ist vom *Arbeitsblatt zu Zielen, Handlungen und Hindernissen* (Hayes et al. 1999/2004, S. 239) inspiriert und soll in diesem Fall nicht vom Therapeuten, sondern vom Klienten benutzt werden. Außerdem gibt es in der Version, die wir hier vorstellen, zusätzliche Spalten für die eventuell nützlichen zentralen ACT-Prozesse sowie für Übungen, die bei der Überwindung von Hindernissen nützlich sein können, damit sie die von Ihnen als wertvoll eingeschätzten Handlungen umsetzen können. Das Arbeitsblatt für persönliche *Werte und engagiertes Handeln* kann dem Klienten helfen, einige der mit dieser Thematik zusammenhängenden Konzepte besser zu verstehen. Ein Blankoformular für diese Übung finden Sie in Anhang G. Ein ausgefülltes Beispielarbeitsblatt ist hier gleich anschließend abgebildet.

wichtiger Bereich	Elternrolle	Liebesbeziehungen
Wie ich sein will	*1. Ein guter Zuhörer* *2. Grenzen setzen, falls erforderlich* *3. Liebevoll, tröstend, mitfühlend*	*1. Offen dafür, jemanden neu kennenzulernen* *2. Offen, verletzlich, authentisch*
Was ich tun kann	*1. Mir Zeit nehmen, um meine Kinder zu fragen, wie der Tag für sie war.* *2. Gutes Benehmen loben und bei schlechtem Konsequenzen wirksam werden lassen.* *3. Die Kinder umarmen.*	*1. Zu einer Verabredung gehen* *2. Persönliche Informationen über mich mitteilen*
Was mir hinderlich sein könnte	*1. Frustration, Ungeduld* *2. Wenn ich möchte, daß meine Kinder mir gleich werden* *3. Erschöpfung*	*1. Angst vor Zurückweisung* *2. Was ist, wenn ich ihm etwas erzähle und er denkt, daß ich dämlich oder langweilig bin, oder wenn er mich nicht mag?*
Wie ich weiterkommen kann	*Akzeptieren, Defusion, Achtsamkeit*	*Defusion*
Übungen	*Boot auf dem Wasser* (S. 89)	*Blätter treiben auf einem Bach* (S. 86); *Pickles, Pickles, Pickles* (S. 90)

Werte-Metaphern

Man kann zur Veranschaulichung von Werten und verwandten Konzepten verschiedene Metaphern nutzen. Im folgenden werden einige von diesen beschrieben, die wir für Situationen empfehlen, in denen es im Rahmen der Arbeit an Werten beispielsweise um die Unterschiede zwischen Werten und Zielen, das Priorisieren oder Abwägen verschiedener Werte und das Treffen von Entscheidungen oder das Vornehmen von Veränderungen, denen Wertvorstellungen zugrunde liegen, geht. Viele andere Werte-Metaphern sind im Internet zu finden, beispielsweise die Metaphern *Magical Bank Account (Magisches Bankkonto)* und *Humble Fisherman (Bescheidener Fischer)* (Quellen unbekannt), falls Sie sich einen Überblick über weitere Möglichkeiten verschaffen wollen.

◆ ◆ ◆

Anzeigetafel (*Taryn Gammon & Jill Stoddard 2013*)

Diese Metapher dient der Veranschaulichung des Unterschieds zwischen Werten und Zielen. Außerdem demonstriert sie, wie Werte helfen können, Ziele zu identifizieren, wobei auf die Sinnlosigkeit von Zielen, wenn diesen keine Werte zugrunde liegen, hingewiesen wird. Sie können die Übung auf bestimmte Klienten abstimmen, indem Sie sich auf andere Sportarten oder statt auf einen Sport auf ein Brettspiel beziehen. In unserem Beispielfall geht es um Football.

> *Was ist Ihr Lieblingssport? … Okay, stellen Sie sich vor, daß Sie Football spielen. Es ist ein frischer Herbsttag, und die Spieler haben sich an der Line of Scrimmage aufgestellt. Der Quarterback gibt dem Center das Signal, den Ball in Bewegung zu setzen. Dann läßt er sich für den Paß zurückfallen und wirft ihn dem Receiver zu, der ein Tackling durchbricht und in die Endzone läuft, um einen Touchdown auszuführen. So geht es während der nächsten Stunden weiter, auf dem Spielfeld hin und her – First Downs, Fieldgoals, Tacklings, Touchdowns. Das andere Team punktet, Ihr Team holt auf. Das andere Team geht wieder in Führung, aber in den letzten Sekunden gelingt Ihrem Team durch eine großartige Leistung der Sieg! Beim Endstand weist die Anzeigetafel 21 Punkte für Ihre Mannschaft und 14 für den Gegner aus.*
>
> *Was wäre nun, wenn der Punktezähler vor Spielbeginn zu Ihnen käme und Ihnen anbieten würde, dieses Ergebnis sofort auf die Tafel zu schreiben? Ihr Team bekommt 21 Punkte, das gegnerische Team 14, also gewinnen Sie – Spiel zu Ende; Sie brauchen sich nicht mehr anzustrengen. Würden Sie den Punkte-*

> *zähler beim Wort nehmen?* (Klienten beantworten diese Frage immer mit Nein.) *Warum nicht?* (Geben Sie den Klienten Gelegenheit zu antworten.)
>
> *Dies ähnelt dem Unterschied zwischen Werten und Zielen. Das Spiel zu gewinnen mag Ihr Ziel sein, und Sie werden es erreichen oder nicht. Wirklich wichtig ist jedoch der Prozeß, durch den Sie Ihr Ziel erreichen. In Wahrheit geht es mehr darum, wie Sie spielen. Und das entspricht dem Begriff des Wertes.*

Nehmen Sie sich ein wenig Zeit, um mit dem Klienten über diese Metapher zu sprechen. Viele Klienten fokussieren zu stark auf Ziele, und in der ACT versuchen wir, stärker auf Werte und Handlungen im Dienste der Werte zu fokussieren. Falls Klienten sich in diesem Rahmen Ziele setzen wollen, ist das völlig in Ordnung, aber diese Ziele sollten immer in den Wert eingebettet sein.

Ein anderes Problem, das die Ziele betrifft, ist, daß Klienten, wenn sie ihre Ziele nicht erreichen, manchmal aufhören, sich für andere Aktivitäten im Dienste ihrer persönlichen Werte einzusetzen. In solchen Fällen können Sie die Metapher der Anzeigetafel wieder aufgreifen und fragen: »Wenn Sie das Spiel nicht gewonnen hätten, wäre es für Sie dann trotzdem immer noch wichtig zu spielen?« Sie können selbst dann über das Entwickeln von Mustern engagierten Handelns sprechen, wenn spezifische Ziele nicht erreicht werden, und Sie können dann Übungen und Metaphern aus Kapitel 8 benutzen, um engagiertes Handeln zu fördern.

◆ ◆ ◆

Renovieren (Mark J. Stern 2013)

Dies ist eine Metapher für die Umsetzung wichtiger Veränderungen oder für das Fällen wichtiger Entscheidungen, die auf Werten basieren. Das Fundament des Hauses symbolisiert Werte, und die Werkzeuge, die Farbe und andere Materialien symbolisieren Ziele und Handlungen.

> *Stellen Sie sich vor, Sie renovieren Ihr Haus. Sie sind begeistert, weil Sie attraktive neue Fliesen und Einrichtungsgegenstände ausgewählt haben und die Wände in frischen Farben streichen wollen. Die Finanzierung steht, und Sie haben alles gut geplant und vorbereitet. Aber dann entdecken Sie im Fundament einen größeren Riß. Wenn Sie herausfinden wollen, wie Sie leben wollen (wie Sie dieses Problem lösen oder jene Entscheidung treffen sollten usw.), bevor Ihnen klar ist, wer Sie wirklich sein wollen und wofür Sie einstehen wollen, wäre das so, als würden Sie mit der Renovierung beginnen, ohne vorher den Schaden am Fundament des Hauses zu beheben.*

Wenn Sie hübsche Gardinen und Vorhänge anbringen und gemütliche Teppiche auslegen, das Fundament des Hauses aber nicht in Ordnung ist, neigt Ihr Haus sich irgendwann zur Seite oder stürzt ein. Sie müssen in solch einem Fall zunächst Zeit und Mühe (und Geld) darauf verwenden, das Fundament zu reparieren, und das kann zur Folge haben, daß Sie sich die attraktiven Fliesen und die moderne Einrichtung vorerst nicht leisten können. Aber Sie haben dann ein solides Zuhause. Wenn es Ihnen gelingt, sich über Ihre Werte klar zu werden, ist das so, als würden Sie ein solides Fundament für Ihr Heim schaffen. Ein Leben im Einklang mit den eigenen Werten garantiert zwar nicht, daß Sie alles, was Sie sich wünschen, erreichen oder sich in jedem Fall wohl fühlen werden. Aber Sie haben dann zumindest die Gewißheit, daß Sie auf dem richtigen Weg sind, und Sie können ein erfüllteres und sinnvolleres Leben führen, das der Person, die Sie sein möchten, entspricht. Wenn Sie ein von Ihren eigenen Werten bestimmtes Leben führen, bleiben Sie selbst dann, wenn nicht alles genau nach Ihren Vorstellungen läuft, nicht nur im Spiel, sondern auch die Unversehrtheit des Gebäudes bleibt erhalten.

◆ ◆ ◆

Der Professor (Jill Stoddard 2013)

Diese bekannte Metapher kursiert unter verschiedenen Namen im Internet. Ihr Ursprung ist unbekannt, aber sie wird in mehreren Büchern erwähnt (z. B. Addleman 2004). Sie eignet sich sehr gut für die Priorisierung von Werten und die Arbeit an der Schaffung eines Gleichgewichts zwischen den Dingen, die wir tun müssen, und dem, was uns wirklich wichtig ist. Außerdem kann man anhand dieser Metapher über konkurrierende Werte sprechen.

Ein Professor stand im College vor seiner Klasse, und auf dem Tisch vor ihm befand sich ein großes leeres Glas. Er füllte es mit Ping-pong-Bällen und fragte die Studenten, ob das Gefäß voll sei. Sie bestätigten dies.

Dann nahm der Professor einen Behälter mit kleinen Steinen und schüttete diese in das Glas, wo sie die Zwischenräume zwischen den Ping-pong-Bällen füllten. Wieder fragte er die Studenten, ob das Glas voll sei. Sie antworteten, es sei nun voll.

Daraufhin nahm der Professor einen Beutel mit Sand und schüttete diesen in das Glas, wo der Sand die Zwischenräume zwischen den kleinen Steinen ausfüllte. Abermals fragte er, ob das Glas voll sei. Die Studenten antworteten einhellig mit Ja.

Der Professor holte zwei Flaschen Bier unter seinem Pult hervor und goß deren Inhalt in das Glas, wo das Bier die Zwischenräume zwischen den Sandkörnern ausfüllte.

Dann sagte er: »Dieser Behälter steht für Ihr Leben. Die Ping-pong-Bälle sind die wichtigen Dinge – Ihre Familie, Ihre Kinder, Ihre physische Gesundheit, Ihre Freundschaften und Ihre Leidenschaften –, Dinge, die selbst dann, wenn Sie alles andere verlören, Ihr Leben bereicherten. Die kleinen Steine sind andere wichtige Dinge, beispielsweise Ihr Beruf, Ihr Zuhause und Ihr Auto. Der Sand ist alles andere – die kleinen Dinge. Wenn Sie zuerst den Sand in das Gefäß schütten«, fuhr er fort, »finden die kleinen Steine keinen Platz mehr darin, ganz abgesehen von den Ping-pong-Bällen. Das gleiche gilt für das Leben. Wenn Sie Ihre gesamte Zeit und Energie auf kleine Dinge verwenden, bleibt Ihnen kein Raum für die Dinge, die Ihnen besonders wichtig sind. Nehmen Sie sich Zeit für die Dinge, die für Sie zu einem sinnvollen Leben gehören. Spielen Sie mit Ihren Kindern. Nehmen Sie sich die Zeit für einen Arztbesuch. Gehen Sie mit Ihrem Ehepartner oder einem Freund aus. Machen Sie Urlaub. Trotzdem wird Ihnen genug Zeit bleiben, um die Hausarbeit zu erledigen und die Glühbirnen zu wechseln. Geben Sie den Ping-pong-Bällen – den Dingen, die Ihnen wirklich wichtig sind – den Vorrang. Der Rest ist nichts weiter als Sand.«

Nun meldete sich eine Studentin zu Wort und fragte, was es mit den zwei Bier auf sich habe. Der Professor lächelte und sagte: »Ich freue mich, daß Sie danach fragen. Es sollte nur demonstrieren, daß Ihr Leben noch so sehr mit Terminen angefüllt sein kann, es bleibt immer Zeit, ein paar Glas Bier mit einem Freund zu trinken.«

Nutzen Sie dies als Gelegenheit, über ein Gleichgewicht in Ihrem Leben zu sprechen. Viele Dinge auf der Sand-Ebene müssen Sie tun, aber vielleicht nicht so oft oder so gründlich, wie Sie es momentan handhaben. Manchmal erledigen Klienten Dinge auf der Sandebene auch nur deshalb so gründlich, weil sie etwas anderes vermeiden wollen (z. B. reinigen sie das Haus, um ihren Ängsten zu entkommen), und dies kann zulasten der Ping-pong-Bälle gehen (z. B. haben Sie wegen übertriebenen Reinigungsarbeiten im Haus weniger Zeit, um mit ihrer Tochter zu spielen). In Anhang H finden Sie ein Arbeitsblatt, das Sie in Zusammenhang mit dieser Metapher benutzen können. Sie können aber auch selbst ein solches Arbeitsblatt entwickeln.

◆ ◆ ◆

Luftfahrtingenieur (Erik Andrews und Jill Stoddard 2013)

Wenn Klienten anfangen, ihr Handeln an ihren persönlichen Werten zu orientieren, investieren sie manchmal ihre gesamte Energie in einen bestimmten Bereich auf Kosten eines anderen. Der *Luftfahrtingenieur* ist eine wunderbare Metapher für Gespräche darüber, wie wichtig es ist, bei der Identifikation der persönlichen Werte und beim Handeln in ihrem Sinne nicht alles andere aus dem Blick zu verlieren. Sie kann auch nützlich sein, wenn man sich damit befaßt, daß eine Fusion Klienten davon abbringt, sich an den eigenen Werten zu orientieren.

> *Stellen Sie sich vor, Sie sind Luftfahrtingenieur, sitzen an einem Bedienpult und beobachten ein Flugzeug auf einem Bildschirm. Sie haben die Aufgabe, die Anzeigen für Gewicht, Auftrieb, Luftwiderstand und Schub zu überwachen, damit die Maschine optimal fliegt. Alle diese Aspekte sind gleich wichtig, und wenn Sie es versäumen, die erforderlichen Anpassungen vorzunehmen, oder wenn Sie die Situation zu stark korrigieren, fliegt das Flugzeug nicht optimal. Sie müssen also eine Einstellung finden, die einen möglichst störungsfreien Flug garantiert.*
>
> *Nun können Sie die genannten Faktoren zwar beeinflussen, aber auf andere haben Sie keinen Einfluß. Beispielsweise haben Sie das Flugzeug nicht entworfen und nicht gebaut. Sie können auch das Wetter nicht ändern. Und wenn ein Triebwerk ausfällt, ist das auch nicht Ihr Fehler. Aber wenn Sie sich wegen dieser Faktoren, auf die Sie keinen Einfluß haben, zu große Sorgen machen, kann das Ihre Fähigkeit, Gewicht, Auftrieb, Luftwiderstand und Schub zu beeinflussen, beeinträchtigen. Entscheidend ist, daß Sie sich auf die Dinge konzentrieren, die Sie beeinflussen können, und daß Sie sie in einem möglichst optimalen Verhältnis zueinander halten, damit der Flug möglichst störungsfrei verläuft. Wenn das Wetter ungemütlich wird oder ein Triebwerk ausfällt, müssen Sie alles in Ihrer Macht Stehende tun, um das Flugzeug in der Luft zu halten.*

Lassen Sie sich ein paar Minuten Zeit, um mit dem Klienten über diese Metapher zu sprechen und ihn zu fragen, wie er sie versteht. Ihm soll klar werden, daß die Aufgabe des Ingenieurs – die Faktoren, die er beeinflussen kann (d. h., Gewicht, Auftrieb, Luftwiderstand und Schub), zu identifizieren – dafür steht, wie wichtig es ist, verschiedene Werte miteinander in Einklang zu bringen. Die Anpassungen und die Bemühungen, das Flugzeug sicher in der Luft zu halten, auch wenn problematische Faktoren wie schlechtes Wetter oder Triebwerkprobleme dies erschweren, symbolisieren engagiertes Handeln. Sorgen wegen der Konstruktion des Flugzeugs und wegen des Wetters symbolisieren eine Fusion mit inneren Erlebnissen, die dem Handeln im Sinne der persönlichen Werte hinderlich sein kann.

◆ ◆ ◆

Radrennen (Philippe Vuille 2013)

Diese Metapher eignet sich sehr gut, wenn man Klienten helfen will, einen besonders wichtigen persönlichen Wert zu identifizieren, um darauf zu fokussieren. Sie können sie zu Beginn der Arbeit an persönlichen Werten benutzen oder immer dann, wenn Sie den Eindruck gewinnen, daß ein Klient mit komplizierteren Übungen in diesem Bereich nicht fertig werden würde, beispielsweise mit denjenigen, in denen viele verschiedene Lebensbereiche untersucht werden. Außerdem ist die Metapher eine schöne Kombination zwischen der Arbeit an der Identifikation eines Werts und der Förderung des nächsten Schritts, engagierten Handelns.

> *Man kann das Leben mit einem Radrennen vergleichen. Wir alle strampeln uns ab, und wir tragen T-Shirts, auf denen Worte geschrieben stehen. Im Französischen gibt es den Ausdruck* »Vous roulez pour qui?«, *was wörtlich übersetzt bedeutet:* »Für wen reisen Sie?« *Dahinter steckt die Idee, die Bob Dylan in seinem Song* »You've Gotta Serve Somebody« *ausgedrückt hat. Wir glauben manchmal, es sei möglich, ein T-Shirt zu tragen, auf dem nichts geschrieben steht, oder wir könnten nicht wissen, in wessen Dienst wir uns abstrampeln. Aber auf unseren T-Shirts steht trotzdem etwas geschrieben, nämlich »nichts« oder »Ich weiß nicht, für wen ich mich abstrample«. Wie wäre es für Sie, wenn Sie wüßten, daß Sie für einen bestimmten Herrn und Meister reisen?*
>
> *Stellen Sie sich nun ein Geschäft mit zahllosen T-Shirts vor, auf denen alle möglichen Wörter geschrieben stehen: »Eleganz«, »Großzügigkeit«, »Loyalität«, »Gesundheit«, »Liebe«, Fürsorglichkeit«, »Ehrlichkeit« usw. Sie können ein beliebiges darunter auswählen.*
>
> *Achten Sie, nachdem Sie Ihre Wahl getroffen haben, genau darauf, was geschieht. Vielleicht hören Sie eine Stimme, die sagt: »Ha! ›Eleganz‹, spinnst du? Hast du dich schon einmal im Spiegel angeschaut? Das ist ganz sicher nicht das richtige Wort für dich.« Vielleicht hören Sie auch eine Stimme, die sagt: »Wieso kommst du bei deiner beschissenen introvertierten Persönlichkeit ausgerechnet auf ›Fürsorglichkeit‹?« Die Frage ist, ob Sie alle diese Gedanken haben und*

trotzdem das T-Shirt wählen können, das die Qualität propagiert, der Sie in Ihrem Leben besondere Bedeutung geben wollen.

Suchen Sie sich nun ein Ziel, möglichst ein kleines – eine Handlung, die Ihr Leben ein wenig in Richtung jenes Wertes lenken würde. Und dann handeln *Sie im Sinne dieses Ziels. Strampeln Sie sich auf Ihrem Fahrrad ab, während Sie das Shirt tragen! Natürlich wird die Stimme sich wieder zu Wort melden – mit Sicherheit während der ganzen Fahrt. Versuchen Sie, diese Stimme willkommen zu heißen, statt sie zum Schweigen zu bringen, aber gehorchen Sie ihr nicht.*

Zusammenfassung

Die Bewegung in Richtung eines erfüllten und bedeutsamen Lebens zu fördern ist das Ziel der ACT-Arbeit. Einer der wichtigsten Schritte im Laufe dieses Prozesses ist die Werteklärung. Werte sind Eigenschaften des Verhaltens, die spiegeln, wer wir sein und wofür wir einstehen wollen. Die Fusion (das Verschmelzen) mit Gedanken (z. B. *Ich bin als Therapeut nicht gut genug. Ich werde diesen ACT-Kram nie richtig begreifen*) und mangelnde Bereitschaft, unangenehme Gefühle zuzulassen (z. B. Angst, Selbstzweifel oder Befangenheit), führen häufig zu Erlebensvermeidung (z. B. in Form des Festhaltens an altvertrauten und insofern bequemen Therapieformen, statt neue ACT-Metaphern oder -Übungen auszuprobieren). Dies entfernt uns von den Werten, die uns wichtig sind (z. B. ein kompetenter, innovativer Therapeut zu sein). Die zentralen ACT-Prozesse Akzeptieren, Defusion, Gewahrsein des gegenwärtigen Augenblicks und Selbst als Kontext helfen uns allen – Klienten wie Therapeuten –, mit inneren Erlebnissen umzugehen, die das Handeln im Sinne unserer persönlichen Werte behindern.

Übungen und Metaphern, die auf Werte zielen

Übungen und Metaphern in diesem Kapitel

- Prime-Time Nachrichten-Story (Stephen Sheets & Jill Stoddard 2013)
- Gedankenlesemaschine (Harris 2009/2011, S. 324)
- Helden (Rob Archer 2013)
- Sweet-Spot (Wilson & DuFrene 2009, S. 203–209)
- Schreiben Ihrer Autobiographie (Mark J. Stern 2013)
- Zehn Schritte auf dem Weg zum Erproben eines Wertes (Dahl, Plumb, Stewart & Lundgren 2009, S. 164–165)
- Wertetabelle (Jill Stoddard 2013)
- Anzeigetafel (Taryn Gammon & Jill Stoddard 2013)
- Renovieren (Mark J. Stern 2013)
- Der Professor (Jill Stoddard 2013)
- Luftfahrtingenieur (Erik Andrews & Jill Stoddard 2013)
- Radrennen (Philippe Vuille 2013)

Weitere Übungen

- Socken mit Karo-Muster (Hayes et al. 1999/2004, S. 221 f.)
- Erfassen von Werten, Zielen, Handlungen und Hindernissen (Hayes et al. 1999/2004, S. 243 f.)
- Auf der eigenen Beerdigung (Hayes 2005/2007, S. 242–248)
- Wofür möchten Sie, daß Ihr Leben steht? (Hayes et al. 1999/2004, S. 227 f.)

Weitere Metaphern

- Garten-Metapher (Hayes et al. 1999/2004, S. 231)
- »Weg auf den Berg«-Metapher (Hayes et al. 1999/2004, S. 233)
- Skilaufen-Metapher (Hayes et al. 1999/2004, S. 232)

8 Engagiertes Handeln

Engagiertes Handeln ist die aktive Ausführung offensichtlichen Verhaltens, das der Umsetzung der persönlichen Wertvorstellungen dient. Wenn der als wichtig erkannte Wert darin besteht, sich in Richtung Westen zu bewegen, und die Wegmarkierungen Ziele angeben, die in dieser Richtung liegen, besteht engagiertes Handeln darin, bereitwillig einen Schritt vor den anderen zu setzen, in dem Bewußtsein, daß man hohe Berge bezwingen und reißende Ströme überqueren muß. Hinsichtlich des engagierten Handelns hat der Therapeut die Aufgabe, dem Klienten zu helfen, Bereiche zu erkennen, in denen er durch Verhaltensänderungen Zielen näher kommen kann, die mit seinen persönlichen Werten in Einklang stehen. Dadurch wird sein Bemühen um engagiertes Handeln unterstützt und die Entwicklung umfassenderer Muster effektiven, wertebasierten Handelns gefördert. Im Rahmen eines Ansatzes, der denjenigen anderer Formen von Verhaltenstherapie ähnelt, wird engagiertes Handeln in der ACT durch das Festlegen von Zielen, die Entwicklung von Fertigkeiten, Exposition, Verhaltensaktivierung usw. gefördert. Dabei kann die Verstärkung oder die Verringerung eines bestimmten Verhaltens im Vordergrund stehen. Die Arbeit besteht in der Regel darin, Verhaltensveränderungen auf verschiedenen Ebenen zu erreichen, die mit kurzfristigen, mittelfristigen und langfristigen Verhaltenszielen verbunden sind.

Unterschiede zwischen engagiertem Handeln in der ACT und in anderen Therapieformen

Im Gegensatz zu anderen Verhaltenstherapien ist das Erreichen bestimmter Ziele in der ACT nur einer der Zwecke engagierten Handelns. Ein Verhaltensziel zu formulieren und die Schritte auf dem Weg dorthin zu beschreiben sind der Kontext, in dem Klienten sich umfassend und flexibel für wertebasiertes Handeln engagieren können. Das flexible Engagement für eine Handlung und deren Umsetzung ist ebenso wichtig wie das Erreichen eines bestimmten Resultats.

Die Bevorzugung des Prozesses gegenüber dem Resultat erschließt die Möglichkeit, behaviorale und psychische Flexibilität zu entwickeln. Ein Beispiel hierfür ist eine Klientin, für die ein Ziel im Dienste ihres Wertes, die Nähe in ihrer Beziehung zu fördern, darin besteht, mit ihrem Partner zusammen Abends etwas zu unternehmen. Das abendliche Ausgehen mit dem Partner ist eine diesem Ziel dienliche Handlung. Doch selbst wenn die Klientin sich sehr bemüht, einen gemeinsamen Abend zu organisieren, hat sie keinen unmittelbaren Einfluß auf das Resultat ihrer Bemühungen. Vielleicht wird ihr Babysitter krank, oder ihr Partner muß länger arbeiten als erwartet. Gibt man in solchen Fällen wertebasiertem Handeln gegenüber dem Erreichen eines bestimmten Ziels den Vorzug, wird die Situation zu einer Gelegenheit, sich in der Entwicklung von Verhaltensflexibilität zu üben. Die Klientin kann selbst dann an ihrem Ziel, etwas mit ihrem Partner zu unternehmen, festhalten, wenn geplante gemeinsame abendliche Unternehmungen immer wieder scheitern. Sie kann ihr Ziel auf andere Arten zu erreichen versuchen, indem sie beispielsweise dafür sorgt, daß sie mit ihrem Partner ein wenig Zeit verbringen kann, wenn die Kinder im Bett sind. Ist sie flexibel, kann sie sich ihrem Ziel auf einem neuen Weg nähern, so wie Wasser sich einen neuen Weg sucht, wenn der gewohnte versperrt ist. Außerdem kann sie im Laufe ihres Bemühens um engagiertes Handeln zu den verschiedensten emotionalen Erlebnissen in Kontakt treten, die sie in der Regel als negativ beurteilt, beispielsweise zu Sorgen, Enttäuschungen und Zurückweisungen. Die Selbstverpflichtung zu engagiertem Handeln setzt die Bereitschaft voraus, diese und andere private Ereignisse zuzulassen, und dies gibt ihr Gelegenheit, ihre psychische Flexibilität zu verbessern.

Ziele und Handlungspläne

Nachdem man einem Klienten geholfen hat, sich über seine persönlichen Werte klar zu werden und Bereiche zu erkennen, in denen Untätigkeit oder dysfunktionales Handeln ein Ausdruck von Erlebensvermeidung sein könnte, sollte man ihn dazu anleiten, spezifische, meßbare und realisierbare wertebasierte Ziele zu benennen, die er aufgrund seiner Fähigkeiten erreichen kann. An der Benennung erreichbarer Ziele und entsprechender Handlungspläne arbeiten Klient und Therapeut zusammen. Unterstützen Sie den Klienten dabei, sich keine vagen Ziele, keine Ziele, die er niemals erreichen kann (weil ihm eine dafür erforderliche Fertigkeit fehlt) und keine Ziele, die ihn von einem aversiven Erlebnis ablenken, zu setzen, so daß er sich auf einen Wert, der ihm wichtig ist, zubewegen kann (z. B. statt »weniger zu streiten«, »einen geliebten Menschen besser zu unterstützen«).

Die Arbeit kann sich zunächst auf persönliche Werte in einem oder zwei Bereichen konzentrieren, wobei man mit kurzfristigen Zielen und auf diese fokussierenden kleinen Verhaltensschritten und den ihnen zugrundeliegenden Werten beginnen sollte. Manchmal ist es sinnvoll, Klienten aufzufordern, sich schon sehr früh in der Therapie konkreten und umsetzbaren wertebasierten Handlungsplänen zu verpflichten. Erfahrung mit deren Umsetzung hilft ihnen, Muster engagierten Handelns zu entwickeln, durch die sie mit Gedanken und Gefühlen in Kontakt kommen, die für sie problematisch sind.

Ein beim Entwickeln von Zielen und Handlungsplänen häufig auftretendes Problem sind scheinbar konkurrierende Werte. Wenn beispielsweise eine Klientin Selbstfürsorge und liebevolles Verhalten in der Elternrolle als die für sie zentralen Werte bezeichnet, kann es sein, daß diese sich bei der Auswahl adäquater Ziele und entsprechender Handlungen gegenseitig ausschließen. Beispielsweise könnte es für sie ein Problem sein, daß sie, wenn sie im Dienste der Selbstfürsorge an einem Abend wöchentlich ein langes heißes Bad nähme, diese Zeit nicht mit ihren Kindern verbringen und deshalb ihr liebevolles Verhalten in ihrer Rolle als Mutter nicht ausdrücken könnte. In solch einem Fall sollten Sie Ihrer Klientin klarmachen, daß sie in ihrem Leben viele verschiedene Richtungen einschlagen kann, die einander nicht unbedingt ausschließen. Auch wenn es gelegentlich zu Konflikten zwischen verschiedenen zielbezogenen Aktivitäten kommt (z. B. weil sie nicht gleichzeitig ein Bad nehmen und Zeit mit ihren Kindern verbringen kann), sind die Werte Selbstfürsorge und liebevolles elterliches Verhalten Bestrebungen, die einander ergänzen. Jeder scheinbare Konflikt resultiert aus Vermeidungsverhalten, das die flexible Auswahl von Zielen und Handlungsmöglichkeiten behindert.

Wodurch engagiertes Handeln behindert werden kann

Engagiertes Handeln kann auf viele Arten behindert werden. Abgesehen von erlebensbasierten Hindernissen wie problematischen Emotionen, Erinnerungen und Gedanken können Klienten auch mit Hindernissen konfrontiert werden, die ihre Umgebung betreffen, beispielsweise in Form von mangelnden sozialen Fertigkeiten, Geldmangel oder einem Partner, der sie nicht unterstützt. Es ist wichtig, zwischen erlebensbasierten und die Umgebung betreffenden Hindernissen zu unterscheiden. Die ACT-Prozesse Akzeptieren, Defusion, Gewahrsein des gegenwärtigen Augenblicks und Werteklärung können bei der Überwindung erlebensbezogener Hindernisse nützlich sein. Die Umgebung betreffende Hindernisse hingegen erfordern möglicherweise Problemlösungen, die Entwicklung von Fertigkeiten und andere Strategien, die auf die Beeinflussung offenen Verhaltens zielen.

Manchmal bezeichnen Klienten bestimmte Hindernisse als umgebungsbezogen, obwohl sie tatsächlich zur Erlebensvermeidung genutzt werden. Stellen Sie sich z. B. vor, daß ein Klient starke Sozialangst hat und die Hausaufgabe, zu einem Freund in Kontakt zu treten, nicht erledigen kann. Er könnte beispielsweise sagen, er habe keine eMail versenden können, weil sein Computer nicht funktioniert habe. Allerdings hätte der Klient den Freund auch anrufen oder auf andere Weise mit ihm kommunizieren können, beispielsweise in Form einer SMS. Deshalb ist das, was eigentlich die Aufnahme des Kontakts zu einem Freund verhindert, erlebensbasiert, also nicht von Umgebungsfaktoren abhängig. Vielleicht wurde er von schwierigen Gedanken und Emotionen geplagt, beispielsweise von Angst vor Zurückweisung oder von Gedanken über die eigene Wertlosigkeit als Freund. In solchen Situationen kann man die Verhaltensflexibilität von Klienten fördern, indem man ihnen hilft, sich ihrer psychischen Reaktionen und der scheinbar äußeren Umständen zugrunde liegenden Vermeidungsfunktion bewußt zu werden.

Wenn Menschen sich in eine Therapie begeben, haben sie meist wichtige Lebensbereiche vernachlässigt. Oft haben sie dieses Vermeiden oder ihre Untätigkeit erkannt, und diese Erkenntnis hat sie möglicherweise dazu veranlaßt, sich in eine Therapie zu begeben. Im Laufe einer ACT-Behandlung werden Sie viele Faktoren entdecken, die das Handeln behindern. Während erlebensbasierte Arbeit an Akzeptieren, Defusion und Werteklärung zur Entwicklung psychischer Flexibilität stark beitragen kann, haben Klienten im Bereich engagierten Handelns Gelegenheit, eine Haltung des Akzeptierens und der Bereitschaft gegenüber erlebensbasierten Faktoren zu entwickeln, die wertebasiertes Handeln behindern.

Wenn man mit Klienten an der Identifikation von Bereichen arbeitet, in denen engagiertes Handeln für sie wichtig ist, tauchen wahrscheinlich viele der Gedanken und Gefühle auf, die sie fürchten oder bisher gemieden haben. Deshalb ist eine Untersuchung auf eventuell vorhandene erlebensbasierte Hindernisse, die sie von Zielen, die ihren Werten entsprechen, wegführen könnten, wahrscheinlich im Rahmen jedes Gesprächs über Hausaufgaben und über engagiertes Handeln außerhalb der Therapiesitzungen von Nutzen.

Ebenso wichtig ist, daß Klienten alle psychischen Reaktionen beobachten, die auftreten, wenn sie sich engagiertem Handeln widmen, oder die sie daran hindern. Manchmal wird es als nützlich empfunden, Arbeitsblätter für die Auswahl von Zielen und Aktivitäten zu benutzen oder ein Hausaufgabentagebuch zu führen, um bestimmte Ziele im Auge zu behalten und die auf sie fokussierten Handlungen samt allem, was engagiertes Handeln behindert, zu verfolgen. (In Anhang G finden Sie ein Arbeitsblatt, das in dieser Hinsicht nützlich sein kann.) Wie bereits weiter oben erläutert wurde, kann der Kontakt zu diesen potentiellen Hindernissen durch Interventionen hergestellt werden, die auf Akzeptieren, Defusion,

Gewahrsein des gegenwärtigen Augenblicks und Werteklärung zielen. Die Verstärkung engagierten Handelns muß zwangsläufig wiederholt werden. Sie macht die Identifikation von Zielen, aktives Engagement, das Kontaktieren unangenehmer und schwieriger psychischer Reaktionen, das Registrieren jeder Neigung zur Erlebensvermeidung und die Arbeit an den Hindernissen erforderlich.

Unterscheidung verschiedener Formen und Funktionen des Handelns

Wenn es Ihnen gelingt, die komplexen Zusammenhänge zu entschlüsseln, die einen Klienten dazu bringen, sich auf eine bestimmte Weise zu verhalten, hilft Ihnen das zu erkennen, welche Verhaltensweisen des Betreffenden eine auf seinen persönlichen Werten basierende Lebensweise spiegeln und welche einem anderen Zweck dienen. Einige Verhaltensweisen mögen ihrer Form nach wertebasiertem Handeln ähneln, obwohl sie in Wahrheit der Erlebensvermeidung dienen. Dieser Unterschied zwischen Form und Funktion einer Handlung ist besonders wichtig, wenn Klienten, die zur Therapie kommen, dem äußeren Anschein nach ein aktives und erfülltes Leben führen. Nehmen wir einmal an, ein Klient bezeichnet Selbstfürsorge als einen für ihn wichtigen Wert und geht deshalb jeden Tag nach der Arbeit in ein Fitness-Studio, um an der Umsetzung dieses Werts zu arbeiten. Gründlichere Nachforschungen ergeben dann, daß er Eheprobleme hat und schwierigen Gesprächen mit seiner Frau an den Abenden aus dem Weg gehen will. Was zunächst wie engagiertes Handeln im Dienste einer persönlichen Werten entsprechenden Lebensweise erschien, ist in Wahrheit eine Strategie zur Vermeidung des mit schwierigen privaten Erlebnissen verbundenen Unbehagens, das den Klienten in seinen Gesprächen mit seiner Frau erwartet.

Ein anderes häufig vorkommendes Problem ist, daß Klienten ein auf bestimmten persönlichen Werten beruhendes Verhalten exzessiv oder unflexibel nutzen. Solche Handlungen kommen oft darin zum Ausdruck, daß die Betreffenden anderen gefällig sein oder sich im Sinne gesellschaftlicher Normen verhalten wollen, die mit in den Bereichen Familie, Freundschaft, Gemeinschaft oder Spiritualität zu findenden wichtigen Werten verbunden sind. Stellen Sie sich beispielsweise eine Klientin vor, die sich sehr stark in ihrem Beruf engagiert und oft wesentlich mehr leistet, als sie aufgrund ihres Aufgabenbereichs müßte. Wenn sie eine starke Arbeitsethik als für sie wichtigen Wert bezeichnet hat, mag ihr Verhalten oberflächlich als wertebasiertes Handeln erscheinen, und ihre Neigung zu besonders engagierter Mitarbeit würde dann ihre wertebasierte Orientierung spiegeln. Gründlichere Nachforschungen jedoch ergeben, daß die Frau einen sehr fordernden Vater hatte und daß sie immer das Gefühl hatte, seinen Erwartungen nicht entsprechen zu können, so sehr sie sich auch bemühte. Außerdem stellt sich heraus, daß sie ständig körperlich erschöpft ist, weil sie viel zu lange arbeitet und sehr unter beruflichem Streß leidet, und daß sie ihre Arbeit nicht mehr als erfüllend oder sinnvoll empfindet.

Diese Probleme im Rahmen einer Therapie zu erkennen ist ein wichtiger Teil des Therapieprozesses und wird durch die laufende Beobachtung des Klientenverhaltens aus der Perspektive der funktionalen Analyse möglich. Falls es Ihnen gelingt herauszufinden, was ein Klient in bestimmten Zusammenhängen im Übermaß tut und was nicht ausreichend, so hilft Ihnen das, die Wirkung eines bestimmten Verhaltens besser zu verstehen. Sie können mit dem Klienten zusammen eruieren, was er mit seinem Verhalten bezweckt, und dies wird Ihnen helfen, den Klienten bei seiner Arbeit am engagierten Handeln und an Verhaltensänderungen zu unterstützen.

Umfassendere Handlungsmuster entwickeln

Die Arbeit an der Entwicklung engagierten Handelns beginnt mit der Etablierung kleiner, überschaubarer Verhaltensweisen und geht dann allmählich zur Erzeugung immer umfangreicherer Verhaltensmuster über. Man sollte stets daran denken, daß engagiertes Handeln nicht nur offenes Verhalten im Dienste persönlicher Werte beinhaltet, sondern auch die Bereitschaft, auftauchende Gedanken, Reaktionen und Emotionen zu erleben. Wie das Erlernen jeder Fertigkeit ist auch das Erlernen zielgerichteten, engagierten und bereitwilligen Handelns harte Arbeit und erfordert konzentrierte Aufmerksamkeit sowie Zeit und Übung.

Mit kleinen Verhaltensmustern zu beginnen und sich erst allmählich an immer größere heranzuwagen hat verschiedene Vorteile (Luoma et al. 2007/2009):

- Zwar ist Bereitschaft eine Haltung, die entweder da ist oder nicht, doch kann man sich in einer bestimmten Situation für Bereitschaft entscheiden (beispielsweise Handlungsanleitung für Fortgeschrittene zu lesen), in einer anderen jedoch dagegen (z. B. indem man sich verpflichtet, die Handlungsanleitung ganz zu lesen und zu unterschreiben, daß man sich daran halten wird). Das Festlegen kleiner Ziele und weniger umfangreicher Handlungspläne ermöglicht, in stark begrenzten Situationen im Kleinen Bereitschaft zu demonstrieren. Wenn die Klienten ein wenig Übung haben und ihre Bereitschaft, sofern sie sich auf kleine Ziele bezieht, stärker wird, kann man sie dazu anregen, sich größeren Zielen oder Verhaltensmustern zuzuwenden.

- Indem man mit kleinen Zielen und bescheidenen Handlungsplänen beginnt, erhöht man die Wahrscheinlichkeit eines Erfolgs und die Chancen, daß der Klient weiterhin bereit ist, Ziele festzulegen und sich im Dienste seiner persönlichen Werte für sie zu engagieren.
- Indem man die Aufmerksamkeit des Klienten und seine Intentionen auf die einzelnen Schritte im Rahmen eines umfassenderen Handlungsmusters fokussiert, stärkt man die Verbindung zwischen Verhaltensweisen und den Werten, die ihnen zugrunde liegen. Und dies wiederum stärkt den Einfluß der Werte auf das Verhalten und neutralisiert die Macht der unmittelbaren Konsequenzen des Verhaltens sowie die Macht des Geistes und seiner Gedanken, Urteile, Begründungen usw.

Stellen Sie sich einen jungen Mann vor, dessen langjährige Partnerin die gemeinsame Beziehung beendet hat. Die Trennung ruft bei ihm die verschiedensten emotionalen, kognitiven und somatischen Erscheinungen hervor, unter anderem Gefühle der Einsamkeit und Trauer, eine negative Selbstsicht, eine erhebliche Schwächung des Selbstwertgefühls sowie Übelkeit und Schmerzen im Bauchbereich. Außerdem stellt er fest, daß er immer wieder lange über die mit der Beziehung zusammenhängenden Erinnerungen nachdenkt. Im Kontext einer gescheiterten Beziehung ist das, was dieser Mann erlebt, keineswegs ungewöhnlich, aber seine Bereitschaft (bzw. deren Mangel), sich um andere Beziehungen zu bemühen, wirkt sich signifikant auf seine Fähigkeit aus, ein an persönlichen Werten orientiertes, für ihn bedeutsames Leben zu führen. Im Laufe der Therapie wurde dem Klienten klar, daß er nicht geahnt hatte, wieviel Zeit, Mühe und emotionale Energie es ihn kosten würde, eine Liebesbeziehung aufrechtzuerhalten, obwohl dies für ihn immer ein wichtiger persönlicher Wert gewesen war. Ein Teil der Arbeit in der Therapie bestand deshalb darin, ihm zu erkennen zu helfen, daß die Bereitschaft, schmerzhafte und schwer zu ertragene innere Ereignisse zu erleben, von seinen Werten bezüglich des Lebens in einer Liebesbeziehung nicht zu trennen war. Außerdem ging es im Sinne des Therapieansatzes darum, ihm zu helfen, sich darüber klar zu werden, daß er nicht in einer Beziehung leben mußte, um sein Verhalten an diesem Wert zu orientieren. Der Sprung in eine neue Beziehung unmittelbar nach dem Ende der alten konnte sogar wie Erlebensvermeidung wirken – wie ein Versuch, die Leere auszufüllen, die seine Partnerin hinterlassen hatte. Aber auch Isolation und das Vermeiden von Interaktionen mit potentiellen Partnern aus Furcht, verletzt zu werden, konnte wie Erlebensvermeidung wirken.

Bei diesem jungen Mann führte die Entwicklung umfassenderer Muster der Bereitwilligkeit zu einer Vermehrung der Zahl der Gelegenheiten, eine Liebesbeziehung aufzubauen. Zunächst bemühte sich der Klient um Heilung, und er tat dies auf eine für ihn persönlich bedeutsame Weise, indem er sich Zeit für sich selbst nahm und sich die Unterstützung von Freunden und Familienangehörigen sicherte. Nach einiger Zeit wandte er sich auch wieder der Suche nach einer neuen Partnerin zu, vielleicht weil Freunde ihm zugeredet hatten, oder indem er die Möglichkeiten des Internet entdeckte. Als er sich mit der Frage beschäftigte, ob er in die Welt des Dating und der Beziehungen zurückkehren sollte, spürte er, daß seine Angst und Unsicherheit zunahmen. Doch es gelang ihm, seine persönlichen Werte im Blick zu behalten und für neue Kontakte offen zu bleiben, was dazu führte, daß er tatsächlich mehrere potentielle Partnerinnen aus verschiedenen Lebensbereichen näher kennenlernte. Trotz der damit verbundenen Ungewißheiten gelang es ihm aufgrund seiner Bereitschaft, dieses Unbehagen zuzulassen, herauszufinden, welche Eigenschaften ihm in einer engeren Partnerbeziehung am besten gefallen würden.

Übungen zur Unterstützung engagierten Handelns

In der Regel wissen Klienten genau, was es bedeutet, aktiv zu werden. Allerdings wissen sie die einzigartigen Qualitäten engagierten Handelns nicht immer zu schätzen. Die folgenden Übungen können zur Unterstützung engagierten Handelns genutzt werden.

◆ ◆ ◆

Zorg, der Alien (*Nuno Ferreira 2013*)

Diese Übung wird in der Regel nach der Werteklärung genutzt, vorzugsweise nachdem der Klient eine Liste seiner persönlichen Werte und der von ihm als wertvoll eingeschätzten Handlungen zusammengestellt hat. Sie soll Klienten hauptsächlich ein Gefühl dessen vermitteln, inwieweit sie tatsächlich im Einklang mit ihren Werten leben und wie sie die momentane Situation gerne ändern würden. Der entscheidende Aspekt der Übung ist, daß sie im Zustand der Defusion und unter Anwendung eines verhaltensanalytischen Ansatzes ausgeführt werden muß.

Ich möchte, daß Sie Zorg kennenlernen. Er stammt von einer fernen Galaxie und reist durch das Universum, um sich über andere Lebensformen zu informieren. Auf seinen Reisen hat er schon Menschen kennengelernt, und er weiß, daß diese erstaunlichen Geschöpfe, die auf der Erde leben, etwas haben, das sie Werte nennen und woran sie sich auf ihrem Weg durchs Leben orientieren. Zorg hat Sie für seine Studien ausgewählt. Er befindet sich im Weltraum in seinem Raumschiff, hat ein riesiges Teleskop auf Sie gerichtet und beobachtet, was Sie tun.

Nehmen wir einmal an, Zorg hat die Liste Ihrer Werte und der von Ihnen als wertvoll eingeschätzten Handlungen gesehen. Er weiß also, was Sie schätzen und wie Sie sich ein Leben im Einklang mit Ihren Werten vorstellen. Für seine Untersuchung und weil er sich ausschließlich auf seine Beobachtungen Ihres Verhaltens verläßt, muß Zorg einzuschätzen versuchen, in welchem Maße sich Ihr Leben mit Ihren Werten im Einklang befindet. Natürlich kann er nur sehen, wie Sie handeln, nicht, wie Sie gern handeln würden.

Was meinen Sie, wie Zorg Sie unter diesen Voraussetzungen in den Lebensbereichen, mit denen wir uns auseinandergesetzt haben, einschätzen würde? Angenommen, seine Skala reicht von 0 bis 10, wobei 0 bedeutet, daß Ihr Handeln gar nicht mit Ihren Werten im Einklang steht, und 10 bedeutet, daß Ihr Handeln Ihren Werten völlig entspricht. Was glauben Sie, welchen Skalenwert Zorg Ihnen geben würde? (Gehen Sie jeden der beurteilten Bereiche einzeln durch, und lassen Sie den Klienten jedem eine Zahl zuordnen.)

Denken Sie nun darüber nach, welchen Skalenwert Sie sich von Zorg wünschen. Wir werden alle Bereiche nochmals durchgehen, damit Sie im einzelnen sagen können, welche Bewertungen Sie sich in jedem Bereich wünschen.

Nachdem der Klient die einzelnen Bereiche beurteilt hat, können Sie mit ihm darüber reden, wie weit der Punkt, an dem er sich momentan befindet, und der Punkt, wo er gern sein würde, auseinander liegen. Sie können auch mit Hilfe anderer Konzepte wie Bereitschaft und Defusion untersuchen, wie er diese Hindernisse überwinden und sich in eine von ihm als wertvoll eingeschätzte Richtung bewegen kann.

◆ ◆ ◆

Die Blase (Nuno Ferreira 2013)

Dies ist eine Kombination aus Metapher und Übung, die von einer ähnlichen aus dem Buch *ACT-Training* (Luoma et al. 2007/2009, S. 271 f.) inspiriert ist. Sie sollte eingesetzt werden, nachdem ein Klient mit engagiertem Handeln experimentiert hat, und sie ermöglicht ihm, seine Erlebnisse lebenserweiternder Handlungen mit denjenigen lebenseinschränkender Handlungen zu vergleichen. Man benötigt für die Übung die Graphiken und das Arbeitsblatt aus Anhang I. Die Graphiken veranschaulichen den Gegensatz zwischen einem sich erweiternden und einem eingeschränkten Leben, und das Arbeitsblatt hilft, den Fortschritt der Therapie und die Konsequenzen eines achtsameren und akzeptierenderen Lebens im Dienste der eigenen Werte zu verfolgen.

Wahrscheinlich haben Sie in den letzten Wochen festgestellt, daß Sie Dinge getan haben, die Sie noch nie getan hatten. Sie haben etwas getan, das Sie vorher vermieden haben, weil das Gemiedene für Sie eine besondere Bedeutung hat. Wahrscheinlich ist Ihnen klar geworden, daß Sie, indem Sie diese Handlungen ausführen und zum Abschluß bringen, die Tür zu immer neuen Handlungen öffnen, die Sie der Umsetzung eines persönlichen Werts näher bringen. Sie haben sich immer mehr Möglichkeiten erschlossen. Beim engagierten Handeln geht es darum, von einem durch Vermeiden und Fusion (Verschmelzung) eingeschränkten Leben in ein Leben zu wechseln, dessen Konstanten die Orientierung auf die persönlichen Werte hin und die Erweiterung der eigenen Entscheidungs- und Handlungsmöglichkeiten sind. Wenn Sie im Einklang mit Ihren persönlichen Werten handeln, werden Sie wahrscheinlich das Gefühl entwikkeln, daß Ihr Leben weiter wird. Wir werden nun versuchen, Ihnen durch eine Übung ein Gefühl für diesen Vorgang zu vermitteln.

Stellen Sie sich vor, Ihr Leben ist eine Blase aus einem bestimmten Material, das alles in der Umgebung in sich aufnehmen kann, ohne jemals zu zerplatzen. Sie können entscheiden, wieviel Luft Sie in die Blase lassen, und somit auch, wie stark die Blase sich ausdehnt oder zusammenzieht. (Benutzen Sie zur Veranschaulichung die Graphiken aus Anhang I.) *Außerhalb der Blase befinden sich ein paar scharfkantige Objekte; dies sind Ihre problematischen Erlebnisse. Sollten Sie wegen dieser Objekte Angst bekommen, weil es so aussieht, als könnten sie die Blase zum Zerplatzen bringen, dann führen Sie der Blase keine Luft mehr zu. Ihr Leben wird dann wieder kontrahieren, so wie es die obere Darstellung andeutet. Wenn Sie diese Ereignisse, die Sie erlebt haben, akzeptieren, so scharfkantig die graphischen Darstellungen auch wirken mögen, und Sie bereit sind, Ihre Blase zu erweitern, so daß sie zu diesen Schwierigkeiten in Kontakt treten und sie absorbieren kann, wird die Blase noch größer, wie die untere Graphik veranschaulicht.*

Wenden wir uns nun noch einmal Ihrem engagierten Handeln in der vorigen Woche zu. Versuchen Sie, sich darüber klar zu werden, ob Sie irgendeine dieser Handlungen im Dienste Ihrer persönlichen Werte ausgeführt und alles in diesem Zusammenhang Erlebte angenommen haben. Ist das der Fall, können wir die betreffenden Handlungen als wesentlich bezeichnen. Denken Sie auch darüber nach, ob es Beispiele für das gibt, was man als nicht-wesentliche Handlungen bezeichnen könnte. Das könnten Handlungen sein, die Sie sich zwar vorgenommen, aber dann doch nicht ausgeführt haben, um problematische Erlebnisse zu vermeiden, die Sie aus bestimmten Gründen unterlassen haben – um sich selbst oder anderen etwas zu beweisen oder einfach weil Sie beim Versuch, etwas zu Ende zu bringen, keinen Mißerfolg erleben wollten. Es ist nichts dagegen zu sagen, wenn sich einige Ihrer Handlungen als nichtwesentlich anfühlten. Schließlich gehen Sie gerade erst Ihre ersten Schritte auf dem Weg eines an Ihren persönlichen Werten orientierten Lebens.

Notieren Sie nun auf dem Arbeitsblatt aus Anhang I die Handlungen, die Sie ausprobiert haben. Geben Sie zu jeder dieser Handlungen durch ein Kreuz in der entsprechenden Spalte an, ob Sie diese für wesentlich oder nicht wesentlich halten. Vermerken Sie außerdem, ob Sie finden, daß die einzelnen Handlungen Ihnen das Gefühl vermittelt haben, daß Ihr Leben durch sie erweitert oder eingeschränkt wurde – ebenfalls durch ein Kreuz in der entsprechenden Spalte. Sie können mit Hilfe dieses Arbeitsblatts Ihre Handlungen während der ganzen Woche verfolgen und so feststellen, ob diese ein Gefühl der Vitalität und Erweiterung hervorgerufen haben.

◆ ◆ ◆

Ein kühner Plan (Martin Wilks 2013)

Zwar können die meisten Klienten persönliche Werte wie liebevolles, freies, loyales und ehrenvolles Handeln und Leben nennen, doch haben einige Schwierigkeiten zu definieren, was es für sie bedeuten würde, sich in ihrem Leben in Richtung ihrer persönlichen Wertvorstellungen zu bewegen. Eine Möglichkeit, Klienten zu helfen, sich ihre Werte und die damit zusammenhängenden Ziele vorzustellen, besteht im Zusammenstellen einer hypothetischen Liste von Projekten, die einen persönlichen Wert völlig zum Ausdruck bringen würden. Auf einer solchen Liste kann praktisch alles stehen, sofern es wirklich Handlungen, also keine Gedanken sind. Stellen Sie mit Ihrem Klienten eine solche Liste von Projekten zusammen. Der Prozeß der Zusammenstellung dieser Projekte sollte spielerischen Charakter haben. Sie sollte Ihre Klienten aber auch ermutigen, kühnere Ideen zu erforschen und mit Hilfe der Strategien des Akzeptierens und der Defusion an der Überwindung von Hindernissen zu arbeiten. Es folgen Beispiele für Projekte, die ein Therapeut vorschlagen kann, um den Wert zu fördern, mit einem Gefühl der Freiheit zu leben:

Sie könnten Freiheit als kreative Freiheit verstehen und sich den Samstagnachmittag reservieren, um an einem kreativen Projekt zu arbeiten. Außerdem könnten Sie sich verpflichten, das Resultat Ihrer Bemühungen in drei Monaten jemandem an einem bestimmten Ort zu präsentieren, ohne sich dafür auf irgendeine Weise zu rechtfertigen.

Sie könnten Freiheit als freie Zeit verstehen und nach einer Möglichkeit suchen, nur an vier Tagen pro Woche zu arbeiten oder an einem Tag zu Hause zu arbeiten.

Sie könnten Freiheit auch als körperliche Freiheit verstehen und sich vornehmen, im Laufe des nächsten Jahres auf einige der höchsten Gipfel in der Umgebung zu steigen.

Und Sie könnten Freiheit als Autonomie verstehen und nach einer Möglichkeit suchen, mit etwas, das Ihnen besonders viel Freude macht, Ihr Geld zu verdienen. Sie können mit so etwas in einem kleinen Rahmen beginnen – indem Sie beispielsweise über das Internet oder über Kontakte zu Freunden Postkarten verkaufen. Sie könnten aber auch planen, Ihr Vorhaben allmählich zu erweitern – indem Sie beispielsweise eine Website (was sehr leicht ist) oder einen Blog (auch leicht) aufbauen, um darüber etwas zu verkaufen.

Wahrscheinlich sagt der Klient, daß einige der Projekte unmöglich zu realisieren sind. Nutzen Sie diese Gelegenheit für ein Gespräch darüber, daß der Geist immer blitzschnell Gründe dafür findet, weshalb bestimmte Ziele unerreichbar sind. Empfehlen Sie dem Klienten, seinem Geist zu danken – schließlich geht es ihm nur um die Sicherheit des Klienten –, und fahren Sie dann mit der Arbeit fort. Erinnern Sie den Klienten daran, daß er zwar keinen Einfluß auf seine Gedanken hat, aber sehr wohl auf seine Entscheidungen.

Metaphern zum engagierten Handeln

Während die grundlegende Arbeit beim Identifizieren von Werten, Zielen und Handlungen nur selten einer Veranschaulichung bedarf, können Sie Metaphern benutzen, um die Verbindung zwischen Werten und Zielen, die allmähliche Entwicklung engagierten Handelns und das erforderliche Gefühl der Offenheit und des Akzeptierens herauszuarbeiten und um auf die Vitalität und Entwicklungsfähigkeit in einem auf den eigenen Werten basierenden Leben hinzuweisen.

◆ ◆ ◆

Reisepartner (Niloofar Afari 2013)

Ähnlich wie die Metaphern *Fahrgäste im Bus* (Hayes 1999/2004, S. 166 f.) und *Joe der Taugenichts* (a. a. O., S. 251 f.) kann man auch die Metapher *Reisepartner* benutzen, um Bereitschaft und Wahlfreiheit zu erforschen und zu klären, wie diese mit engagiertem Handeln zusammenhängen. Die Metapher fokussiert auf Wahlfreiheit, Bewegung in Richtung eines angestrebten Ziels und das Schaffen von Raum für unerwünschte Erlebnisse.

Stellen Sie sich vor, Sie haben schon immer davon geträumt zu reisen und wollen diesen Traum nun in die Tat umsetzen. Sie haben vor, sich auf eine Reise um die ganze Welt zu begeben. Sie haben mehrere Jahre viel Zeit damit verbracht, sich über die Länder, die Sie bereisen wollen, zu informieren, darüber, wo sich die besten Sehenswürdigkeiten befinden, wo Sie wohnen können, was Sie essen werden und wie Sie von einem Reiseziel zum nächsten kommen. Und Sie haben viel Geld für den Service einer erstklassigen Reiseagentur ausgegeben, bei der Sie Ihre Tour gebucht haben.

Endlich ist der große Tag gekommen. Sie fahren zum Flughafen, um sich in Ihr großes Abenteuer zu begeben. Während Sie durch den Gang zum Flugzeug gehen, fällt Ihnen auf, daß die übrigen Passagiere eine kunterbunte Gruppe von Menschen ist – einige mit schmutzigem Haar, andere mit einem unangenehmen Geruch, wieder andere mit Zahnlücken, einige, die rauchen usw. Diese Menschen werden auf Ihrer phantastischen Weltreise Ihre Reisepartner sein. Nun stehen Sie vor einer Entscheidung: Werden Sie sich auf dem Absatz umdrehen, nach Hause zurückkehren und die größte Chance Ihres Lebens nicht nutzen? Oder werden Sie mit den Reisepartnern in das Flugzeug steigen und sich die Welt anschauen?

Nehmen wir einmal an, Sie entscheiden sich dafür, in das Flugzeug zu steigen. Doch Sie nehmen sich vor, Ihre Reisepartner zu ignorieren und für sich zu bleiben. Das mag im Flugzeug einigermaßen funktionieren, wo Sie sitzen und so tun können, als läsen oder schliefen Sie, um nicht zu den Mitreisenden in Kontakt treten zu müssen. Aber dann erreichen Sie das erste Reiseziel, und die ganze Reisegruppe macht sich auf den Weg zu einer berühmten Statue. Sie haben schon Ihr ganzes bisheriges Leben lang dem Moment entgegengefiebert, diese Statue mit eigenen Augen sehen zu können. Während Ihre Reisepartner ihrem Ziel entgegenhasten, um die Statue möglichst ungestört betrachten zu können, bleiben Sie zurück, weil Sie mit den anderen nicht interagieren wollen.

Deshalb können Sie nur einen sehr kurzen Blick auf einen kleinen Teil der Statue werfen.

Auch in dieser Hinsicht haben Sie verschiedene Optionen: Wollen Sie weiter extreme Distanz zu Ihren Reisepartnern halten – mit der Folge, daß Sie nicht alles, was die Reise Ihnen zu bieten hat, voll und ganz werden genießen können? Oder werden Sie von nun an in der Nähe der Reisegruppe bleiben, Ihre Reisegefährten grüßen oder auf andere Weise zeigen, daß Sie die Anwesenheit der Mitreisenden akzeptieren, und sich so ermöglichen, alle Sehenswürdigkeiten optimal betrachten zu können? Diese Entscheidung steht Ihnen während der ganzen Reise frei.

◆ ◆ ◆

Auf den falschen Zug warten (Aidan Hart 2006)

Diese Metapher soll helfen, am Gefühl des Festsitzens zu arbeiten, das Klienten davon abhalten kann, sich der Realisation ihrer persönlichen Werte zu nähern. Beispielsweise beharren manche Klienten auf der Vorstellung, sie könnten so lange nicht im Sinne ihrer persönlichen Werte handeln, bis ihre Situation sich gebessert habe oder bis etwas Unerwünschtes sie nicht mehr behellige.

Stellen Sie sich vor, Sie begeben sich auf eine Reise. Das Ziel ist ein Ort, den Sie unbedingt besuchen wollen – den Sie schon so lange kennenlernen wollen, wie Sie sich zurückerinnern können. Am Bahnhof stehen zwei Züge, und beide scheinen in Richtung Ihres Ziels zu fahren. Der eine wirkt ein bißchen merkwürdig. Einige Sitze sind hart und unbequem, und die ganze Einrichtung scheint schmutzig zu sein. Der andere Zug macht einen völlig anderen Eindruck. Er wirkt vertraut, sicher und zuverlässig – diese Art von Zug würde wohl ein Steuerberater oder Versicherungsvertreter bevorzugen. Auf einer Tafel ist zu lesen, daß dieser Zug mit einer Klimaanlage und einem Kino ausgestattet ist und daß Sie darin gratis und soviel Sie wollen Französisch essen können. Sie denken: »Wow! Diesen Zug muß ich nehmen. In dem anderen kann ich unmöglich reisen – das tue ich auf keinen Fall!«

Also warten Sie, um in den wundervollen Zug zu steigen, und inzwischen fährt der merkwürdige andere Zug los. Sie warten darauf, daß sich der bequeme und sicherer wirkende Zug zur Fahrt bereit macht, und inzwischen verläßt ein weiterer merkwürdig aussehender Zug den Bahnhof, und dann noch einer und wieder einer. Und Sie warten weiter darauf, daß der wunderbare und zuverlässige Zug endlich losfährt, damit Sie Ihre Reise antreten können. Doch was wäre, wenn dieser Zug den Bahnhof nie verlassen würde? Und was wäre, wenn Sie auf den falschen Zug warteten?

Diese Metapher dient hauptsächlich dem Fokussieren der Aufmerksamkeit auf das Weiterkommen, selbst wenn es mit Schwierigkeiten verbunden ist, im Gegensatz zu einem Zustand der Stagnation unter relativ angenehmen Bedingungen. Um die durch die obige Metapher angesprochenen Themen eingehender zu erforschen, können Sie folgende Fragen stellen:

Wie wirkt sich das Warten auf den guten alten berechenbaren Zug auf die tatsächliche Annäherung an Ihre persönlichen Werte und Ziele aus?

Wenn Sie Unbehagen grundsätzlich nicht ertragen können, wohin führt das dann?

Sie wissen, wohin Sie im Leben gehen wollen. Was sind Sie bereit, auf sich zu nehmen oder zu erleben, um dorthin zu kommen?

◆ ◆ ◆

Die Hängebrücke (David Gillanders 2013)

Diese Metapher ist nützlich, wenn Klienten eine klare Vorstellung von ihren Werten und Zielen haben, aber mit psychischen Barrieren kämpfen, die sie daran hindern voranzukommen, beispielsweise mit Angst und Furcht. Die Metapher wurde für die Arbeit im Kontext von Partnerbeziehungen entwickelt, in denen die Angst vor Zurückweisung die Entstehung von Nähe behindern kann.

Sie haben also anerkannt, daß es etwas gibt, wonach Sie sich sehnen – eine stärkere Verbindung und Nähe zu Ihrem Partner –, und wenn Sie dazu in Kontakt treten, erleben Sie starke Angst. Ihnen gehen alle möglichen Gedanken darüber durch den Kopf, ob Sie sich so angreifbar machen sollen: Was ist, wenn er mich zurückweist? Was ist, wenn sich die Situation verschlechtert?

Dies wäre ein wenig so, als stünden Sie auf einem hohen Felsen, von dem aus man in eine tiefe, enge Schlucht schauen kann. In der Ferne, auf der anderen Seite der Schlucht sehen Sie etwas, das Sie sich sehnlichst wünschen. Sie sehen einen Ort, wo Sie wirklich leben könnten, wo Sie mit Ihrem Partner in Kontakt sein und von ihm geliebt werden könnten. Und Sie sehen auch, daß ein Weg auf die andere Seite der Schlucht führt. Direkt vor Ihnen befindet sich eine alte Hängebrücke. Sie schauen sich die Brücke an, können aber nicht einschätzen, ob man sie wirklich völlig gefahrlos überqueren kann. Vielleicht fehlen ein paar Trittbretter. Vielleicht sieht sie auch ein wenig altersschwach aus. Sie sind sich einfach nicht sicher, ob es ungefährlich ist, die Brücke zu überqueren. Aber auf der anderen Seite befindet sich der Ort, den Sie unbedingt erreichen wollen.

Welche Entscheidungsmöglichkeiten hätten Sie in solch einer Situation?

Nehmen Sie sich die Zeit, alle bestehenden Entscheidungsalternativen und Möglichkeiten zu untersuchen. Beispielsweise könnte die Klientin zu der Überzeugung gelangen, daß die Brücke nicht völlig sicher ist, und deshalb nicht bereit sein, sie zu überqueren. In diesem Fall findet keine Fortbewegung statt. Sie würde sich nicht von der Stelle rühren. Sie könnte sich aber auch entschließen, sich auf das Wagnis einzulassen und die Brücke möglichst rasch zu überqueren, in der Hoffnung, die andere Seite zu erreichen. Es könnte ihr glücken, obwohl natürlich nicht auszuschließen ist, daß die Brücke nicht hält und die Klientin in die Tiefe stürzt. Eine weitere Möglichkeit besteht darin, sich sehr vorsichtig auf die Brükke zu wagen, indem man zunächst nur einen Fuß darauf setzt, um sie zu testen, während man mit dem anderen Fuß auf festem Boden bleibt. Ein Schlüssel zur Bedeutung dieser Metapher ist, der Klientin zu der Erkenntnis zu verhelfen, daß man nicht herausfinden kann, ob die Brücke standhält, solange man sich keinen Schritt vorwagt.

◆ ◆ ◆

Den Pfad begehen (*David Gillanders 2013*)

Diese Metapher eignet sich für die Arbeit mit Klienten, die sich bemühen, neue Verhaltensweisen zu entwickeln, die aber immer wieder in ältere, stärker von Vermeiden und Fusion bestimmte Formen des In-Beziehung-Tretens zurückfallen.

Unsere Arbeit hier ähnelt dem Aufstieg über einen weglosen Berghang. Weil sie so neu ist, gibt es noch keinen Weg, den wir benutzen können. Jeder Schritt ist mühsam, und es ist für uns sehr mühsam voranzukommen. Dann taucht rechts ein ausgetretener Pfad auf, und es erscheint wesentlich leichter, darauf zu gehen, als den Aufstieg durch wegloses Gelände mit hohem Graswuchs fortzusetzen.

Nun wissen Sie ganz genau, wohin der ausgetretene Pfad führt, weil Sie ihn schon so viele Male benutzt haben. Wohin führt dieser Pfad in Ihrem Leben?

Lassen Sie dem Klienten ein wenig Zeit, um über diese Frage nachzudenken und sich vor Augen zu führen, wohin seine früheren Bemühungen ihn gebracht haben. Helfen Sie ihm, diese Reflexion mit der Idee kreativer Hoffnungslosigkeit zu verbinden.

> *Nun sind wir also hier.* (Sie können sich entweder tatsächlich neben den Klienten setzen oder andeuten, daß Sie an seiner Seite sind.) *Wir begeben uns gemeinsam in unbekanntes Gebiet, und das ist manchmal nicht leicht. Dann sehen Sie den altbekannten Pfad ... Was von dem, was Sie durch unsere gemeinsame Arbeit gelernt haben, könnte Ihnen nützlich sein, wenn Sie merken, daß der altbekannte Pfad Sie wieder in seinen Bann zu ziehen droht? Was müßte geschehen, damit auch der neue Pfad irgendwann ausgetreten und dadurch leichter zu begehen wäre?*

Helfen Sie dem Klienten durch auf Defusion und Akzeptieren zielende Interventionen, Möglichkeiten zu finden, den neuen Pfad weiter zu begehen, und richten Sie die Aufmerksamkeit dann wieder auf den wertebasierten Aspekt der Arbeit.

> *Wir werden uns nun ein wenig damit beschäftigen, in welche Richtung der neue Pfad führt. Wohin strebt er? Was sehen wir in seinem Verlauf?*

◆ ◆ ◆

Die Fahrradfabrik (David Gillanders 2013)

Diese Metapher wurde entwickelt, um Klienten zu helfen, nach Abschluß ihrer Therapie Verhaltensänderung aufrechterhalten zu können. Deshalb ist sie vor allem gegen Ende einer Therapie von Nutzen. Insbesondere empfiehlt sie sich, wenn die laufende Beeinflussung eines Zustandes erforderlich ist, z. B. bei chronischen Krankheiten; sie kann aber auch in anderen Zusammenhängen benutzt werden, um auf die Bedeutung kontinuierlichen Übens von Fertigkeiten hinzuweisen.

> *Stellen Sie sich eine kleine Fabrik vor, in der Fahrräder von Hand gebaut werden. Die Fertigungsstraße hat verschiedene Stationen. Einige Arbeiter schweißen Rahmen, andere lackieren sie, wieder andere bauen Räder und andere Teile zusammen, und es gibt sogar jemanden, der die Arbeiter in den Pausen mit einem Imbiß versorgt.*
>
> *Diese Fabrik wird von einem Manager betreut. Welche Aufgaben muß ein solcher Manager übernehmen?*

Lassen Sie dem Klienten ein wenig Zeit, um sich über potentielle Aufgaben des Managements Gedanken zu machen. Sie können ihm auch entsprechende Vorschläge machen, beispielsweise Verkaufsförderung, Einkauf von Teilen, Organisation der Gehaltszahlungen, Sorge für den störungsfreien Ablauf aller Unternehmensprozesse usw.

Entscheidend ist, daß der Manager nicht selbst in die Herstellung der Fahrräder involviert ist, sondern den Überblick über sämtliche Abläufe im Unternehmen behält. Da sich sein Büro über der Fabrikhalle befindet, kann er den gesamten Produktionsprozeß im Blick behalten. (Versuchen Sie durch entsprechende zusätzliche Erklärungen die hierarchische Beziehung zwischen dem Manager und den am Produktionsprozeß Beteiligten zu erläutern.) *Der Manager muß den Überblick behalten, um möglichst rasch zu merken, wenn irgendwo ein Problem entsteht, und diesem entgegenzuwirken. Er kümmert sich ständig um die Voraussetzungen für einen störungsfreien Ablauf aller Arbeiten, und aufgrund seiner permanenten Aufmerksamkeit bleibt das Unternehmen erfolgreich und rentabel.*

Nun stellen Sie sich vor, daß die Situation des Unternehmens insgesamt sehr positiv ist. Die Auftragslage ist gut, Produktion und Vertrieb der Fahrräder verlaufen störungsfrei, die Mitarbeiter erhalten ihren Lohn, und alle sind zufrieden. Und es gibt sogar diese köstlichen Snacks in den Pausen. Nehmen wir nun einmal an, der Manager schaut sich all dies mit Wohlgefallen an und sagt: »Hier läuft alles so gut, ich nehme mir jetzt sechs Monate frei und reise auf die Bahamas.« Was glauben Sie, wie die Situation des Unternehmens aussähe, wenn er nach diesen sechs Monaten zurückkäme?

Lassen Sie dem Klienten Zeit, um eine Liste der vielen Probleme zusammenzustellen, die in der Zwischenzeit entstehen könnten. Nötigenfalls können Sie ihm auch Vorschläge unterbreiten, beispielsweise daß die Teile für die Produktion nicht rechtzeitig bestellt worden sein könnten, daß die Arbeitsmoral unter ständigen Streitigkeiten gelitten haben könnte, daß die Arbeiter nicht bezahlt worden sind, daß die Auftragslage sich verschlechtert hat, daß niemand mehr für die Snacks sorgt usw.

Ihre Behandlung hier hatte wahrscheinlich mit dem, was Sie vielleicht vorher schon kennengelernt haben, nicht die geringste Ähnlichkeit. Beispielsweise gehen Sie, wenn Sie sich eine Infektion zugezogen haben, zum Arzt, und dieser verschreibt Ihnen ein Antibiotikum. Dieses Mittel nehmen Sie dann ein, bis die Infektion abgeklungen ist, und danach brauchen Sie sich nicht mehr darum zu kümmern. Bei der Behandlung, die wir durchführen, ist das anders. Sie haben hier gelernt, mit Ihren Problemen zu leben, und die ständige flexible Aufmerksamkeit, die Sie ihnen widmen, ähnelt der permanenten Aufmerksamkeit, die ein Manager der Fabrik widmen muß, für deren Wohlergehen er arbeitet.

Ist es dem Manager gelungen, für einen glatten Ablauf aller Unternehmensprozesse zu sorgen, kann er sich vielleicht leisten, nur noch auf Teilzeitbasis zu arbeiten, indem er die Vorgänge im Unternehmen jeden Tag nur noch zeitweise beobachtet und sich den Rest der Zeit entspannt. Aber er muß dem Unternehmen weiterhin regelmäßig Aufmerksamkeit widmen, damit keine Probleme entstehen. Sagt Ihnen das alles etwas?

Nehmen Sie sich ein wenig Zeit, um mit dem Klienten darüber zu reden, weshalb es für ihn persönlich wichtig sein könnte, die in der Therapie erzielten Erfolge zu erhalten und umfassendere Muster engagierten Handelns zu entwickeln. Die Metapher der Fahrradfabrik hilft Klienten außerdem, sich auf die zu erwartenden Rückfälle und Rückschläge vorzubereiten.

Zusammenfassung

Der Begriff engagiertes Handeln bezeichnet absichtliche Verhaltensänderungen im Dienste der persönlichen Werte eines Menschen, verbunden mit der Bereitschaft, die im Laufe der Bemühungen auftauchenden Gedanken, Gefühle und Reaktionen zu erleben. Die Arbeit im Sinne engagierten Handelns konzentriert sich auf die Identifikation und Entwicklung von Zielen und Handlungsplänen, die mit den persönlichen Werten eines Klienten verbunden sind, wobei sie gleichzeitig gegenüber erlebens- und umweltbezogenen Barrieren wachsam bleibt, die den Klienten von einem auf seinen persönlichen Werten basierenden Handeln wegführen könnte. Wir haben uns in diesem Kapitel mit dem zentralen ACT-Konzept engagierten Handelns beschäftigt und uns mit vielen Problemen befaßt, die auftreten können, wenn Klienten sich bemühen, Zielen, die sie als wichtig ansehen, näherzukommen.

Außerdem wurden Metaphern und Übungen beschrieben, in denen auf die Verbindung zwischen Werten und Zielen hingewiesen wird sowie auf die Tatsache, daß engagiertes Handeln sich entwickeln muß – Metaphern und Übungen, die auf das für engagiertes Handeln erforderliche Gefühl der Offenheit und des Akzeptierens verweisen sowie darauf, daß aus einer auf den persönlichen Werten basierenden Lebensweise Vitalität und Weiterentwicklung resultieren können. Auch haben wir einige Interventionen beschrieben, die der Neigung, in alte, auf Vermeiden zielende Verhaltensmuster zurückzufallen, entgegenwirken. Die entscheidende Frage bei der Untersuchung von Verhaltensänderungen lautet, ob der Klient sich der Umsetzung seiner Werte annähert oder ob er sich von unerwünschten Erlebnissen zu entfernen versucht. Helfen Sie Ihrem Klienten, diese Frage auf jede Verhaltensänderung anzuwenden, zu der es im Laufe der Therapie gekommen ist. Mit der Zeit werden Ihre Klienten sich bei ausreichender Übung allmählich daran gewöhnen, sich diese Frage selbst zu stellen.

Übungen und Metaphern, die auf engagiertes Handeln zielen

Übungen und Metaphern in diesem Kapitel

- Zorg, der Alien (Nuno Ferreira 2013)
- Die Blase (Nuno Ferreira 2013)
- Ein kühner Plan (Martin Wilks 2013)
- Reisepartner (Niloofar Afari 2013)
- Auf den falschen Zug warten (Aidan Hart 2006)
- Die Hängebrücke (David Gillanders 2013)
- Den Pfad begehen (David Gillanders 2013)
- Die Fahrradfabrik (David Gillanders 2013)

Weitere Übungen und Metaphern

- Blickkontakt-Übung (Hayes et al. 1999/2004, S. 256 f.)
- Basketball-Spiel (Luoma et al. 2007/2009, S. 270 f.)
- Seifenblase auf dem Weg (Hayes et al. 1999/2004, S. 242)
- Sich ausdehnender Kreis (Luoma et al. 2007/2009, S. 271 f.)
- Ausrutscher und Rückfälle (Luoma et al. 2007/2009, S. 274 ff.)

9 Eine Zusammenfassung

Metaphern sind ein wichtiger Bestandteil menschlicher Kommunikation. Alle Kulturen und Religionen benutzen Geschichten, Anekdoten und Parabeln, um bestimmte Botschaften zu übermitteln, das Verständnis wichtiger Sachverhalte zu fördern und Handlungsweisen zu empfehlen. Außerdem helfen Metaphern seit langem, Rapport herzustellen, Widerstand zu verringern, die Motivation zu stärken, Probleme und Lösungen neuzurahmen und in einer Psychotherapie Veränderungen zu fördern (Gordon 1978/1986; Rosen 1982/1985; Barker 1985). Auch verschiedene Psychotheapien bedienen sich erlebensbasierter Techniken, die das Gewahrsein des gegenwärtigen Augenblicks nutzen, um die Beziehung des Klienten zu sich selbst und anderen zu untersuchen (Perls, Hefferline & Goodman 1951/2007; Polster & Polster 1973/1975; Kabat-Zinn 1991/1991).

Die Rolle von Metaphern und Übungen in der ACT

Metaphern und Übungen werden zwar nicht nur in der ACT psychotherapeutisch genutzt, doch sind einige Aspekte der Art, wie die ACT dabei vorgeht, neuartig. *Erstens* führt sie psychische Inflexibilität auf die Wirkung der Sprache zurück. Und wenn die Sprache Teil des Problems ist, wie kann es einer Therapie, die sich in erheblichem Maße auf verbale Kommunikation verläßt, dann gelingen, die nachteiligen sprachlichen Wirkungen zu umgehen? Metaphern und erlebensbasierte Techniken dienen in der ACT dazu, Klienten in direkten Kontakt mit ihrem Erleben zu bringen und die nachteilige Wirkung der Sprache generell sowie insbesondere verbaler Instruktionen in einer Therapie zu vermeiden. *Zweitens* ermöglicht die Fundierung der ACT in der RFT, die Grundlagen der positiven Wirkung der Nutzung von Metaphern zu untersuchen. Zwar ist eine wissenschaftliche Untersuchung der Prozesse, durch die Metaphern und erlebensbasierte Techniken zu Verhaltensänderungen führen können, im Rahmen dieses Buches nicht beabsichtigt, doch enthält Kapitel 2 eine kurze Zusammenfassung der RFT-Sicht von Metaphern als Werkzeug erlebensbasierter Arbeit. *Drittens* ist die Nutzung von Metaphern und erlebensbasierten Übungen in der ACT im Kontext ihrer sechs zentralen therapeutischen Prozesse zu sehen. Das ACT-Modell nutzt Metaphern und Übungen also in einem bestimmten Kontext und für einen bestimmten Zweck, und zwar auf der Grundlage einer funktionsanalytischen Sicht dessen, womit der Klient ringt.

Im hier vorliegenden letzten Kapitel versuchen wir, eventuell noch offene Fragen zu beantworten, indem wir einige allgemeine Leitlinien für die beste Art der Nutzung von Metaphern und Übungen im ACT-Kontext formulieren, und zwar unabhängig von den zentralen therapeutischen Prozessen, an denen jeweils gearbeitet wird. Außerdem stellen wir Ihnen hier und in den Anhängen weitere Ressourcen vor, die Sie in Zusammenhang mit diesem Buch zur Bereicherung Ihrer ACT-Praxis benutzen können.

Allgemeine Leitlinien für die Nutzung von Metaphern und Übungen in der ACT

In den Kapiteln 3 bis 8 werden Metaphern und Übungen sowie entsprechende Skripte für deren Anwendung beschrieben, die sich auf die sechs zentralen ACT-Prozesse beziehen. Die Einleitungen zu den einzelnen Übungen und Metaphern verweisen jeweils auf die mit diesen zusammenhängenden therapeutischen Prozesse, und auf diese Weise wird ein Kontext dargestellt, der Ihnen zu entscheiden helfen soll, was Sie wann benutzen. Im Sinne des ACT-Modells geht es nicht darum, die »perfekte« Metapher oder Übung zu wählen oder in der Kommunikation mit dem Klienten möglichst viele Metaphern und Übungen zu benutzen. Metaphern und Übungen sind nur Werkzeuge, die ihren Zweck am besten erfüllen, wenn man sie flexibel einsetzt, so daß sie auf die Bedürfnisse, die Kämpfe und die Lebensgeschichte eines bestimmten Klienten so gut wie möglich abgestimmt sind.

Weil die ACT mehr beinhaltet als eine Sammlung von Metaphern und Übungen, ist es wichtig, daß sich Therapeuten durch die Teilnahme an erlebensbasierten Workshops und durch Literaturstudium mit der ACT vertraut machen. Wir haben festgestellt, daß das Buch *ACT-Training* (Luoma et al. 2007/2009) ein ausgezeichneter Begleiter ist, wenn man die ACT-Prinzipien erlernen will, und das gleiche gilt für die Entwicklung entsprechender therapeutischer Fertigkeiten sowie die Fähigkeit zu erkennen, wie und wann Metaphern und Übungen in der ACT-Praxis besonders nützlich sind. Außerdem enthält das genannte Buch ausgezeichnete Ratschläge für den Umgang mit altbekannten Fallen.

Wir empfehlen Ihnen, sich durch die Nutzung dieser und anderer Ressourcen um eine möglichst gründliche Kenntnis der ACT zu bemühen. Deshalb halten wir es für ausreichend, hier nur einige allgemeine Leitlinien für die Einbeziehung von Metaphern und Übungen in die Therapie aufzuführen. Darüber hinaus formulieren wir einige Empfehlungen für die bestmögliche Nutzung dieser ACT-Ansätze.

Metaphern und Übungen im Kontext verstehen

Die erste Gruppe von Leitlinien betrifft Ihre Haltung als Therapeut. Was Sie für den Aufbau einer therapeutischen Beziehung tun, mit welcher Intention Sie in die Therapiesitzung kommen und ob Sie bereit sind, sich bei der Durchführung der Therapie aus Ihrer persönlichen Komfortzone herauszuwagen, kann die Reaktionen von Klienten auf Metaphern und Übungen entscheidend beeinflussen.

Arbeiten Sie am Aufbau einer therapeutischen Allianz, und führen Sie eine Funktionsanalyse durch. Wie bei jeder anderen Form von Therapie sind auch bei der ACT die Grundbausteine erfolgreicher therapeutischer Arbeit die Herstellung von Rapport, der Aufbau einer therapeutischen Beziehung und die Entwicklung eines tieferen Verständnisses der Kämpfe des Klienten mittels Funktionsanalyse. Innerhalb des ACT-Modells ermöglichen diese Bausteine die adäquate Arbeit an den im konkreten Fall relevanten ACT-Prozessen und die aktive Hinorientierung des Klienten auf Ziele und Aufgaben, die nicht immer dem entsprechen, was dieser erwartet hat. Eine authentische und verständnisvolle Beziehung kann auch die Nutzung spielerischer und unehrerbietiger Metaphern und Übungen beinhalten sowie Interventionen, die problematische Gedanken, Emotionen und private Ereignisse anderer Art zutage fördern.

Fixieren Sie sich nicht zu stark auf die Vorstellung, mit der Sie an die Therapie herangegangen sind. Lassen Sie den Kontext der Sitzung und das Verhalten des Klienten Ihre Reaktionen beeinflussen. Das bedeutet, daß Sie sich mit der Funktion des Verhaltens des Klienten befassen und dementsprechend reagieren müssen, indem Sie geeignete Metaphern und Übungen auswählen und sie auf die Arbeit mit dem Klienten und auf seine speziellen Schwierigkeiten abstimmen. Die verschiedenen ACT-Protokolle enthalten viele Standard-Metaphern und -Übungen, und mit dem hier vorliegenden Buch ist eine weitere Sammlung hinzugekommen. Insbesondere Anfänger unter den ACT-Therapeuten können leicht dem Drang erliegen, sich übermäßig stark auf diese Techniken zu verlassen und mehrere davon auf der Grundlage eines bestimmten Protokolls oder eines Behandlungsplans in eine Sitzung hineinzupacken. Allerdings erzeugt eine zu reichliche Nutzung von Metaphern und Übungen bei gleichzeitigem Fehlen eines ACT-konsistenten Kontexts oder ohne Verbindung zu dem, was der Klient erlebt hat, im günstigsten Fall

Verwirrung und macht schlimmstenfalls das Interesse des Klienten zunichte, was oft zum vorzeitigen Abbruch der Therapie führt. Der Therapeut muß während der Sitzung auf den gegenwärtigen Augenblick fokussiert bleiben, um das Verhalten des Klienten und seine verbalen und nonverbalen Reaktionen besser verfolgen zu können und Raum für die Verarbeitung von Erlebnissen und Emotionen zu schaffen. Lassen Sie sich durch die Äußerungen und Reaktionen des Klienten zur Nutzung bestimmter Metaphern und Übungen anregen.

Gehen Sie Risiken ein. Obwohl Therapeuten, die die ACT neu kennenlernen, im allgemeinen gut mit diesem Theoriemodell zurechtkommen, empfinden viele es als beängstigend, die ihnen bisher unbekannten Werkzeuge und Techniken zu benutzen. Insbesondere angehende Therapeuten meiden oft Techniken, die beispielsweise auf die Arbeit an der Defusion oder am Selbst-als-Kontext zielen, weil sie nicht den Gepflogenheiten herkömmlicher Kommunikation entsprechen und von ihnen als schwer verständlich angesehen werden. Andere empfinden es als schwierig, zu Übungen anzuleiten, die mit geschlossenen Augen ausgeführt werden, und sie meiden möglicherweise eigene Angstgefühle oder Gedanken (z. B.: »Das hier ist unsinnig, und ich weiß nicht, was ich tue«), indem sie lediglich die Konzepte erklären, die den Übungen zugrunde liegen, statt den Klienten tatsächlich den Weg zum unmittelbaren Erleben zu ebnen. Für ACT-Therapeuten wichtig ist, daß sie ihre eigenen Muster des Verhaltens und Vermeidens untersuchen, sich darüber klar werden, was ihnen in ihrer Rolle als Therapeuten wirklich wichtig ist, und bereit sind, einige kühne Entscheidungen hinsichtlich der Nutzung von Metaphern und Übungen zu treffen, die zu nutzen für sie sehr ungewohnt ist. Schließlich erwarten wir ja auch von unseren Klienten oft, daß sie die Bereitschaft entwickeln, größere Risiken einzugehen.

Wie man Metaphern und Übungen am besten benutzt

Es folgen nun einige Empfehlungen bezüglich einer möglichst wirksamen Nutzung von Metaphern und Übungen.

Seien Sie vorbereitet. Nehmen Sie sich Zeit, um sich auf die Metaphern und Übungen, die Sie in einer Sitzung nutzen wollen, und auf das, was Sie damit bezwecken wollen, vorzubereiten. Es empfiehlt sich, die Skripte laut zu lesen, um sich einerseits mit deren Inhalt und andererseits mit Ton und Tempo Ihrer eigenen Stimme vertraut zu machen, wenn Sie in einer Therapiesitzung eine Metapher oder Übung vorstellen wollen. Es kann auch nützlich sein, eine Übung allein oder mit Freunden, Verwandten oder Kollegen zusammen zu erproben, um ein unmittelbares Verständnis dessen zu entwickeln, was Klienten in Reaktion auf diese Übung erleben oder berichten könnten. So verführerisch es sein mag, ein Skript in eine Therapiesitzung mitzunehmen und dort zu verlesen, so ablenkend wirkt diese Vorgehensweise, und außerdem kann dadurch sowohl Ihre eigene Neigung, Regeln zu befolgen, als auch die des Klienten verdeckt genährt werden. Um mit Inhalt und Intention jeder einzelnen Metapher oder Übung so vertraut zu werden, daß Sie diese aus dem Gedächtnis vortragen können, benötigen Sie einen flexibleren und erlebensbasierteren Therapiekontext, innerhalb dessen Sie auf die Bedürfnisse des Klienten und die aktuellen Vorgänge in der Therapie achten können.

Personalisieren Sie Ihren Ansatz. Nutzen Sie so weit wie möglich Sprachgewohnheiten, Lebensgeschichte, Präferenzen und persönliche Kämpfe des Klienten, um die Metaphern und Übungen an seine Situation anzupassen. Beispielsweise können Sie alles, was Sie über Gedanken und Gefühle des Klienten wissen, in die Übung einbeziehen oder die Erzählung des Klienten über eine bestimmte Aktivität oder ein Ereignis in eine Metapher fassen. Auch den kulturellen Ursprung eines Klienten oder seine persönlichen Erlebnisse in die Arbeit einzubringen kann helfen, die Verbindung zwischen der Metapher und ihrer eigenen Situation besser zu erkennen. Weiterhin kann es den erlebensbasierten Kontakt zu den in der Metapher beobachteten Konsequenzen fördern, die für die Situation des Klienten wichtig sind.

Lassen Sie sich nicht zu ausgiebigen Erklärungen verleiten. Hüten Sie sich davor, die Bedeutung von Metaphern und Übungen erklären zu wollen. Klienten versuchen oft, etwas Erlebtes mit Hilfe der Logik zu verstehen. Das kann dazu führen, daß die Therapeuten den Fehler machen, ihren Klienten helfen zu wollen, damit diese «es endlich kapieren.« Dieser Irrtum spielt bei der Arbeit an Defusion und Selbst als Kontext oft eine besonders wichtige Rolle, weil sich dabei das Bedürfnis nach literalem Verstehen sehr stark äußern kann. Nun sollte man wissen, daß das Sammeln von Informationen und das Streben nach literalem Verstehen eines Erlebnisses häufig für Klienten wie für ihre Therapeuten als Verstärkung der Neigung zur Erlebensvermeidung fungieren. Man bedenke, daß Metaphern und Übungen dazu dienen, Klienten in engeren Kontakt zu ihrem Erfahrungswissen zu bringen, dem Gegensatz zu verbalem oder logisch begründetem Wissen. Deshalb vermittelt es wahrscheinlich einen anderen Eindruck, wenn sie etwas tatsächlich erleben, als wenn sie in der Lage sind, verbal zusammenzufassen, wie sie eine Situation erlebt haben. Beim Erleben können Schweigen, Tränen und andere Formen des Emotionsausdrucks eine Rolle spielen.

Sichern Sie sich das Einverständnis des Klienten. Geben Sie Ihren Klienten Gelegenheit, Entscheidungen zu fällen und Bereitschaft zum Ausdruck zu bringen, indem Sie sie um ihr Einverständnis dazu bitten, daß Sie ihnen eine bestimmte Metapher oder Übung vorstellen, insbesondere wenn zu erwarten ist, daß dadurch starke oder unangenehme Gedanken, Gefühle oder Körperempfindungen hervorgerufen werden. Dazu können Sie eine so simple Formulierung benutzen wie. »Das, worüber wir im Moment reden, erinnert mich an X (z. B. ein Schachbrett, eine Busfahrt, das Steuern eines Segelboots). Wäre es für Sie in Ordnung, wenn wir uns ein paar Minuten Zeit nehmen, um uns ein wenig genauer damit zu beschäftigen?« Sie können aber auch einfach sagen: »Wären Sie bereit, mit mir an einer für Sie eventuell nützlichen Übung zu arbeiten?«

Die Arbeit an mehreren ACT-Prozessen gleichzeitig

Als wir die Struktur dieses Buches entwickelten, haben wir uns dafür entschieden, die Metaphern und Übungen den sechs zentralen ACT-Prozessen zuzuordnen. Allerdings enthalten viele der beschriebenen Metaphern Elemente, die für mehrere ACT-Prozesse von Bedeutung sind. Wir wollten einerseits die primäre Funktion jeder Metapher oder Übung herausarbeiten, aber andererseits auch darauf aufmerksam machen, wenn sich bestimmte Metaphern und Übungen auf mehrere zentrale ACT-Prozesse bezogen. Außerdem haben wir einige Skripte für Metaphern vorgestellt, die sich auf die meisten der sechs zentralen ACT-Prozesse oder sogar auf alle beziehen lassen. Diese werden häufig gegen Ende einer Therapie benutzt, wenn die Klienten versuchen, umfassendere Muster effektiven Handelns zu entwickeln.

Man kann Metaphern, die Elemente fast aller zentralen ACT-Prozesse in sich vereinen, auch zu Beginn einer Therapie verwenden, um Kontext oder Orientierung der therapeutischen Arbeit festzulegen. Ein wunderbares Beispiel dieser Art ist die folgende Metapher von David Gillanders.

◆ ◆ ◆

DAS SEGELBOOT (*David Gillanders 2013*)

Bei dieser Metapher geht es um Praktikabilität und kreative Hoffnungslosigkeit, persönliche Werte, Akzeptieren und engagiertes Handeln. Sie kann zu Beginn einer Behandlung genutzt werden, um darauf hinzuweisen, daß Bemühungen, Gedanken, Gefühle und andere private Ereignisse zu verändern, sinnlos sind, und um die Dominanz des auf Problemlösungsversuche fixierten Geistes zu dokumentieren. Außerdem weist sie darauf hin, daß in der Behandlung Akzeptieren und wertebasiertes Handeln die Schlüsselrollen spielen werden.

Stellen Sie sich vor, das Leben gleicht der Fahrt auf einem kleinen Segelboot. Sie haben im Laufe Ihres Lebens die Fertigkeiten entwickelt, die Sie brauchen, um mit Ihrem Boot zu segeln, und Sie haben auch eine Vorstellung davon, wohin Sie damit wollen. Als Sie zu segeln lernten, entdeckten Sie irgendwann, daß ein Boot hin und wieder von Wellen überspült wird, was zur Folge hat, daß Sie nasse Füße bekommen. Normalerweise entfernt man das Wasser dann mit einem Schöpfeimer, und wie den meisten Menschen ist dies auch Ihnen klar.

Wenn der Schöpfeimer nicht gebraucht wird, liegt er in einem Schrank. Nun wird Ihr Boot irgendwann im Laufe Ihrer Reise von Wellen überspült, und danach befindet sich Wasser darin. Deshalb tun Sie etwas, das zu tun vernünftig und logisch ist: Sie schaffen das Wasser aus dem Boot. Sie haben den Eimer schon oft benutzt, und manchmal haben Sie damit vorsichtig, in anderen Fällen stürmisch und einige Male sogar verzweifelt damit geschöpft. Ist es Ihnen auf diese Weise schon einmal gelungen, das Wasser aus dem Boot zu entfernen? (Sie können das Skript an dieser Stelle erweitern. Beispielsweise könnte es auf dem Boot Mitreisende oder Besatzungsmitglieder geben, die Anweisungen brüllen und ihre Meinung darüber zum Ausdruck bringen, was der Klient tun sollte, um das Wasser aus dem Boot zu schaffen.)

Und was ist während dieser ganzen Zeit, in der Sie Wasser aus dem Boot geschöpft haben, mit Ihrer Orientierung und den Fortschritten auf Ihrer Reise passiert? Wäre es korrekt zu sagen, daß Sie mehr Wasser geschöpft haben, als Sie mit dem Boot gesegelt sind?

Und was ist, wenn Sie sich eines Tages den Schöpfeimer genauer anschauen und feststellen, daß er völlig durchlochert ist? Was ist, wenn er praktisch einem Sieb ähnelt? Was müßten Sie dann tun? (Den meisten Klienten ist klar, daß ein Sieb kein guter Schöpfeimer ist, und sie schlagen deshalb vor, ein anderes Werkzeug zu benutzen, beispielsweise einen intakten Eimer oder die Hände.)

Ein Teil der Arbeit, die wir hier gemeinsam tun, könnte darin bestehen zu untersuchen, welche Werkzeuge und Hilfsmittel Ihnen wirklich nützlich sind. Wahrscheinlich sind einige für das Wasserschöpfen nützlicher als andere.

Im übrigen verspricht das Schöpfen implizit: Wenn Sie das Wasser entfernt haben, können Sie das Boot wieder auf Kurs bringen und in die Richtung steuern, in die Sie segeln wollen. Wie wäre es, wenn sich unsere Arbeit darauf konzentrieren könnte, daß Sie sich von der Notwendigkeit, das Wasser aus dem

Boot zu schöpfen, lösen und sich statt dessen der Frage zuwenden, in welche Richtung Sie reisen wollen? Wie wäre es für Sie, wenn sich unsere Arbeit darauf konzentrieren könnte, daß Sie Ihre Hand auf das Ruder legen und sich entscheiden können, die Segel einzuholen – auf all die praktischen Aktivitäten, durch die Sie Ihr Boot dazu bringen können, sich in die Richtung zu bewegen, in die Sie fahren wollen? Manchmal geht das am Anfang nur langsam; aber Schnelligkeit ist bei dieser Arbeit nicht entscheidend. Sobald es uns gelungen ist, das Boot in Bewegung zu setzen, könnten wir andere Arten des Schöpfens ausprobieren, um herauszufinden, ob sie Ihnen helfen, das Boot auf Kurs zu halten.

Sie sollten sich ungefähr folgende Frage stellen: Angenommen, in Ihrem Boot befände sich entweder nur sehr wenig Wasser, aber Sie trieben orientierungslos auf dem Meer, oder soviel Wasser, daß Sie zwar an der Fahrtüchtigkeit des Bootes zweifelten, es aber trotzdem weiterhin – wenn auch nur sehr langsam – in die gewünschte Richtung steuern könnten … welche dieser beiden Möglichkeiten wäre Ihnen dann lieber?

Wenn Sie den verhaltensorientierten Charakter der Behandlung und das Ziel engagierten Handelns hervorheben wollen, können Sie folgenden Zusatz in das Skript einfügen, der thematisiert, daß eine kleine Kurskorrektur im Laufe der Zeit zu umfassenden Veränderungen führen kann.

Stellen Sie sich vor, Sie könnten eine kleine Kurskorrektur vornehmen, indem Sie in Ihrem Leben die Richtung, in die Sie reisen, um fünf Grad verändern. Eine solche Korrektur mag am Anfang kaum ins Gewicht fallen, doch wenn es gelingt, sie Tausende von Meilen durchzuhalten, gelangt Ihr Boot an einen völlig anderen Ort, als wenn Sie den ursprünglichen Kurs beibehalten hätten.

Sie können diese Überlegung durch das folgende Diagramm veranschaulichen.

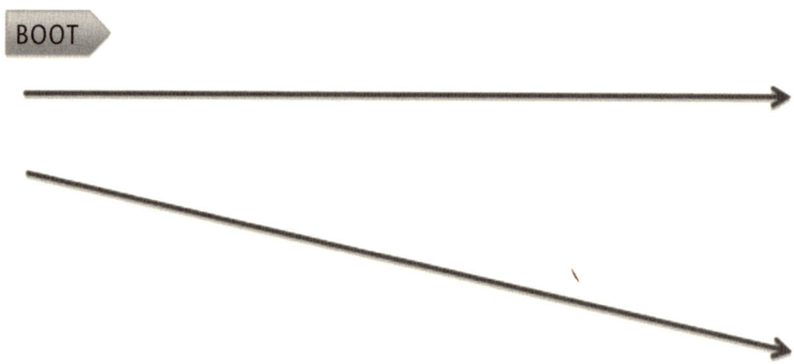

Nehmen Sie sich im Rahmen der Vorstellung dieser Metapher die Zeit, sich mit den Reaktionen des Klienten darauf zu beschäftigen und ihm Fragen darüber zu stellen, welche Gedanken und Emotionen bei ihm in Beziehung zu diesem Szenario auftauchen. Berücksichtigen Sie dabei auch die Perspektive des Klienten. Beispielsweise erklären Klienten manchmal, ihr Problem sei nicht Wasser im Boot, sondern ein Anker, der am Boot zerre oder es verlangsame – womit sie im Grunde ihr Problem beschreiben. Weil der Anker und das Wasser im Boot funktional äquivalent sind – denn beide beeinträchtigen die Fahrt in die gewählte Richtung –, können Sie den Anker in die Metapher einbeziehen, indem Sie beispielsweise sagen: »Dann haben Sie also versucht, den Anker loszuwerden.«

Manchmal entwickeln Klienten auch Strategien, die sie für effektivere Arten des »Wasserschöpfens« halten. Beispielsweise können sie, wenn sie unter physischen Schmerzen leiden, entdecken, daß ihnen bestimmte Schmerzkontrollstrategien manchmal nützlich sind. In solchen Fällen ist es wichtig, die Metapher allgemeiner auf die ACT-Arbeit zu fokussieren – auf Praktikabilität, Flexibilität und Verhalten im Dienste der Weiterentwicklung, statt auf die Elimination bestimmter Erlebnisse oder deren Kontrolle. Medikamente können chronische Schmerzen temporär neutralisieren und es dem Klienten so ermöglichen, sich beispielsweise ein Baseball-Spiel, an dem sein Sohn teilnimmt, anzuschauen.

Wie bei allen anderen Übungen und Metaphern in diesem Buch empfehlen wir Ihnen auch im Falle der Segelboot-Metapher, diese flexibel zu nutzen, indem Sie das Skript den Erfordernissen der Arbeit mit einem bestimmten Klienten anpassen.

Weitere Ressourcen

Thema dieses Buches sind neue Metaphern und erlebensbasierte Übungen, die speziell für die Nutzung der ACT entwickelt oder adaptiert wurden. Das Buch erhebt nicht den Anspruch, das letzte Wort zu dieser Thematik zu sein. Mit Hilfe einer simplen Internetrecherche können Sie eine große Zahl von Büchern und Materialien verschiedener therapeutischer Orientierungen finden, die wir hier nur teilweise erwähnt haben. Ein Großteil dieser bereits publizierten Materialien ist mit dem ACT-Modell vereinbar, oder diese können leicht so adaptiert werden, daß sie einem oder mehreren ACT-Prinzipien entsprechen.

Natürlich sollte am Anfang jeder ACT-spezifischen Bücherliste das Buch *Akzeptanz und Commitment Therapie* von Steven Hayes und Kollegen (1999/2004) stehen, in dem zahlreiche wichtige Metaphern und Übungen, oft mit entsprechenden Skripten, beschrieben werden. Die wichtigsten empfohlenen Ressourcen, die nicht von ACT-Praktikern stammen, sind die Bücher von Tara Brach (z. B. *Mit dem Herzen eines Buddha* [2003/2013] und *Nach Hause kommen zu sich selbst* [2013/2014]) sowie von Jon Kabat-Zinn (z. B. *Gesund und streßfrei durch Meditation* [1991] und *Achtsamkeit für Anfänger* [2013]). Weil die ACT und die Dialektisch-Behaviorale Therapie viele Gemeinsamkeiten haben, lassen sich Materialien, die für den letztgenannten Ansatz entwickelt wurden, auch leicht im Rahmen der ACT nutzen, beispielsweise das *Trainingsmanual zur dialektisch-behavioralen Therapie der Borderline-Persönlichkeitsstörung* (Linehan 1993b/1996) und *Starke Emotionen meistern* (McKay, Wood & Brantley 2007/2008).

Wir empfehlen Ihnen, das vorliegende Buch als Ergänzung zu anderen, ausführlicheren Büchern und Behandlungsprotokollen zu benutzen. Uns ging es in erster Linie darum, die Zahl der für die ACT-Arbeit verfügbaren Metaphern und Übungen zu vergrößern. Obwohl wir auch die Grundlagen der sechs zentralen therapeutischen Prozesse der ACT erläutert haben, wollten wir doch in erster Linie ein leicht zugängliches Nachschlagewerk entwickeln, also keine umfassende Beschreibung der ACT-Methode. Der Anhang enthält eine Liste ausgewählter Publikationen, die sich damit befassen, wie die ACT psychische Inflexibilität und Erlebensvermeidung versteht und wie sie als erlebensbasierter Ansatz der Verhaltensänderung zu verstehen ist.

Zum Abschluß

ACT ist eine Methode psychotherapeutischer Intervention, die auf grundlegenden behavioralen Prinzipien und einer behavioral orientierten Theorie der Sprache, der *Relational Frame Theory* (RFT), basiert. Dem ACT-Modell zufolge verursachen letztlich sprachliche Prozesse psychische und behaviorale Inflexibilität und bilden somit den Ursprung menschlichen Leidens. Das übergeordnete Ziel der ACT ist, die Wirkung sprachlicher Prozesse so zu neutralisieren, daß die Fähigkeit von Menschen, umfassender und im Zustand der Präsenz zum gegenwärtigen Augenblick in Kontakt zu treten, verbessert wird, und ihnen so zu ermöglichen, sich an ihren persönlichen Werten zu orientieren und sich im Einklang mit ihnen zu bewegen. Sechs zentrale therapeutische Prozesse – Akzeptieren, Defusion, Gewahrsein des gegenwärtigen Augenblicks, Selbst als Kontext, Werteklärung und engagiertes Handeln – werden zur Stärkung der psychischen und behavioralen Flexibilität genutzt. Metaphern und erlebensbasierte Übungen spielen in der ACT eine zentrale Rolle, weil sie zur Neutralisierung der negativen Auswirkungen der Sprache beitragen, indem sie Kontexte kreieren, in welchen die Klienten einen direkteren und stärker erlebensbasierten Kontakt zu den Konsequenzen wertebasierten Handelns haben.

Wer die Grundlagen der RFT und die sechs zentralen therapeutischen Prozesse der ACT versteht, kann auch Metaphern und Übungen im Sinne der ACT entwickeln. Die neu entwickelten und die erprobten Metaphern von ACT-Praktikern, die in diesem Buch vorgestellt werden, zeigen, daß dies möglich ist. Das Buch enthält eine Sammlung von Werkzeugen und Techniken, die Ihnen bei der ACT-Arbeit helfen und Ihre Klienten dazu ermutigen sollen, im Einklang mit ihren persönlichen Werten zu leben. Wir hoffen, daß das vorgestellte Material Sie dazu anregt, auch eigene Metaphern und Übungen zu entwickeln und sie Kollegen zur Verfügung zu stellen.

Metapher in diesem Kapitel

- Das Segelboot (David Gillanders 2013)

ANHANG A – Achtsamkeitstagebuch

Jessica Gundy Cuneo

Wählen Sie im Laufe der nächsten Woche drei bis fünf Zeiträume, um diese Aufgabe auszuführen. Notieren Sie jeweils alle Informationen, nach denen gefragt wird. Beachten Sie beim Ausfüllen des Formulars folgende Schritte:

1. Entscheiden Sie, welcher achtsamkeitsbasierten Aktivität Sie sich widmen wollen.
2. Entscheiden Sie vor Beginn der Übung, zu welcher Zeit und an welchem Ort genau Sie diese ausführen wollen. Dazu eignet sich ein ruhiger Ort, an dem keine Ablenkungen zu erwarten sind bzw. wo Sie höchstwahrscheinlich nicht abgelenkt werden.
3. Achten Sie unmittelbar vor Beginn der Aktivität auf möglicherweise auftauchende innere Erlebnisse: Gedanken, Gefühle, Körperempfindungen oder Erinnerungen.
4. Notieren Sie, wie lange Sie sich jeweils der Übung widmen.
5. Hat Ihnen bei der Übung irgend etwas geholfen, Sie behindert oder Sie gestört?

Eine Vorlage zum Ausdrucken finden Sie auf der Verlags-Webseite *www.gp-probst.de* – bitte dazu diesen Buchtitel aufrufen.

Welcher Achtsamkeitsübung wollen Sie sich widmen?	Wann und wo wollen Sie diese Übung ausführen?	Welche inneren Erlebnisse nehmen Sie vor Beginn der Übung bei sich wahr?	Wie lange haben Sie sich der Übung gewidmet?	Gab es während der Achtsamkeitsübung etwas, das Sie behindert hat?

ANHANG B – ACT-Gedankenprotokoll

Elizabeth Maher

Dieses Formular soll Ihnen helfen, immer stärker der Gefühle und Gedanken gewahr zu werden, die in den vielfältigen Situationen auftauchen, die Sie im Laufe einer Woche erleben. Es soll Ihnen Gelegenheit geben, Strategien zu erproben, die das Akzeptieren und das Gewahrsein des gegenwärtigen Augenblicks stärken, und sich für Handlungen zu entscheiden, die Ihren persönlichen Werten entsprechen. Wählen Sie im Laufe der kommenden Woche drei bis fünf verschiedene Situationen, in denen Sie mit diesem Formular arbeiten werden. Notieren Sie auf dem Formblatt jedesmal alle abgefragten Informationen.

1. Beschreiben Sie kurz die Situation.
2. Notieren Sie alle Empfindungen, Emotionen wie auch Körperempfindungen, die Ihnen auffallen.
3. Notieren Sie die Gedanken, die Ihnen in der Situation durch den Kopf gehen.
4. Widmen Sie sich einer der Übungen, die das Gewahrsein des gegenwärtigen Augenblicks stärken und die Fähigkeit fördern, innere Erlebnisse zu beobachten sowie Gedanken als Gedanken und Gefühle als Gefühle zu erkennen. Registrieren Sie alle Reaktionen, die sich bei Ihnen einstellen, weil Sie das Kommen und Gehen von Gedanken und Gefühlen zulassen.
5. Nehmen Sie sich ein wenig Zeit, um sich bewußt zu machen, welche persönlichen Werte Ihnen in der betreffenden Situation wichtig sind.
6. Entscheiden Sie sich für eine Handlung oder Reaktion, die sich mit Ihren persönlichen Werten im Einklang befindet.

Eine Vorlage zum Ausdrucken finden Sie auf der Verlags-Webseite *www.gp-probst.de* – bitte dazu diesen Buchtitel aufrufen.

Situation	Empfindungen	Gedanken	Gewahrsein des gegenwärtigen Augenblicks	Werte	Handlung

ANHANG C – Musik, Achtsamkeit und Defusion

Levin Schwartz

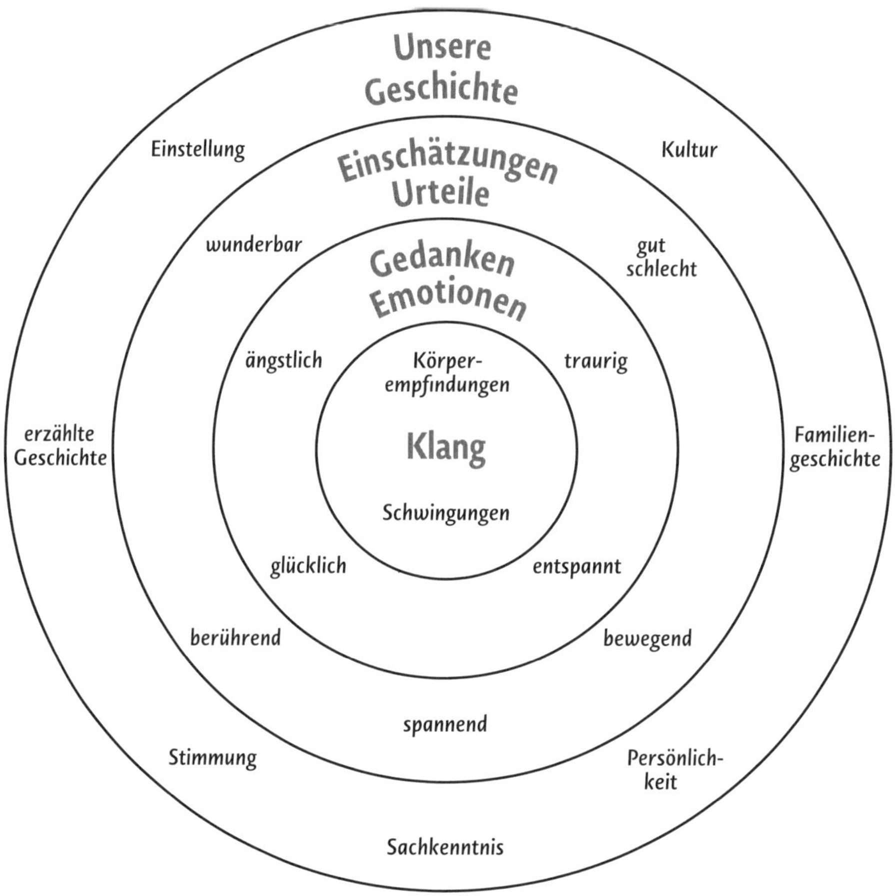

Eine Vorlage zum Ausdrucken finden Sie auf der Verlags-Webseite *www.gp-probst.de* – bitte dazu diesen Buchtitel aufrufen.

Dieses Diagramm veranschaulicht, wie wir durch unsere Gedanken verwirrt werden können. Das Hören von Musik kann viele stark wirkende Empfindungen, Gedanken, Erlebnisse, Einschätzungen und Urteile hervorrufen. Dies entspricht allerdings exakt der Funktionsweise unseres Geistes: Es handelt sich dabei um Programmierung, und es findet ständig statt.

Im Zentrum des Kreises befindet sich das musikalische Ereignis, das »nur die Fakten« dessen, »was tatsächlich geschieht«, repräsentiert. Je weiter sich die Kreise vom musikalischen Ereignis entfernen, um so variabler und subjektiver werden die Emotionen. Der dargestellte Prozeß gibt Aufschluß über die individuellen Variablen und Faktoren, die unser Erleben beeinflussen und somit »unsere Geschichte« ausmachen.

Anhang D – *Wörter, die Werte bezeichnen*

Nicole Rensenbrink

Die folgende Wörterliste soll Ihnen helfen, sich über Ihre persönlichen Werte klar zu werden. Einige der aufgeführten Wörter wie Ruhe, Geduld und Mut beziehen sich auf innere Erlebnisse. In solchen Fällen besteht der Wert darin, ruhig, geduldig oder mutig zu *handeln,* auch wenn man sich nicht danach fühlt. Der Wert sollte *nicht* im Erreichen eines bestimmten inneren Gefühlszustandes gesehen werden.

Eine Vorlage zum Ausdrucken finden Sie auf der Verlags-Webseite *www.gp-probst.de* – bitte dazu diesen Buchtitel aufrufen.

Abenteuer
Aufmerksamkeit
Ausdauer
Ausgewogenheit
Begeisterung
Behagen
Bemühung
Besonnenheit
Bürgersinn
Distanz
Disziplin
Ehre
Ehrerbietung
Einfachheit
Erleben
Fitness
Flow
Freiheit
Freude
Friede
Führung
Fürsorglichkeit
Geduld
Gerechtigkeit
Gesundheit
Gleichheit
Güte
Häuslichkeit
Heiterkeit
Humor
Integrität
Intelligenz
Intuition
Kommunikation
Kreativität
Lernen
Liebe
Loyalität
Macht
Magie
Mitgefühl
Mut
Nachhaltigkeit
Nähe
Nähren
Neugier
Offenheit
Ordnung
Organisation
Produktivität
Respekt
Rhythmus
Risiko
Ruhe
Scharfsinn
Schönheit
Selbstausdruck
Selbstgenügsamkeit
Sicherheit
Sinn
Sinnlichkeit
Spiel
Spiritualität
Spontaneität
Stabilität
Stärke
Staunen
Struktur
Toleranz
Überlegenheit
Umweltbewußtheit
Unabhängigkeit
Verantwortung
Verbundenheit
Vergeben
Verständnis
Vertrauen
Vielfalt
Vorstellungskraft
Wärme
Weisheit
Weiterentwicklung
Zugehörigkeit
Zuverlässigkeit

Anhang E – Arbeitsblatt zur Helden-Übung

Rob Archer

Denken Sie darüber nach, wer Ihre Helden sind, und wählen Sie einige der Personen aus, die Sie bewundern. Das können Menschen sein, die Sie persönlich kennen, es können aber auch bekannte Prominente und sogar fiktive Gestalten sein. Notieren Sie im Arbeitsblatt zu dieser Übung in die dafür vorgesehenen Spalten:

1. den Namen Ihres Helden
2. die Werte, die diese Person, die Sie bewundern, für Sie verkörpert
3. Dinge, die Sie tun können, um der Person, die Sie bewundern, ähnlicher zu werden
4. Hindernisse (z. B. in Form von Gedanken, Gefühlen, Drängen und Erinnerungen), die Sie an engagiertem Handeln hindern könnten
5. Fertigkeiten und/oder Übungen, die Sie für den Kampf gegen Hindernisse nutzen könnten, so daß Sie den Eigenschaften des bewunderten Helden näher kommen können

---

Eine Vorlage zum Ausdrucken finden Sie auf der Verlags-Webseite *www.gp-probst.de* – bitte dazu diesen Buchtitel aufrufen.

Meine Helden	**Was ich bewundere** (Werte)	**Wie ich meinem Helden ähnlicher werden kann** (engagiertes Handeln)	**Hindernisse, die ich voraussehe** (Gedanken, Gefühle, Erinnerungen, Dränge usw.)	**Was ich tun kann, um meinem Helden trotzdem ähnlicher zu werden** (so wie mein Held es tun würde!)
Beispiel: *Oprah Winfrey*	*Ausdauer, Selbstsicherheit, Authentizität*	*Mich intensiv um den neuen Job bemühen* *Meinem Partner sagen, wie ich mich fühle*	*Angst davor, daß ich nicht gut genug bin, um diesen Job zu bekommen* *Angst davor, daß mein Partner wütend werden oder mich verlassen könnte*	*Achtsamkeit und Defusion* *Der Kühne Plan*

Anhang F – Arbeitsblatt »Schreiben einer Autobiographie«

Mark Stern

Nachdem Sie sich die Zeit genommen haben, die Sie brauchen, um über Ihre (fiktive) Autobiographie nachzudenken, so wie sie sich Ihnen nach einem wahrhaft sinnvollen und erfüllten Leben darstellen würde, sollen Sie nun die Werte notieren, die in Ihrer Lebensgeschichte zum Ausdruck gekommen sind.

Nachdem Sie sich Zeit genommen haben, um über Ihre (reale) Autobiographie nachzudenken, so wie sie ausfallen würde, wenn Sie heute Ihr Leben beschreiben würden, sollen Sie nun hier notieren, was bei Ihnen aufgetaucht ist.

Notieren Sie ein paar Gedanken über eventuelle Diskrepanzen, die Ihnen beim Vergleich Ihrer fiktiven Autobiographie und Ihrer realen Lebensgeschichte bis zum heutigen Tag aufgefallen sind.

Eine Vorlage zum Ausdrucken finden Sie auf der Verlags-Webseite *www.gp-probst.de* – bitte dazu diesen Buchtitel aufrufen.

Anhang G –
Arbeitsblatt »Werte und engagiertes Handeln«
Jill Stoddard

Eine Vorlage zum Ausdrucken finden Sie auf der Verlags-Webseite *www.gp-probst.de* – bitte dazu diesen Buchtitel aufrufen.

Wichtiger Bereich	Wie ich sein will	Was ich tun kann	Was hinderlich sein könnte	Wie ich trotzdem weiterkomme	Übungen
körperliche Gesundheit	*meinen Körper liebevoll und respektvoll behandeln*	*zweimal pro Woche Yoga üben; täglich mit meinem Hund spazieren gehen; bei jeder Mahlzeit Obst und Gemüse essen*	*sich faul oder unmotiviert fühlen; zu denken: »Was soll das alles, ich versage doch sowieso immer!«*	*Akzeptieren, Defusion, die Verbindung zu umfassenderen Werten aufrechterhalten*	*Weinendes Baby im Flugzeug* *Gedanken beobachten* *Helden*

Anhang H – Graphik und Arbeitsblatt für die Metapher »Der Professor«

Jill Stoddard

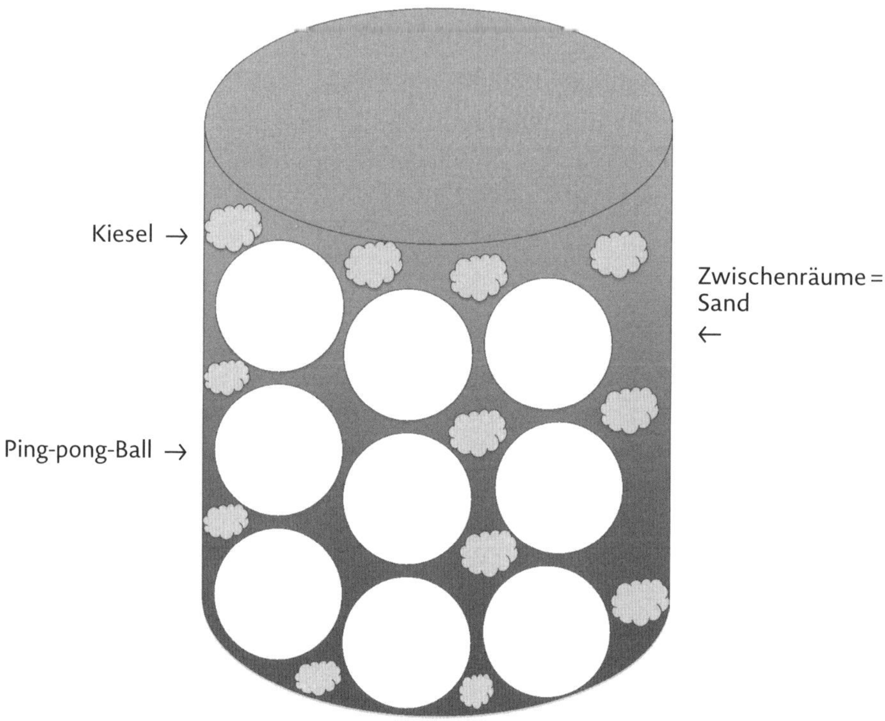

Ping-pong-Bälle

1. ______________________________
2. ______________________________
3. ______________________________
4. ______________________________
5. ______________________________
6. ______________________________
7. ______________________________
8. ______________________________

Kiesel

1. ______________________________
2. ______________________________
3. ______________________________
4. ______________________________
5. ______________________________
6. ______________________________
7. ______________________________
8. ______________________________

Sand

1. ______________________________
2. ______________________________
3. ______________________________
4. ______________________________
5. ______________________________
6. ______________________________
7. ______________________________
8. ______________________________

Eine Vorlage zum Ausdrucken finden Sie auf der Verlags-Webseite *www.gp-probst.de* – bitte dazu diesen Buchtitel aufrufen.

Anhang I – Übung »Die Blase« (Graphik und Arbeitsblatt)

Nuno Ferreira

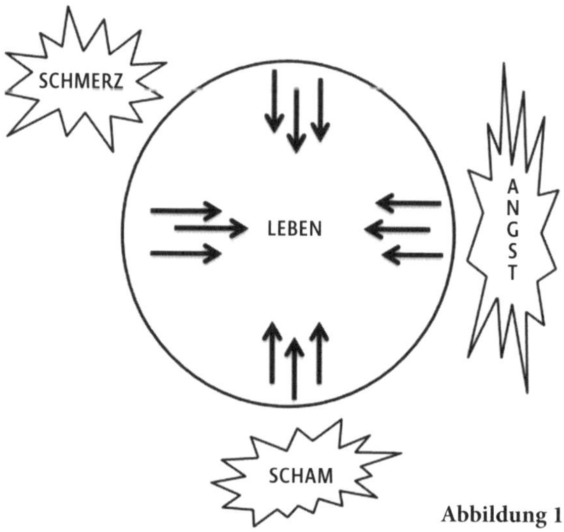

Abbildung 1 Kontraktion des Lebens

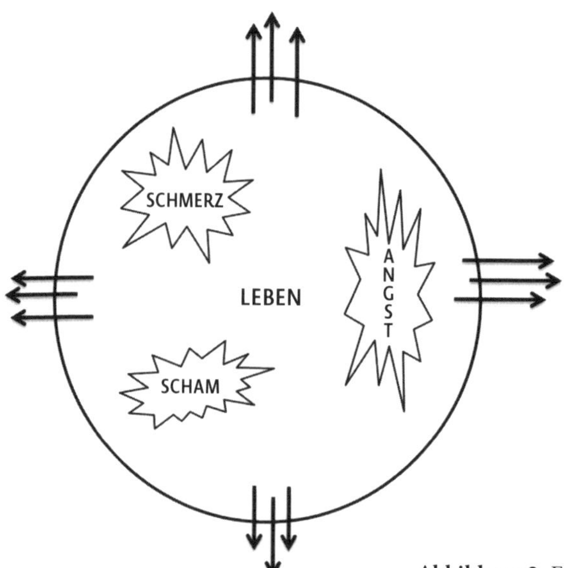

Abbildung 2 Expansion des Lebens

Eine Vorlage zum Ausdrucken finden Sie auf der Verlags-Webseite *www.gp-probst.de* – bitte dazu diesen Buchtitel aufrufen.

Arbeitsblatt für die Blasen-Übung

Notieren Sie in der folgenden Tabelle in der Spalte »Aktivität«, wie Sie sich im Laufe der letzten Wochen engagiertem Handeln gewidmet haben. Falls Sie Handlungen im Sinne Ihrer persönlichen Werte ausgeführt haben, setzen Sie in die Spalte »wichtig« ein Kreuz; bei abgeschlossenen oder unabgeschlossenen Handlungen im Dienste des Vermeidens setzen Sie in die Spalte »nicht wichtig« ein Kreuz. Setzen Sie anschließend entweder in der Spalte für »Expansion« oder in der für »Kontraktion« ein weiteres Kreuz, je nachdem, ob die betreffende Handlung bei Ihnen ein Gefühl der Expansion oder Vitalität bzw. ein Gefühl der Kontraktion oder Einschränkung hervorgerufen hat.

Aktivität	wichtig	nicht wichtig	Expansion	Kontraktion

Anhang J – Verzeichnis der Übungen und Metaphern

Anhang K – Rechte und Genehmigungen

Afari, Niloofar. Permission for »Mindful Walking / Achtsames Gehen« 2010; »Don't Think About a Puppy / Denke nicht an einen Welpen« 2012; and »The Traveling Partners / Reisepartner« 2013.

Andrews, Erik, & Jill Stoddard. Permission for »The Aerospace Engineer / Luftfahrtingenieur« 2013.

Archer, Rob. Permission for »The Heroes / Helden« 2013.

A-Tjak, Jacqueline. Permission for »News of the World / Zeitungsnachrichten aus aller Welt« 2013.

Boone, Matthew. Permission for »Value Parade / Werte-Parade« 2010. Previously published as »Label Parade« in: Boone, M. S., & J. Cannici (2013). »Acceptance and commitment therapy (ACT) in groups.« In: Pistorello, J. (Ed.), *Mindfulness and acceptance for counseling college students: Theory and practical applications for intervention, prevention, and outreach.* Oakland: New Harbinger Publications. 73–75.

Boone, Matthew. Permission for »Willingness with an Avatar / Bereitschaft mit einem Avatar« 2010. Previously published in: Boone, M. S., & J. Cannici (2013). »Acceptance and commitment therapy (ACT) in groups.« In: Pistorello, J. (Ed.), *Mindfulness and acceptance for counseling college students: Theory and practical applications for intervention, prevention, and outreach.* Oakland: New Harbinger Publications. 82.

Boone, Matthew. Permission for »Observing Self with Values / Beobachter-Selbst mit Werten« 2011.

Bryan, Benjamin. Permission for »Boat on the Water / Boot auf dem Wasser« 2013.

Cuneo, Jessica Gundy. Permission for »Blowing Bubbles / Seifenblasen« 2013; and »Mindfulness Diary [Appendix A] / Anhang A – Achtsamkeitstagebuch« 2013.

Dahl, Joanne C., Jennifer C. Plumb, Ian Stewart, & Tobias Lundgren, 2009. »Ten Steps to Trying on a Value / Zehn Schritte auf dem Weg zum Erproben eines Wertes«. From: *The art and science of valuing in psychotherapy.* Copyright © 2009 by J. C. Dahl, J. C. Plumb, I. Stewart, & T. Lundgren. 164–165. Used by permission of New Harbinger Publications.

Davis, Ken. Permission for »For S/he's a Jolly Good / For S/he's a Jolly Good« 2013; and »Life's a Beach: Struggling in the Rip / Das Leben als Meeresstrand: Kampf mit dem Rippstrom« 2013.

Ferreira, Nuno, 2013. »The Bubble / Die Blase«. Appears with permission. Previously published in: Ferreira, N., & D. Gillanders. (2012). *Better living with IBS.* Wollombi, Australia: Exisle Publ. 139–141.

Ferreira, Nuno, 2013. »Building a House / Ein Haus bauen«. Appears with permission. Previously published in: Ferreira, N., & D. Gillanders. (2012). *Better living with IBS.* Wollombi, Australia: Exisle Publishing. 27.

Ferreira, Nuno, 2013. »Zorg the Alien / Zorg, der Alien«. Appears with permission. Previously published in: Ferreira, N., & D. Gillanders. (2012). *Better living with IBS.* Wollombi, Australia: Exisle Publishing. 53–54.

Ferriter, Caitlin. Permission for »Crying Baby on the Plane / Weinendes Baby im Flugzeug« 2013; and »Eating an Apple / Einen Apfel essen« 2013.

Gammon, Taryn, & Jill Stoddard. Permission for »The Scoreboard / Anzeigetafel« 2013.

Gillanders, David. Permission for »The Bicycle Factory / Die Fahrradfabrik« 2013; «The Rope Bridge / Die Hängebrücke« 2013; »The Sailing Boat / Das Segelboot« 2013; »Taking Off Your Armor / Ablegen der Brüstung« 2013; and »Walking the Path / Den Pfad begehen« 2013.

Guzman, Amber. Permission for »The Dandelion / Pusteblume« 2013.

Harris, Russ, 2009. »Hands as Thoughts / Hände als Gedanken«. From: *ACT made simple*. Copyright © 2009 by R. Harris. 20–21. Used by permission of New Harbinger Publications.

Harris, Russ, 2009. »The Master Storyteller / Der Geist als Geschichtenerzähler«. From: *ACT made simple*. Copyright © 2009 by R. Harris. 119. Used by permission of New Harbinger Publ..

Harris, Russ, 2009. »Mind-Reading Machine / Gedankenlesemaschine«. From: *ACT made simple*. Copyright © 2009 by R. Harris. 201. Used by permission of New Harbinger Publications.

Harris, Russ, 2009. »The Sky and the Weather / Himmel und Wetter«. From: *ACT made simple*. Copyright © 2009 by R. Harris. 175. Used by permission of New Harbinger Publications.

Harris, Russ, 2009. »Talking and Listening / Sprechen und Zuhören«. From: *ACT made simple*. Copyright © 2009 by R. Harris. 177–178. Used by permission of New Harbinger Publications.

Hart, Aidan. Permission for »Waiting for the Wrong Train / Auf den falschen Zug warten« 2006.

Hayes, Steven C., 2005. »Floating Leaves on a Moving Stream / Blätter treiben auf einem Dach«. From: *Get out of your mind and into your life*. Copyright © 2005 by S. C. Hayes & S. Smith. 76–77. Used by permission of New Harbinger Publications.

Hayes, Steven C., 2005. »Watching the Mind-Train / Beobachten des Gedankenzugs«. From: *Get out of your mind and into your life*. Copyright © 2005 by S. C. Hayes & S. Smith. 66–68. Used by permission of New Harbinger Publications.

Helmer, John Robert-Clyde. Permission for »Kicking Soccer Balls / Fußbälle treten« 2013.

Heppner, Pia. Permission for »Holding a Pen / Einen Stift halten« 2013.

Jepsen, Matthew. Permission for »Ball in a Pool / Ball im Wasser« 2012.

Kates, Megan Thompson. Permission for »Observing Thoughts / Gedanken beobachten« 2013.

Lillis, Jason. Permission for »Responding to Triggers / Reaktionen auf Trigger« 2013.

Luoma, Jason B., Steven C. Hayes, & Robyn D. Walser, 2007. »Fusion with Self-Evaluations / Fusion mit Selbstbeurteilungen«. From: *Learning ACT*. Copyright © 2007 by J. B. Luoma, S. C. Hayes, & R. D. Walser. 118–119. Used by permission of New Harbinger Publications.

Maher, Elizabeth. Permission for »ACT Thought Record [Appendix B] / Anhang B – ACT-Gedankenprotokoll« 2013.

Monestès, Jean-Louis, & Matthieu Villatte, 2013. »Don't Do What You Say / Tu nicht, was du sagst.« Appears with permission. Previously published in French as »Ne faites pas ce que vous dites!« in: Monestès, J. L., & M. Villatte. (2011). *La thérapie d'acceptation et d'engagement, ACT*. Paris: Elsevier Masson. 87.

O'Connell, Manuela. Permission for »Going Along with the Process / Dem Prozeß folgen« 2013.

Odhage, Mikael, 2011. »The Pendulum / Pendel«. Appears with permission. Previously published by the Association for Contextual Behavioral Science under Creative Commons license BY-SA. www.creativecommons.org/licenses/by-sa/3.0.

Randall, Fiona, & Elizabeth Burnside. Permission for »The Bag of Chips / Eine Tüte mit Chips« 2013.

Rensenbrink, Nicole. Permission for »Values Words [Appendix D] / Anhang D – Wörter, die Werte bezeichnen« 2013.

Robb, Hank. Permission for »Understanding the Car / Das Auto verstehen« 2012.

Scarlet, Janina. Permission for »The Prince and the Beggar / Prinz und Bettler« 2013.

Schwartz, Levin. Permission for »Music, Mindfulness and Defusion / Musik, Achtsamkeit und Defusion« 2013.

Sheets, Stephen, & Jill Stoddard. Permission for »The Prime-Time News Story / Prime-Time Nachrichten-Story« 2013.

Stern, Mark J. Permission for »Name That Toon / Die Identität einer Cartoon-Figur annehmen« 2013; »Remodeling the House / Renovieren« 2013; and »Writing Your Autobiography / Schreiben Ihrer Autobiographie« 2013.

Stoddard, Jill. Permission for »The Anthropologist / Anthropologe« 2013; »Brain Bingo / Gehirn-Bingo« 2013; »The Circus Act: Juggling and Hula Hoops / Die Zirkusnummer: Jonglieren und Hulahup« 2013; »The Classroom / Klassenraum« 2013; »The Classroom Professor / Der Professor« 2013; »Conceptualized Self on Trial / Das konzeptgebundene Selbst auf dem Prüfstand« 2013; »I Can't Possibly___/ Ich kann unmöglich …« 2007; »Muntu / Muntu« 2013; and »Table of Values / Wertetabelle« 2013.

Titchener, 1916. »Pickle, Pickle, Pickle / Pickles, Pickles, Pickles«. Adapted from: Titchener, E. B. (1916). *A beginner's guide to psychology.* New York: Macmillan. 425.

Vilatte, Matthieu, & Jean-Louis Monestès, 2013. »Say It in Another Language / Sag es in einer anderen Sprache«. Appears with permission. Previously published in French as »Dites-le dans une autre langue« in: Monestès, J. L., & M. Villatte. (2011). *La thérapie d'acceptation et d'engagement, ACT.* Paris: Elsevier Masson. 92.

Vuille, Philippe. Permission for »The Cycling Race / Radrennen« 2013; and »Room Full of Duct Tape / Raum voller Klebeband« 2013.

Walser, Robyn D. »Compassion / Mitgefühl«. Appears with permission. Will appear in: Walser, R. D., K. Sears, M. Chartier, & B. E. Karlin. (in press). *Acceptance and commitment therapy for depression in veterans.* Unpublished manual. Washington DC: US Department of Veterans Affairs.

Walser, Robyn D., & Niloofar Afari. Permission for »Yes and No / Ja und nein« 2012.

Walser, Robyn D., & Darrah Westrup, 2007. »Child / Kind«. From: *Acceptance and commitment therapy for the treatment of post-traumatic stress disorder.* Copyright © 2007 by R. D. Walser & D. Westrup. 186–190. Used by permission of New Harbinger Publications.

Whitney, Richard. Permission for »Fly Fishing / Fliegenfischen« 2013.

Wilks, Martin. Permission for »Bold Move / Ein kühner Plan« 2013.

Wilson, Kelly, & Troy DuFrene, 2008. »The Sweet Spot / Sweet-Spot«. From: *Mindfulness for two.* Copyright © 2009 by Kelly Wilson & Troy DuFrene. Used by permission of New Harbinger Publications.

Wilson, Randall. Permission for »Engaging the Clutch / Die Kupplung treten« 2013.

Ressourcen

In Ergänzung zum allgemeinen Literaturverzeichnis vorweg einige ausgewählte Werke für die therapeutische Arbeit.

Grundlagentexte

Hayes, S. C., Strosahl, K. D., & Wilson, K. G. (1999). *Acceptance and commitment therapy: An experiential approach to behavior change.* New York: Guilford Press; dt. (2004). *Akzeptanz und Commitment Therapie: Ein erlebnisorientierter Ansatz zur Verhaltensänderung.* München: CIP-Medien.

Hayes, S. C., Strosahl, K. D., & Wilson, K. G. (2011). *Acceptance and commitment therapy, second edition: The process and practice of mindful change.* New York: Guilford Press; dt. (2014). *Akzeptanz- & Commitment Therapie: Achtsamkeitsbasierte Veränderungen in Theorie und Praxis.* Paderborn: Junfermann.

Törneke, N. (2010). *Learning RFT.* Oakland: New Harbinger; dt. (2012). *Bezugsrahmentheorie.* Paderborn: Junfermann.

Für beginnende Therapeuten

Harris, R. (2009). *ACT made simple.* Oakland: New Harbinger; dt. (2011). *ACT leicht gemacht: Ein grundlegender Leitfaden für die Praxis der Akzeptanz- und Commitment-Therapie.* Freiburg: Arbor.

Luoma, J. B., Hayes, S. C., & Walser, R. D. (2007). *Learning ACT.* Oakland: New Harbinger; dt. (2009). *ACT-Training. Handbuch der Acceptance & Commitment Therapie.* Paderborn: Junfermann.

Für Kliniker allgemein

Bach, P. A., Moran, D. J., & Hayes, S. C. (2008). *ACT in practice: Case conceptualization in acceptance and commitment therapy.* Oakland: New Harbinger.

Hayes, S. C., & Strosahl, K. D. (2004). *A practical guide to acceptance and commitment therapy.* New York: Springer.

Strosahl, K. D., Robinson, P., & Gustavsson, T. (2012). *Brief interventions for radical change: Principles and practice of focused acceptance and commitment therapy.* Oakland: New Harbinger.

Wilson, K. G., & DuFrene, T. (2011). *Mindfulness for two.* Oakland: New Harbinger; dt. (2014). *Achtsamkeit für zwei: Die therapeutische Interaktion im Rahmen der Akzeptanz- und Commitment-Therapie ACT.* Bern: Verlag Hans Huber.

Selbsthilfebücher für Klienten

Harris, R. (2008). *The happiness trap.* Boston: Trumpeter Publications; dt. (2013). *Wer dem Glück hinterherrennt, läuft daran vorbei.* München: Goldmann.

Hayes, S. C. (mit Smith, S.). (2005). *Get out of your mind and into your life: The new acceptance and commitment therapy.* Oakland: New Harbinger; dt. (2007). *In Abstand zur inneren Wortmaschine.* Tübingen: dgvt-Verlag.

Literaturverzeichnis

Abramowitz, J. S., Tolin, D. F., & Street, G. P. (2001). Paradoxical effects of thought suppression: A meta-analysis of controlled studies. *Clinical Psychology Review, 21*, 683–703. doi:10.1016/S0272-7358(00)00057-X.

Addleman, F. G. (2004). *Get your act together: Think healthy, be healthy.* Bloomington: 1st Books.

Analayo, V. (2006). Mindfulness in the Pali Nikayas. In: D. K. Nauriyal, M. S. Drummond, & Y. B. Lal (Eds.), *Buddhist thought and applied psychological research* (pp. 229–249). London: Routledge.

Bach, P., & Hayes, S. C. (2002). The use of acceptance and commitment therapy to prevent the rehospitalization of psychotic patients: A randomized controlled trial. *Journal of Consulting and Clinical Psychology, 70*, 1129–1139. doi:10.1037//0022-006X.70.5.1129.

Baer, R. A., Fischer, S., & Huss, D. B. (2005). Mindfulness and acceptance in the treatment of disordered eating. *Journal of Rational-Emotive and Cognitive-Behavior Therapy, 23*, 281–300. doi:10.1007/s10942-005-0015-9.

Barker, P. (1985). *Using metaphors in psychotherapy.* New York: Brunner-Mazel.

Bishop, S. R., Lau, M., Shapiro, S., Carlson, L., Anderson, N. D., Carmody, J., et al. (2004). Mindfulness: A proposed operational definition. *Clinical Psychology: Science and Practice, 11*, 230–241. doi:10.1093/clipsy/bph077.

Bohlmeijer, E. T., Fledderus, M., Rokx, T. A., & Pieterse, M. E. (2011). Efficacy of an early intervention based on acceptance and commitment therapy for adults with depressive symptomatology. *Behaviour Research and Therapy, 49*, 62–67. doi:10.1016/j.brat.2010.10.003.

Boone, M. S., & Canicci, J. (2013). Acceptance and commitment therapy (ACT) in groups. In: J. Pistorello (Editor), *Mindfulness and acceptance for counseling college students.* Oakland: New Harbinger.

Bowen, S., & Marlatt, G. A. (2009). Surfing the urge: Brief mindfulness-based Intervention for college student smokers. *Psychology of Addictive Behaviors, 23*, 666–671. doi:10.1037/a0017127.

Brach, T. (2003). *Radical acceptance.* New York: Bantam Books; dt. (2013). *Mit dem Herzen eines Buddha.* München: O. W. Barth.

Brach, T. (2013). *True refuge: Finding peace and freedom in your own awakened heart.* New York: Bantam Books; dt. (2014). *Nach Hause kommen zu sich selbst.* Burgrain: Koha.

Brown, L. A., Forman, E. M., Herbert, J. D., Hoffman, K. L., Yuen, E. K., & Goetter, E. M. (2011). A randomized controlled trial of acceptance-based behavior therapy and cognitive therapy for test anxiety. *Behavior Modification, 35*, 31–53. doi:10.1177/0145445510390930.

Brown, W. B., & Ryan, R. M. (2004). Perils and promise in defining and measuring mindfulness: Observations from experience. *Clinical Psychology: Science and Practice, 11*, 242–248. doi:10.1093/clipsy/bph078.

Cahn, B. R., & Polich, J. (2006). Meditation states and traits: EEG, ERP, and neuroimaging studies. *Psychological Bulletin, 132*, 180–211. doi:10.1037/0033-2909.132.2.180.

Campbell-Sills, L., Barlow, D. H., Brown, T. A., & Hofmann, S. G. (2006). Effects of suppression and acceptance on emotional responses of individuals with anxiety and mood disorders. *Behaviour Research and Therapy, 44*, 1251–1263. doi:10.1016/j. brat.2005.10.001.

Chiesa, A., & Malinowski, P. (2011). Mindfulness-based approaches: Are they all the same? *Journal of Clinical Psychology, 67*, 404–424. doi:10.1002/jclp.20776.

Dahl, J., Plumb, J. C., Stewart, I., & Lundgren, T. (2009). *The art and science of valuing in psychotherapy: Helping clients discover, explore, and commit to valued action using acceptance and commitment therapy.* Oakland: New Harbinger.

Eifert, G. H., & J. P. Forsyth. (2005). *Acceptance and commitment therapy for anxiety disorders.* Oakland: New Harbinger; dt. (2009). *Akzeptanz- und Commitment-Therapie für Angststörungen.* Tübingen: dgvt-Verlag.

Gordon, D. (1978). *Therapeutic metaphors.* Cupertino: Meta Publications; dt. (1986). *Therapeutische Metaphern.* Paderborn: Junfermann.

Gregg, J. A., Callaghan, G. M., Hayes, S. C., & Glenn-Lawson, J. L. (2007). Improving diabetes self-management through acceptance, mindfulness, and values. *Journal of Consulting and Clinical Psychology, 75*, 336–343. doi:10.1037/0022-006X.75.2.336.

Harris, R. (2009). *ACT made simple.* Oakland: New Harbinger, dt. (2011). *ACT leicht gemacht: Ein grundlegender Leitfaden für die Praxis der Akzeptanz- und Commitment-Therapie.* Freiburg: Arbor.

Hayes, S. C. (mit Smith, S.). (2005). *Get out of your mind and into your life.* Oakland: New Harbinger; dt. (2007). *In Abstand zur inneren Wortmaschine.* Tübingen: dgvt-Verlag.

Hayes, S. C., Barnes-Holmes, D., & Roche, B. (2001). *Relational frame theory.* New York: Plenum.

Hayes, S. C., Strosahl, K. D., & Wilson, K. G. (1999). *Acceptance and commitment therapy.* New York: Guilford Press; dt. (2004). *Akzeptanz und Commitment Therapie: Ein erlebnisorientierter Ansatz zur Verhaltensänderung.* München: CIP-Medien.

Hayes, S. C., Strosahl, K. D., & Wilson, K. G. (2011). *Acceptance and commitment therapy, 2. ed.: The process and practice of mindful change.* New York: Guilford Press; dt. (2014). *Akzeptanz- & Commitment Therapie: Achtsamkeitsbasierte Veränderungen in Theorie und Praxis.* Paderborn: Junfermann.

Hayes, S. C., Villatte, M., Levin, M., & Hildebrandt, M. (2011). Open, aware, and active: Contextual approaches as an emerging trend in the behavioral and cognitive therapies. *Annual Review of Clinical Psychology, 7*, 141–168. doi:10.1146/annurevclinpsy-032210-104449.

Hayes, S. C., Wilson, K. G., Gifford, E. V., Bissett, R., Piasecki, M., Batten, S. V., et al. (2004). A randomized controlled trial of twelve-step facilitation and acceptance and commitment therapy with polysubstance-abusing methadone-maintained opiate addicts. *Behavior Therapy, 35*, 667–688. doi:10.1016/S0005-7894(04)80014-5.

Jinpa, G. T. (2010). Compassion cultivation training (CCT): Instructor's manual (unpublished).

Juarascio, A. S., Forman, E. M., & Herbert, J. D. (2010). Acceptance and commitment therapy versus cognitive therapy for the treatment of comorbid eating pathology. *Behavior Modification, 34*, 175–190. doi:10.1177/0145445510363472.

Kabat-Zinn, J. (1991). *Full catastrophe living.* New York: Delta; dt. (1991). *Gesund und streßfrei durch Meditation.* München: O. W. Barth.

Kabat-Zinn, J. (1994). *Wherever you go there you are.* New York: Hyperion; dt. (1995). *Stark aus eigener Kraft. Im Alltag Ruhe finden.* München: Scherz.

Kabat-Zinn, J. (2011). *Mindfulness for beginners.* Boulder: Sounds True; dt. (2013). *Achtsamkeit für Anfänger.* Freiburg: Arbor.

Kingsolver, B. (1998). *The poisonwood bible.* New York: Harper Perennial Modern Classics; dt. (2012). *Die Giftholzbibel.* München: Piper.

Kiyota, M. (1978). *Mahayana Buddhist meditation.* Honolulu: University Press of Hawaii.

Kohlenberg, R. J., & Tsai, M. (1991). *Functional analytic psychotherapy: A guide for creating intense and curative therapeutic relationships.* New York: Plenum.

Krznaric, R. (2012). *How to find fulfilling work.* London: Macmillan; dt. (2012). *Wie man die richtige Arbeit für sich findet.* München: Kailash.

Linehan, M. M. (1993a). *Cognitive-behavioral treatment of borderline personality disorder.* New York: Guilford Press; dt. (1996). *Dialektisch-Behaviorale Therapie der Borderline-Persönlichkeitsstörung.* München: CIP-Medien.

Linehan, M. M. (1993b). *Skills training manual for treating borderline personality disorder.* New York: Guilford Press; dt. (1996). *Trainingsmanual zur Dialektisch-Behavioralen Therapie der Borderline-Persönlichkeitsstörung.* München: CIP-Medien.

Lipkens, R., & Hayes, S. C. (2009). Producing and recognizing analogical relations. *Journal of the Experimental Analysis of Behavior, 91,* 105–126. doi:10.1901/jeab.2009.91-105.

Luoma, J. B., Hayes, S. C., & Walser, R. D. (2007). *Learning ACT.* Oakland: New Harbinger; dt. (2009). *ACT-Training. Handbuch der Acceptance & Commitment Therapie.* Paderborn: Junfermann.

McKay, M., Wood, J., & Brantley, J. (2007). *The dialectical behavior therapy skills workbook.* Oakland: New Harbinger; dt. (2008). *Starke Emotionen meistern. Dialektische Verhaltenstherapie in der Praxis.* Paderborn: Junfermann.

Monestès, J. L., & Villatte, M. (2011). *La thérapie d'acceptation et d'engagement ACT.* Paris: Elsevier-Masson.

O'Hora, D., Barnes-Holmes, D., Roche, B., & Smeets, P. M. (2004). Derived relational networks and control by novel instructions: A possible model of generative verbal responding. *Psychological Record, 54,* 437–460. Retrieved from http://opensiuc.lib.siu.edu/tpr.

Perls, F., Hefferline, R., & Goodman, P. (1951). *Gestalt therapy.* New York: Julian; dt. (2007). *Gestalttherapie.* Stuttgart: Klett-Cotta.

Polster, E. & Polster, M. (1973). *Gestalt therapy integrated.* New York: Brunner-Mazel; dt. (1975). *Gestalttherapie: Theorie und Praxis der integrativen Gestalttherapie.* München: Kindler.

Rapygay, L., & Bystrisky, A. (2009). Classical mindfulness: An introduction to its theory and practice for clinical application. *Annals of the New York Academy of Science, 1172,* 148–162. doi:10.1111/j.1749-6632.2009.04405.x.

Robinson, P. J. & Strosahl, K. D. (2008). *The mindfulness and acceptance workbook for depression.* Oakland: New Harbinger; dt. (2009). *Durch Achtsamkeit und Akzeptieren Ihre Depression überwinden.* Paderborn: Junfermann.

Roemer, L., Orsillo, S. M., & Salters-Pedneault, K. (2008). Efficacy of an acceptance-based behavior therapy for generalized anxiety disorder. *Journal of Consulting and Clinical Psychology, 76,* 1083–1089. doi:10.1037/a0012720.

Rosen, S. (Ed.). (1982). *My voice will go with you.* New York: Norton; dt. (1985). *Die Lehrgeschichten von Milton H. Erickson.* Hamburg: Iskopress.

Segal, Z. V., Williams, J. M. G., & Teasdale, J. D. (2002). *Mindfulness-based cognitive therapy for depression.* New York: Guilford Press; dt. (2008). *Die Achtsamkeitsbasierte Kognitive Therapie der Depression.* Tübingen: dgvt-Verlag.

Smout, M., et al. (2010). Psychosocial treatment for methamphetamine use disorders: A preliminary randomized controlled trial of cognitive behavior therapy and acceptance and commitment therapy. *Substance Abuse, 31*, 98–107. doi:10.1080/08897071003641578.

Stewart, I., Barnes-Holmes, D., Hayes, S. C., & Lipkens, R. (2001). Relations among relations. In: S. C. Hayes, D. Barnes-Holmes, & B. Roche (Eds.), *Relational frame theory* (pp. 73–86). New York: Plenum.

Titchener, E. B. (1916). *A beginner's psychology.* New York: Macmillan.

Twohig, M. P., Hayes, S. C., & Masuda, A. (2006). A preliminary investigation of acceptance and commitment therapy as a treatment for chronic skin picking. *Behaviour Research and Therapy, 44*, 1513–1522. doi:10.1016/j.brat.2005.10.002.

Vøllestad, J., Nielsen, M. B., & Nielsen, G. H. (2011). Mindfulness- and acceptance-based interventions for anxiety disorders: A systematic review and meta-analysis. *British Journal of Clinical Psychology, 51*, 239–260. doi:10.1111/j.2044-8260.2011.02024.x.

Vowles, K. E., & McCracken, L. M. (2008). Acceptance and values-based action in chronic pain. *Journal of Consulting and Clinical Psychology, 76*, 397–407. doi:10.1037/0022-006X.76.3.397.

Walser, R. D., Sears, K., Chartier, M., & Karlin, B. E. (in press). *Acceptance and commitment therapy for depression in veterans: Therapist manual.* Washington, DC: US Department of Veterans Affairs.

Walser, R. D., & Westrup, D. (2007). *Acceptance and commitment therapy for the treatment of posttraumatic stress disorder.* Oakland: New Harbinger.

Westin, V. Z., et al. (2011). Acceptance and commitment therapy versus tinnitus retraining therapy in the treatment of tinnitus distress. *Behaviour Research and Therapy, 49*, 737–747. doi:10.1016/j.brat.2011.08.001.

Wetherell, J. L., Afari, N., Rutledge, T., Sorrell, J. T., Stoddard, J. A., Petkus, A. J., et al. (2011a). A randomized, controlled trial of acceptance and commitment therapy and cognitive-behavioral therapy for chronic pain. *Pain, 152*, 2098–2107. doi:10.1016/j.pain.2011.05.016.

Wetherell, J. L., Afari, N., Ayers, C. R., Stoddard, J. A., Ruberg, J., Sorrell, J. T., et al. (2011b). Acceptance and commitment therapy for generalized anxiety disorder in older adults. *Behavior Therapy, 42*, 127–134. doi:10.1016/j.beth.2010.07.002.

Wilson, K. G., et al. (2011). Understanding acceptance and commitment therapy in context: A history of similarities and differences with other cognitive behavior therapies. In: J. D. Herbert & E. M. Forman (Eds.), *Acceptance and mindfulness in cognitive behavior therapy* (pp. 233–264). Hoboken: John Wiley and Sons.

Wilson, K. G., & DuFrene, T. (2009). *Mindfulness for two.* Oakland: New Harbinger; dt. (2014). *Achtsamkeit für zwei: Die therapeutische Interaktion im Rahmen der Akzeptanz- und Commitment-Therapie ACT.* Bern: Verlag Hans Huber.

Zettle, R. D. (2007). *ACT for depression: A clinician's guide to using acceptance and commitment therapy in treating depression.* Oakland: New Harbinger.

Zettle, R. D., & Rains, J. C. (1989). Group cognitive and contextual therapies in treatment of depression. *Journal of Clinical Psychology, 45*, 436–445.

Über die Autoren

Jill A. Stoddard, PhD, ist Begründerin und Leiterin von *The Center for Stress and Anxiety Management*, einer ambulanten Klinik in San Diego, CA. Ihr Spezialgebiet sind evidenzbasierte Behandlungen von Angststörungen und verwandten Störungen, und sie ist Privatdozentin für Psychologie an der *Alliant International University*, wo sie zu Themen wie Angststörungen, Traumata, Emotionsregulation, Acceptance-and-Commitment-Therapie (ACT) und kognitiv-behavioraler Therapie (KBT) lehrt und forscht. Ihren Doktor in klinischer Psychologie hat sie im Jahre 2007 von der *Boston University* erhalten.

Niloofar Afari, PhD, ist Privatdozentin für Psychiatrie an der *University of California*, San Diego, und Leiterin der klinischen Forschung am *VA Center of Excellence for Stress and Mental Health* in San Diego, CA. Neben ihrer klinischen Arbeit führt sie Forschungsprojekte durch und betreut Graduierte und postdoktorale Studien hinsichtlich der Anwendung der ACT bei chronischen Gesundheitsproblemen. Ihren Doktor in klinischer Psychologie erhielt sie 1996 von der *University of Nevada*, Reno, betreut vom Mitbegründer der ACT, Steven C. Hayes.

Steven C. Hayes, PhD, Autor des Vorworts, ist Nevada Foundation Professor in der Abteilung für Psychologie der *University of Nevada*. Er hat 34 Bücher und über 470 wissenschaftliche Aufsätze publiziert und sich in seinen Forschungsprojekten damit beschäftigt, wie Sprache und Denken menschliches Leiden verursachen. Außerdem ist er Mitbegründer der *Acceptance-and-Commitment-Therapie*, einer sehr wirksamen Behandlungsmethode, die sich bei vielen Störungen als sehr nützlich erwiesen hat. Hayes war Präsident mehrerer wissenschaftlicher Gesellschaften, und er hat mehrere nationale Auszeichnungen erhalten, darunter den *Lifetime Achievement Award* der *Association for Behavioral and Cognitive Therapy*.

Personen- und Stichwortverzeichnis

E

F

G

H

I/J

K

Matthew McKay, Avigail Lev & Michelle Skeen

ACT und Schematherapie

Interpersonales Verhalten durch Achtsamkeit, Akzeptieren und Schemagewahrsein verändern

Mit einem Vorwort von Steven C. Hayes
Übersetzt von Theo Kierdorf & Hildegard Höhr
240 Seiten, Klappenbroschur, mit Lesezeichen

»Dies ist das erste Buch, das eine Brücke schlägt zwischen dem kognitiven Ansatz der Schematherapie und neueren behavioralen Therapien, in denen Achtsamkeit und Akzeptieren zentrale Rollen spielen, so wie es in der Acceptance-and-Commitment-Therapie der Fall ist. ... Allen Klinikern und Helfern, denen klar ist, wie schwerwiegend die sozialen und interpersonalen Probleme der ihnen Anvertrauten sind, sollte das Buch als Pflichtlektüre anempfohlen werden.«

— JOHN P. FORSYTH

»Angesichts der Tatsache, daß chronische interpersonale Probleme klinisch oft besonders schwer zu behandeln sind, gibt dieses Buch Klinikern Grund und Anlaß zu neuer Hoffnung. Es ist einfach geschrieben, praxisorientiert, solide und evidenzbasiert.«

— KIRK D. STROSAHL,
Mitbegründer der Acceptance-and-Commitment-Therapie

G. P. PROBST VERLAG
Lichtenau/Westfalen